国家出版基金项目
NATIONAL PUBLICATION FOUNDATION

「十三五」国家重点图书出版规划项目

中医古籍名家点评丛书

总主编◎吴少祯

清·徐彬◎著

叶进◎点评

徐春巍◎整理

金匮要略论注

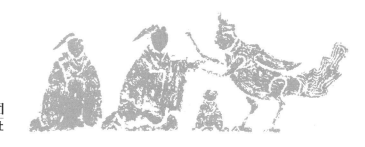

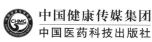

中国健康传媒集团
中国医药科技出版社

图书在版编目（CIP）数据

金匮要略论注／（清）徐彬著；叶进点评 . —北京：中国医药科技出版社，2020.6

（中医古籍名家点评丛书）

ISBN 978 - 7 - 5214 - 1700 - 5

Ⅰ . ①金…　Ⅱ . ①徐…②叶…　Ⅲ . ①《金匮要略方论》 - 注释　Ⅳ . ①R222.32

中国版本图书馆 CIP 数据核字（2020）第 058496 号

美术编辑　陈君杞
版式设计　南博文化

出版　**中国健康传媒集团** | 中国医药科技出版社
地址　北京市海淀区文慧园北路甲 22 号
邮编　100082
电话　发行：010 - 62227427　邮购：010 - 62236938
网址　www. cmstp. com
规格　710 × 1000mm $^1/_{16}$
印张　19 $^3/_4$
字数　237 千字
版次　2020 年 6 月第 1 版
印次　2020 年 6 月第 1 次印刷
印刷　三河市万龙印装有限公司
经销　全国各地新华书店
书号　ISBN 978 - 7 - 5214 - 1700 - 5
定价　**59.00 元**

获取新书信息、投稿、为图书纠错，请扫码联系我们。

《中医古籍名家点评丛书》
编委会

◉ | 出版者的话

　　中医药是中国优秀传统文化的重要组成部分之一。中医药古籍中蕴藏着历代名家的思维智慧与实践经验。温故而知新，熟读精研中医古籍是当代中医继承、创新的基石。新中国成立以来，中医界对古籍整理工作十分重视，因此在经典、重点中医古籍的校勘注释，常用、实用中医古籍的遴选、整理等方面，成果斐然。这些工作在帮助读者精选版本、校准文字、读懂原文方面发挥了良好的作用。

　　习总书记指示，要"切实把中医药这一祖先留给我们的宝贵财富继承好、发展好、利用好"，从而对弘扬中医药学、更进一步继承利用好中医药古籍提出了更高的要求。为此我们策划组织了《中医古籍名家点评丛书》，试图在前人整理工作的基础上，通过名家点评的方式，更进一步凸显中医古代要籍的学术精华，为现代中医药的发展提供借鉴。

　　本丛书遴选历代名医名著百余种，分批出版。所收医药书多为传世、实用，且在校勘整理方面已比较成熟的中医古籍。其中包括常用经典著作、历代各科名著，以及古今临证、案头常备的中医读物。本丛书致力于将现有相关的最新研究成果集于一体，使之具备版本精良、校勘细致、内容实用、点评精深的特点。

参与点评的学者，多为对所点评古籍研究有素的专家。他们学验俱丰，或精于临床，或文献功底深厚，均熟谙该古籍所涉学术领域的整体状况，又对其书内容精要揣摩日久，多有心得。本丛书的"点评"，并非单一的内容提要、词语注释、串讲阐发，而是抓住书中的主旨精论、蕴含深义、疑惑谬误之处，予以点拨评议，或考证比勘，溯源寻流。由于点评学者各有专擅，因此点评的形式风格也或有不同。但其共同之点是有益于读者掌握、鉴识所论医籍或名家的学术精华，领会临床运用关键点，解疑破惑，举一反三，启迪后人，不断创新。

　　我们对中医药古籍点评工作还在不断探索之中，本丛书可能会有诸多不足之处，亟盼中医各科专家及广大读者给予批评指正。

中国医药科技出版社

2017年8月

余序

作为毕生研读整理、编纂古今中医临床文献的一员，前不久，我有幸看到张同君编审和全国诸多相关教授专家们合作编撰《中医古籍名家点评丛书》的部分样稿。感到他们在总体设计、精选医籍、订正校注，特别是名家点评等方面卓有建树，并能将这些名著和近现代相关研究成果予以提示说明，使古籍的整理探索深研，呈现了崭新的面貌。我认为这部丛书不但能让读者系统、全面地传承优秀文化，而且有利于加强对丛书所选名著学验主旨的认识。

在我国优秀、靓丽的文化中，岐黄医学的软实力十分强劲。特别是名著中的学术经验，是体现"医道"最关键的文字表述。

《礼记·中庸》说："道也者，不可须臾离也。"清代徽州名儒程瑶田说："文存则道存，道存则教存。"这部丛书在很大程度上，使医道和医教获得较为集中的"文存"。丛书的多位编集者在精选名著的基础上，着重"点评"，让读者认识到中医药学是我国优秀传统文化中的瑰宝，有利于读者在系统、全面的传承中，予以创新、发展。

清代名医程芝田在《医约》中曾说："百艺之中，惟医最难。"特别是在一万多种古籍中选取精品，有一定难度。但清代造诣精深的名医尤在泾在《医学读书记》中告诫读者说："盖未有不师古而有济于今者，亦未有言之无文而能行之远者。"这套丛书的"师古济今"十分昭著。中国医药科技出版社重视此编的刊行，使读者如获宝璐，今将上述感言以为序。

中国中医科学院

余瀛鳌

2017年8月

目录 | Contents

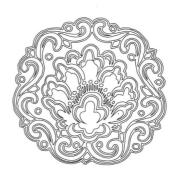

张仲景金匮要略论注卷五 ······················· 63

张仲景金匮要略论注卷六 ······················· 75

---

① 实：原作"食"，据赵本改。

② 灵异记：原脱，据扫本、校本、陆本补。

全书点评

　　《金匮要略论注》（简称《论注》）是清代医家徐彬注解仲景《金匮要略》（简称《金匮》）的名著，撰于康熙十年（1671）。徐彬，字忠可，秀水（今浙江嘉兴）人。师从李士材、喻嘉言，精研仲景之学。除《论注》外，尚著有《伤寒一百十三方发明》《伤寒图说》等。徐氏据明代《金匮》徐镕本的条文次序予以注、论，力求发明原书蕴奥，畅晓经义，且对附方及最后《杂疗方》等三篇亦予以注、论，可谓《金匮》注本中最早刊印的全注本。

一、成书背景

　　《伤寒杂病论》成书后屡经战火，虽经宋臣整理，分为《伤寒论》和《金匮要略》流传后世。然而，《伤寒论》备受历代医家重视，从金代成无己开始，有大量注释著作问世，但《金匮要略》的注本直到明代才有赵以德所作《金匮方论衍义》，且流传不广。

　　徐彬十分强调掌握经典的重要性，将张仲景比作"医家之周孔"，将《伤寒论》《金匮要略》比作"医家之六经"，故深究仲景之学。徐彬在阐释《伤寒论》，撰成《伤寒一百十三方发明》后，又倾力于《金匮》，认为其"为后世杂症方书之祖，乃有药味、有方论之《灵》《素》也"。然而，由于《金匮》学习不易，又没有好的注本，为求简便，当时社会上存在"因病索书"或"据方觅病"的流弊，徐彬认为当时医者和病患家属面对疾病，往往"因病索书，求不解意之方"，然"不解方意而误投"，容易造成"夭枉"，即使"偶得"，毕竟不明方意，无助于提高医术。虽有其师喻嘉言作《医门法律》，立论多宗《金匮》，"但奥义难悉"，徐氏欲"使人人各习全经，晓畅经义"，因而著《论注》以发明之。

二、主要学术思想及编写特点

1. 崇经探源，广引博采

徐氏注释《金匮》时，尤其重视引用《内经》理论以寻原文之本义。如注释《脏腑经络先后病》原文中所引《内经》的内容涉及《阴阳应象大论》《六节脏象论》《脉要精微论》《脏气法时论》《本神》《五色》《决气》等达7篇之多；再如注"病人有气色见于面部"一条时，引《灵枢·五色》，指出望面部气色以诊断疾病之法"即《内经》明堂查法"；又如注"阳病十八何谓也"一条时，引《灵枢·邪气脏腑病形》相关内容以候参。通览全书，除卷七、八、十六、十九、二十一、二十四，余篇都有引述《内经》之言者。引证《内经》有助于探明仲景学术思想之本源，更深入地理解《金匮》原文。

尊崇《内经》的同时，徐氏亦广采众家。如注十枣汤条时，引《三因极一病证方论》改汤为丸的用法，"可谓善于变通者矣"；注大半夏汤时引《备急千金要方》治不受食，《外台秘要》治呕而心下痞硬；注大黄甘草汤时引《外台秘要》治吐水等。因其师从喻昌，深受影响，故注、论原文时引《医门法律》之论述，或取其意，或摘其言，甚至全文照录。如注桂枝芍药知母汤条后随以眉批："喻师谓此为三焦痹方，似偏于内言之，若论痹，则内外上下无所不痹矣。桂枝行阳，母、芍养阴，方名独挈三味，以此证阴阳俱痹也。"对《疟病》篇所附之柴胡桂姜汤的注释中，徐氏称"此喻氏之论，妙极，故全录之"（所引原文与《医门法律》略有出入）。为了更好地阐发仲景学说，说明医理和证治，徐氏还广采孙思邈、陈无择、刘河间、李东垣、张洁古、王好古、李士材、胡洽、王宇泰等名家的论述经验，如引陈无择所言三因、刘河间主热之论、李东垣升阳除湿汤之用、张洁古暑病分阴证阳证之说等等，可补《金匮》之不足。据统计所引用者不下 20 余家①。

2. 注论相兼，释义阐微

徐彬曰："拙著有注有论。正义疏释备于注。或有剩义及总括诸证不可专属者，见于论。"其注详释《金匮》正文，以论概括阐发原文义理、类证鉴别及个人见解，另有眉批则用以补充余义，往往有点睛之妙。如《胸痹心痛短气病》篇第三条栝楼薤白白酒汤条下，首先注此条"以为胸痹之主证、主脉、主方耳"，随即从生理到病理详释症、脉之机制，接着在论中指出胸痹与支饮、痰饮病机的区别："支饮、痰饮乃饮重而滞气，胸痹则由阳虚而气削，痰饮因之"，并在眉批中，又列出了支饮与胸痹的见症，同时点明："彼（指支饮）邪重，故不得卧，此（指胸痹）虚，故前后胸背应痛，是大别异处"。在同篇第四条，栝楼薤白半夏汤的眉批中直陈："此条若无心痛彻背，竟是支饮矣"，颇有点睛之感。使人在认识胸痹证治时，又能明了类似证的异同，加深对经方原意的理解。

徐氏不仅阐释原文，而且时出己见。如注柔痓时指出其病因病机"是太阳阳明，伤湿而兼风"；论射干麻黄汤证时，根据自己的体会，联系后文泽漆汤，提出治疗此病可加白前、泽漆；注橘皮竹茹汤证时，提出治哕可以宣发上焦，"上焦既宣，则中气自调也"；论热入血室时，提出热入血室不必拘于妇人，男子亦或有之；皆颇可启迪思路。

3. 提纲挈领，突出重点

徐氏论注《金匮》往往先点明原文主题或重点，然后再逐步展开。所注之文起首常采用"此段言……""此段乃……""此段总结……""此段所重……""此段主……""此段论……""此段详……""此段叙……""此言……""此重……"等的句式，使人

---

① 楚海波，刘书琴. 浅谈《金匮要略论注》之注释特色［J］. 国医论坛，1996，11（2）：40－41.

一看即能抓住所注原文的中心或重点，纲目分明。

徐氏往往将《金匮》原文数条合注并论。如《百合狐惑阴阳毒病》篇甘草泻心汤与苦参汤、雄黄熏法并注，内服与外治法共同呈现；《血痹虚劳病》篇中将虚劳脉症相关原文一并列出，以释虚劳中"虚阳盛、真阴虚""虚阴盛，真阳衰"诸脉症之机制，突出虚劳之病机可总括为阴阳两虚；《惊悸吐衄下血胸满瘀血病》篇将论述瘀血的两条原文合注，示人瘀血治疗不可一概而论。余如中风相关的病因病机，肺痿肺痈的鉴别，腹满寒疝的病因病机及症状，宿食的治法，留饮的表现，淋病的症状与治禁，水气病的相关病机，五脏水见症之机制，下利脉证之参差、预后及不同的治疗等内容，皆用此多条并注之法，对于区别有关问题的异同之处、理出重点甚有助益。

4. 阐释方义，规矩合范

徐氏娴熟地运用君臣佐使理论阐述《金匮》方义，如注鳖甲煎丸："鳖甲入肝，除邪养正，合煅灶灰所浸酒去瘕，故以为君；小柴胡、桂枝汤、大承气汤，为三阳主药，故以为臣……外加干姜、阿胶，助人参白术养正为佐；瘕必假血依痰，故以四虫、桃仁合半夏消血化痰；凡积必由气结，气利而积消，故以乌扇、葶苈利肺气，合石膏、瞿麦清气热而化气散结；血因邪聚则热，故以牡丹、紫葳去血中伏火、膈中实热为使"。再如注酸枣仁汤："以酸枣仁之入肝安神最多为君；川芎以通肝气之郁为臣；知母凉肺胃之气，甘草泻心气之实，茯苓导气归下焦为佐"。又如注柏叶汤："以柏叶之最养阴者为君，艾叶走经为臣，而以干姜温胃为佐，马通导火使下为使"等等。余如侯氏黑散、风引汤、薯蓣丸、泽漆汤、栝蒌薤白白酒汤、苓桂术甘汤、甘遂半夏汤、木防己汤、桂枝加黄芪汤、茱萸汤、猪苓散、生姜半夏汤、薏苡附子败酱散、王不留行散、当归贝母苦参丸、当归散、当归生姜羊肉汤、竹皮大丸、白头翁加甘草阿胶汤、甘麦大枣汤、矾石丸等方义的解释皆是。方义解释时尤其重视明确君药，使人对方剂的结构、主药、功效的主要方向、证治机制能有较为明晰的认识。

5. 注重鉴别，联系归纳

徐彬在《论注》中尤重症状、脉象、方证的鉴别，力求辨证之精详。如徐氏提出："历节与黄汗最难辨"，随后从发热、汗出、疼痛、其他伴随症及病机等方面详论黄汗与历节之异同，并在眉批里进一步点明"黄汗重在肿，历节重在痛；但黄汗之肿及头面，而历节独在足；历节之痛偏关节，而黄汗之痛或单在胸"，条理清晰，令人豁然。再如《痰饮咳嗽病》篇中，徐氏强调支饮与胸痹脉症鉴别："若支饮，概不言及痛，而脉主弦。胸痹亦云喘息咳唾，短气，或不得卧，但多胸背痛而脉沉，可知胸痹与支饮之辨，全在痛与脉弦矣。盖支饮，病势偏而微，故脉弦不痛，各随现证而治；胸痹，病势虚而大，且邪结，故脉沉而且痛，治唯以开结行阳为主也"。前论胸痹时已述及二者的异同，此处再予强调，可见徐氏对病证鉴别之重视。又如通过对虚劳"大或极虚"等脉象作反复辨析，找出虚劳中"虚阳盛、真阴虚""虚阴盛，真阳衰"的种种病机。进行脉症、方证的鉴别，对于深刻理解和掌握仲景辨证论治精神具有十分重要的意义。

徐氏不仅溯源追流，旁及诸家，而且善于进行书内自身联系（包括《伤寒论》），或篇与篇，或条与条，以阐明经义。如注刚痉柔痉时就指出此"即《伤寒论》辨寒伤荣、风伤卫法也"；注黄芩加半夏生姜汤条时，指明此乃《伤寒论》黄芩汤加味；阐述中风脉症时联系《胸痹心痛短气病》篇、《五脏风寒积聚病》篇、《水气病》篇；论奔豚气时联系《惊悸吐衄下血胸满瘀血病》篇的半夏麻黄丸、桂枝去芍加龙骨牡蛎汤，至释惊悸时又回溯《奔豚气病》篇；注半夏麻黄丸时联系《痰饮咳嗽病》篇原文"微者短气，甚者则悸"等等。

阐释方剂时尤其注意联系，意在比较。如将五苓散与苓桂术甘汤作联系与比较："此水也。因以桂、苓伐肾邪，猪苓、泽泻、白术泻水而健胃。比痰饮之苓桂术甘汤去甘草，加猪、泽，彼重温药和胃，此则急于去水耳。且云饮暖水，汗出愈，内外分消其水也。"又如注小承气汤时联系厚朴三物汤与厚朴七物汤，谈小半夏汤时联系大半夏汤，论防己黄芪汤时联系防己茯苓汤，述半夏干姜散时联系吴茱萸汤，不一而足。注解方药时对类似方剂进行联系比较，分析药物的配伍特点和作用机制，既可防止混淆，又可拓展认识，给人颇多启迪。

徐氏亦十分善于归纳，往往对某一病证、脉象或治法进行集中总结，使人便于全面认识。如《痉湿暍病》篇中，将治湿病的六方归纳为三法："所出凡六方，约三法。麻黄加术汤、麻杏薏苡甘草汤，发汗法也；防己黄芪汤，开痹渗湿法也；桂枝附子汤、去桂加白术附子汤、甘草附子汤，行湿温下法也。"再如对趺阳脉进行归纳：列举消渴、水肿、谷疸、反胃、脾约、腹满等诸多病证皆可见趺阳脉，指出"趺阳，脾胃脉也"，"可知数证皆关脾胃"。又如《呕吐哕下利病》篇中，举出种种下利之见症，"有热伤而便肠垢者""有误下而协热利者""有燥粪结而利者""有直下水者""有利清水""有少阴病""有惯晨泻者""有或泻或不泻者""有间泻，泻反快者""有完谷不化者""有溏粪者""有鸭溏者""有非水、非完谷、非肠垢，但色不黄，而臭不甚，泻而不实者"，分别指出病因病机，意在提示"下利之因多端"，诊治时不可不详。徐氏还统论诸方："凡十方，而丸散居七，汤居三。盖汤者，荡也。妊娠当以安胎为主，则攻补皆不宜骤，故缓以图之耳。若药品无大寒热，亦不取泥膈之药，盖安胎以养阴调气为急也。"使人对《妇人妊娠病》篇的用方大略一目了然。其他如对甲错、小便难等亦有归纳。

6. 切合临床，现身说法

徐氏注《金匮》并非理论到理论，还十分注重联系临床实践，往往用自己的临床验案作为佐证。如论半夏厚朴汤时举例："余治王小乙，咽中每噎塞，咯不出，余以半夏厚朴汤，投之即愈。"注白术散时，列举一案："予治迪可弟妇，未孕，即痰嗽见血，既孕而不减，人瘦，予以此方治之，因其腹痛加芍药。两大剂而痰少嗽止，人爽胎安。"徐氏善用经方，但并不拘泥，如论甘草附子汤所举之案："余治一久湿挟风痰者，身痛而痹，饮食不进，以苓、半、苏、朴、薤白、栝楼辈，二剂愈。湿虽不可下，痰滞宜清也。"在明了方证病机的基础上加以发挥。此外，徐氏亦介绍自己临床经验，如治疗黄疸用大剂量鲜射干、鲜益母草、鲜车前草（根叶子合捣）；将黄芪、白术、当归、何首乌、橘红等代人参，用于贫人无力服参者等，值得探讨。

7. 质疑辨误，不求强解

徐氏对于某些字、词的解释，敢于直陈己见，不随文衍义。同时又以客观求实的态度论注《金匮》。如黄芪建中汤方后小字有"补气加半夏三两"，徐氏则提出"补字恐是顺"；再如"肝着，其人常欲蹈其胸上"，提出"蹈"字"恐是掐字"，并在注中解释"掐，按撍也"，乃"病气不移，故常欲掐胸"；又如"邪哭使魂魄不安者，血气少也"，认为"哭"字"恐是入字"。类似情况有十余处之多。

另一方面，徐氏对于注释不完善者，亦不勉强求解，往往标明"候参"。如"靖言了了"，虽提出"靖"字"恐是清字"，但似未能确认，后即补以"靖言句，似有误，候参"；再如注柏叶汤，"愚意无马通，童便亦得。按本草载此方，乃是柏叶一把，干姜三片，阿胶一挺，炙，合煮，入马通一升。未知孰是，候参"。

当然，金无足赤，《论注》解析原文亦有可商之处。如将上气虚实的症状、预后归为肺痿证治，似为欠妥；再如对伏饮的发作解释为"必待吐乃发，则知不吐即不发"，系受句读之误。但毕竟瑕不掩瑜。

三、学术价值

《论注》是清代 20 余种《金匮》注释本中最早的全注本（包括杂疗等三篇）[①]。就目前而言，诸多《金匮》注本仍是只注正文，对附方及最后三篇附而不释。然徐氏认为附方亦甚有价值，可以补正文之未备，供篇中所论病证治疗之参考。注家对《金匮》最后三篇常弃而不纳，《论注》则尽予收录，并进行注释，保持了全书的原貌，使读者能全面学习、理解《金匮》，故可谓《论注》全面揭示了仲景

---

① 陈纪藩. 中医药学高级丛书·金匮要略［M］. 北京：人民卫生出版社，2000：968.

原著的要义。该书被《四库全书》收录，《四库全书总目提要》说："汉氏遗书文句简奥，而古来无注，医家猝不易读。彬注成于康熙辛亥，注释尚为显明，今录存之，以便讲肆。"《中国医籍提要》认为："其论注简明，辨疑剖析，引经析义，切合临床。在尤在泾《心典》问世以前，是《金匮》注本中最好的一家。"正因为《论注》明晰通达，颇多个人独到之见，足以彰前启后，故为后世医家所重。《金匮要略心典》《医宗金鉴》等有名注本乃至当今教材亦多引述徐氏的精辟之论，可见其具有较高的学术价值。

四、学习要点

参考《论注》的凡例，在学习时应注意以下几点。

1. 了解徐彬的生平及成书背景，有助于探究其学术思想。

2. 精读原文，深入研讨。学者不仅要知其然，还要知其所以然。所以首先要精读《金匮》原文，且需"竭其知识，探讨既久"，然后才阅读《论注》，并将研习所得与《论注》相互对照。

3. 前后联系，全面学习。《金匮》与一般方书的最大区别在于：《金匮》方是一个整体，虽然治疗的疾病不同，但是仲景的诊治思路、处方原则贯穿始终。因此须前后左右广为联系，整体把握，而不能仅仅"据方觅病"。

4. 举一反三。《金匮》所立处方是仲景在处理不同病证时的示范，《论注》往往由某点作引申、拓展，此种隅反的思路也值得借鉴。如《妇人杂病》篇第十二条："妇人陷经，漏下黑不解，胶姜汤主之"。其论引朱丹溪对于经水之论："丹溪谓妇人之经，淡为有水，紫为热，黑为热极，故兼水化"。这里徐彬并没有盲目否定丹溪之论，而是进一步指出："假令其人，素从热病来者容有之，然而仲景之言，道其常也"。在《痉湿暍病》篇甘草附子汤论中，引后世东垣因阴囊肿大，立升阳除湿汤；因湿兼头痛，立羌活胜湿汤，并认为"可辅仲景不逮"。徐氏推崇仲景著作，而并不神化仲景，并不否定后世医家对中医学的发展。

总之，徐彬以其渊博的学识、丰富的临床经验、清晰的思路、合理的方法阐析了《金匮》的深义，并有所发挥，可见《论注》乃是至今仍有较高学术价值的《金匮》研究之名著。

叶　进

2019 年 2 月

整理说明

　　此次整理采用了人民卫生出版社 1993 年 8 月出版的中医古籍整理丛书——《金匮要略论注》的版本，由邓明仲、张家礼等点校。该本以清康熙十年刊刻本为底本，以光绪五年扫叶山房藏版为主校本（简称扫本），以民国三年校径山房石印本为旁校本（简称校本）。参校本有：民国二十六年陆士谔主编《徐忠可金匮要略论注》铅印本（简称陆本），明·赵开美校刻《金匮要略方论》本（简称赵本），明·吴勉学校勘《金匮要略方论》本（简称《医统正脉》本或徐镕本）。

　　因排版的改变，原文煮服法中的"右"字一律改为"上"字。

　　书中徐氏的眉批均以小字分别加在注、论之中或之后。

　　原书每篇名后有关于论、脉证、方数的小字注文，今检与正文实际数目有不吻合之处，为保证原书原貌，不做修正。

　　为避免烦琐，对不影响医理及文理的字、词及标点之异不予出校。为便于阅读，书中繁体字、异体字、俗字均改为简体字，不出注。

檇李①徐忠可先生著

张仲景金匮玉函要略论注②

按：《金匮要略》乃杂症病机与《伤寒论》并垂不朽者也，古名医宗之等于《灵》《素》，但文词古奥，颇艰会悟。今本坊恳徐忠可先生详为注释，抉微阐秘，一览燎③然。庶方书万种，探原知④委，实医林之鸿宝，方药之准绳，识者珍之。

---

① 檇（zuì 醉）李：古地名，在今浙江省嘉兴地区。
② 张仲景金匮玉函要略论注：原脱，此书名据清康熙十年刻本补。
③ 燎：明了。
④ 知：原"知"字后有□，系衍文，故删。

徐镕原序[①] | 🔷

应天[②]徐镕谨按：《文献通考》二百二十二卷中《金匮玉函经》八卷条下，晁氏曰：汉·张仲景撰，晋·王叔和集。设答问杂病形论脉理，参以疗治之方。仁宗朝王洙得于馆中，用之甚效，合二百六十二方。据此，并前林序云：依旧名曰《金匮方论》，则王洙馆中所得名曰《金匮玉函要略方》，系五代时改名耳。所以《通考》只云《金匮玉函经》也。是《金匮玉函经》元时已无矣。夫《金匮玉函经》八卷，东汉张仲景祖书名也。《金匮方论》三卷，《伤寒论》十卷，似西晋王叔和选集撰次后，俗传书名也。若《金匮玉函要略方》，五代及宋相沿书名也。今单名《金匮要略》而去其"玉函"二字，愈远而愈失其真矣。又据晋·皇甫谧《甲乙》云：仲景论广伊尹汤液，用之多验。王叔和撰次仲景选论甚精，指事施用，即今俗所分《伤寒论》《金匮要略》是也。孙真人《千金》云：江南诸师，秘仲景伤寒方法不传，是叔和选论，思邈亦未曾研也。惟文潞公《药准》云：仲景为群方之祖。朱奉议《活人书》云：古人治伤寒有法[③]，治杂病有方。葛稚川作《肘后》，孙真人作《千金》，陶隐居作《集验》，玄晏先生作《甲乙》，其论伤寒治法者，长沙太守一人而已。华佗指张长沙《伤寒论》为"活人书"。昔人

---

① 徐镕原序：原脱，据扫本补。
② 应天：即今江苏南京。
③ 法：原作"泾"，据校本改。下同。

又以《金匮玉函》名之，其重于世如此。然其言雅，非精于经络，不能晓会。若孙思邈则未能详仲景之用心者。是宋时才分《伤寒》《金匮要略》为二书也。成聊摄《明理论》云：自古诸方历年浸远，难可考评。惟仲景之方，最为众方之祖。是以仲景本伊尹之法，伊尹本神农之经，医帙之中，特为枢要，参今法古，不越豪①末，乃大圣之所作也。刘河间《原病式》云：自黄帝之后二千五百有余年，有仲景方论一十六卷，使后之学者，有可根据，文词玄奥，以致今之学者，尚为难焉。故今人所习，皆近代方论而已。但究其末而不求其本。唯近世朱奉议多得其意，遂以本仲景之论，而兼诸书之说，作《活人书》。其言直，其类辩，使后学者易为寻检施行，故今之用者多矣。据河间十六卷之言，比时仲景书尚未分伤寒、杂病为二门也。或《金匮玉函经》八卷，坊间分作十六卷，亦未可知。故东垣《内外伤辨惑论》曰：易水张先生云：仲景药为万世法，号群方之祖，治杂病若神。后之医者，宗《内经》法，学仲景心，可以为师矣。王海藏《此事难知》云：余读医书几十载矣，所仰慕者，仲景一书为尤。然读之未易洞达其趣，欲得一师指之，遍国中无有能知者。故于《医垒元戎》云：折衷汤液，万世不易之法，当以仲景为祖。又云：《金匮玉函要略》《伤寒论》皆张仲景祖神农，法伊尹，体箕子而作也。唐宋以来，如孙思邈、葛稚川、朱奉议、王朝奉辈，其余名医虽多，皆不出仲景书。又《汤液本草》于孙、葛、朱、王外，添王叔和、范汪、胡洽、钱仲阳、成无己、陈无择云，其议论方法，增减变易，千状万态，无有一毫不出于仲景者。洁古张元素，其子张璧，东垣李明之，皆祖张仲景汤液，惜乎世莫有能知者。又云：仲景广汤液为大法，晋宋以来号名医者，皆出于此。又按丹溪《局方发挥》或问曰：仲景治伤寒一百一十三方，治杂病《金匮要略》二十有三门。何也？答曰：仲景诸方，实万世医门之规矩准绳也，后之欲为方圆平直者，必于是而取则焉。曰：《要

---

① 豪：通"毫"。

略》之方，果足用乎？曰：天地气化无穷，人身之病亦变化无穷。仲景之书载道者也。医之良者，引例推类，可谓无穷之应用。借令略有加减修合，终难逾越矩度。又曰：圆机活法，《内经》具举，与经意合者，仲景书也。仲景因病以制方，《局方》制药以俟①病，据数家说，是元末及我国朝初医家，方分伤寒杂病为二门也。只因聊摄七十八岁撰成《明理论》，八十岁时注完《伤寒论》，未暇注《金匮论》，所以俗医分为二门，致今时众口一辞，诮仲景能治伤寒，而不能疗杂证也。冤哉！余素慨《金匮方论》与《伤寒论》暌离②孤处，及《注解伤寒论》又《明理论》，乖散失群，已近五百年。因谋诸新安师古吴君校寿，付梓虽久，暌而得会遇，庶业医者，弗致得此失彼。各自专门为粗陋。又冀华剑复合。昌镜再圆。天作之合云尔。

万历戊戌③孟夏吉日匿迹市隐逸人谨识

【点评】简述《金匮要略》之流传演变，盛赞仲景书之宝贵，指出诊治伤寒、杂病皆当宗仲景，勿"得此失彼"。《金匮要略》现世，与《伤寒论》并存，实乃"昌镜再圆，天作之合"。

---

① 俟（sì 寺）：等待。
② 暌离：分离。
③ 万历戊戌：即万历二十六年（1598）。"万历"二字，据《医统正脉》补。

《金匮要略论注》自序 ⊛

　　不习经义，不可以论史，不读史，不可以衡论百家之书。盖治理之变，莫备于史，而其源必出于经，此古今之通义也。张仲景者，医家之周孔也。仲景之《伤寒论》《金匮要略》，医家之六经也。今仲景《伤寒论》，有吾师南昌喻先生《伤寒尚论》，复有余《一百十三方发明》，业已流布。其《金匮要略》，即所谓《金匮玉函经》也，为后世杂症方书之祖，乃有药味、有方论之《灵》《素》也。其中立言之意，欲人每证必明致病之由，每药必明参互之法，而后分证论治，经权相参，不令庞杂，挠乱正法。故立论著方，宁简无冗。谓繁冗则视听摇，心意惑，而失其端绪也，人则以为奥而略之。后之方书，旁搜博设，务为广罗，冀人弋获①。于是用方者，合则神奇，误则夭枉，甚或因病索书，炤②方偶验，传诵乡里。究竟用方者未详药证相合之故。若是者求其触类引申，自不可得，一概据方觅病，岂非刻舟求剑钦。且疗病必索书而求不解意之方，得者为偶得，不得当何如，甚乃因其不解方意而误投，杀人又当何如，人则以为便而遵之。独喻师作《医门法律》，立论多宗《金匮》，固足以表章前人，启牖③末学矣。然仅如一人遇事慷慨，引经断义，言者足以悦心，闻者足以动听，岂若

---

① 弋（yì 义）获：此处意指选取。弋，原指用带绳子的箭射鸟。
② 炤：同"照"。
③ 启牖：打开窗户，意为启发、诱导。

使人人各习全经，晓畅经义，其声教四讫^①之盛，更为博大，但奥义难悉。此余著《金匮要略论注》，正如六经^②既明，则古今诸史，不期明而自明。谓源流既正，即复泛涉方书，自有朝宗之妙耳。顾以谫劣^③阐斯秘要，千虑一得，岂能尽先圣精蕴，聊为下里巴音。以冀白雪之和云尔。

康熙十年岁次辛亥孟夏朔日檇李徐彬忠可氏题

【点评】徐氏强调掌握经典的重要性。将《伤寒论》《金匮要略》比作"医家之六经"，学者务须"各习全经，晓畅经义"，方能"不令庞杂，挠乱正法"。否则，"据方觅病""疗病必索书而求不解意之方"，往往造成"误投"甚或"杀人"。这也是徐氏写此书的本意。序中云"其《金匮要略》，即所谓《金匮玉函经》也"，此言有误，《金匮玉函经》为《伤寒论》别本，非《金匮要略》。

---

① 讫：通"迄"，到，至。
② 六经：指《诗》《书》《礼》《乐》《易》《春秋》六部儒家经典。
③ 謭(jiǎn 剪)劣：浅薄低劣。

张太史①序 | ⊛

　　圣人以《六经》《四子》②垂教万世，犹日月之经天，江河之行地。藉令无汉唐宋诸儒后先阐绎其间，至今恐不可以句读。故知注疏之功，不在经传下也。儒者读书论古，慕范文正公愿，达则为良相，穷则为良医之言。夫良相上佐天子，燮理阴阳，俾国无疫疠，民不夭扎；良医以轩黄《灵》《素》之学，伊相汤液之剂，起天下沉疴残疾而噢咻③之。岂区区一刀圭之术，可竟其业云尔乎？当必有表章圣经，阐扬秘典，俾天下后世读其书，知其人之学之有本，不仅以小道自好为也。吾禾④徐子忠可为大司马⑤公文孙，殉节冏卿⑥公令子，家学渊源，世德忠孝，其所著《原治》诸书，史学经济，久为鸡坛衣被⑦。今又出《仲景金匮要略论注》以名世，是以大儒之学而兼良医之业者也。东汉长沙张仲景越黄⑧帝神农氏二千五百余年，因《内经》热病篇发为

---

　　① 太史：官名。

　　② 《四子》：指孔子《论语》、曾子《大学》、子思《中庸》、孟子《孟子》。

　　③ 噢咻（yù xiū 郁休）：也作"燠休"，此为抚慰之意。

　　④ 禾：清嘉兴府。

　　⑤ 大司马：兵部尚书的别称。徐彬祖父徐必达曾任明熹宗天启元年的兵部侍郎。

　　⑥ 殉节冏卿：冏卿为官名，即太仆寺卿，掌管皇室牧马场政令。徐彬之父徐世淳，曾任湖北省随县知州，1642 年张献忠攻破随州时被杀，故称殉节冏卿。

　　⑦ 鸡坛衣被（pī 披）：意为世人受惠。鸡坛，原指友人相会之所，此处引申为"世人"；衣被，养护，嘉惠之义。

　　⑧ 黄：原作"皇"，据文义改。

《伤寒论》二十二篇，合三百九十七法、一百十三方，以补《内经》之未尽，其书遂为群方之祖。今徐子去长沙又千有七百余载，取仲景之《金匮要略》为论注。夫轩岐之有仲景，犹孔孟之有程朱也。欲明圣人之道于天下者，不得大贒①人出而羽翼之，其道终无以示来兹而启后学。粤②考《黄帝素问》八十一篇，赖唐·王太仆栉句比字，随文注释，然而逢疑则缺，脱误亦多。嗣有滑伯仁、马玄台、吴鹤皋相继校雠，而《素问》之理始晰。有《灵枢》针经八十一篇，惟马玄台一人节解详明，他家未之及也。若《金匮要略》，仲景原与《伤寒论》并传，伤寒即杂病之一，自后人分而为二，遂有议仲景有治伤寒之法，无治杂病之方，故著《伤寒论》，自成聊摄而下，难更仆数③，独《金匮要略》越千百年无一人起而修明之，即易水师弟咸诵法仲景，亦不间出一旨以发明其秘。岂洁古老人与海藏、东垣诸贤学犹未逮，故不敢登仲景之堂而窥其奥乎？予愧不能以文正良相之愿，上报天子简在之恩，仅备员④中枢。而徐子以卓挛⑤之才，不效诸儒寻章摘句，超然以良医名世，取千百年所未注之书，下帷覃精⑥，垂为论注。俾仲景之微旨奥义，燎若观火。知徐子真能读三坟五典⑦，自勒一家言，以著其业于不朽者也。张戴人有言，医之善，惟《灵》《素》为祖。有平生不识其面者，有览其文不知其义者。医术之陋，自古云然，而况下此者乎！当以是书为医学发其矇瞀⑧，注疏之功，岂曰小补之哉！

时康熙辛亥岁季冬日同里眷弟
张天植蘧林拜识

---

① 贒："贤"的古字。
② 粤：助词，用于句首或句中。
③ 难更仆数：即更难仆数。原指换了很多人来数，还是数不完。此处形容注家很多。
④ 备员：谓虚在其位，聊以充数，此为自谦之言。
⑤ 卓挛(luò 落)：卓越，出众。
⑥ 下帷覃精：下帷，指放下帷幕，引申为闭门苦读；覃精，深入钻研。
⑦ 三坟五典：相传为我国最早的古书。
⑧ 矇瞀(méng gǔ 蒙古)：眼睛失明，此指昏昧不明。

【点评】圣贤之经典垂教万世，"注疏之功"功不可没。医学深奥广博，非"区区一刀圭之术"。故欲成大医，必当学之有本，精通经典，不能仅仅满足于小道。徐氏以大儒之学而兼良医之业，"取千百年所未注之书""垂为论注"，阐发仲景奥义，委实可嘉。

俞汝言①序 🌸

　　徐子忠可既发明仲景《伤寒论》一百十三方，又取《金匮要略》注之论之，书成以示余，余谓之曰：医，海也；魏晋以下诸名家，百川九河②也。《内经》，星宿瀚③也，仲景之书，积石龙门④之初流也，统括群义，奥衍宏深，后世深思极论而不能尽者，咸苞育于此，宜子之尽心也。虽然，九师⑤兴而《易》亡，《三传》⑥伦⑦而《春秋》隐，读书而不精审，其祸更甚于不读书。夫引江河者，将以泽天下也，不穷其源则泽不及远。引之而失，横溢溃决，驰骤而不可制，反以害天下。夫其心将以泽天下，而致为天下害，审与不审而已。余尝论医经，《灵枢》《素问》如⑧《尚书》，仲景论略如《春秋》。《尚书》，训诂

---

① 俞汝言：字右吉，明末清初浙江秀水县人，撰有《春秋平议》《春秋四传纠正》《渐川集》。

② 九河：古代黄河下游许多支脉的总称。

③ 星宿瀚：即星宿海，湖名，位于青海省境，古人以之为黄河之源。

④ 积石龙门：河源之上游。

⑤ 九师：专指明《易》者九人，号九师。

⑥ 《三传》：即《左传》《公羊传》《谷梁传》。

⑦ 伦：伦列。此处指并存。

⑧ 如：原作"和"，据文义改。

而大义已明,《春秋》垂二千年,高赤邹夹唊赵刘胡①诸儒各立一义,而迄不得圣人之指归,至元九江②黄泽始分。史氏策书,夫子之笔削,而后稍得其微旨,惜乎全书不传,仅见赵汸③《师说》《属辞》之一二而已,为超越百代之见矣。诠释仲景书者,王叔和、成无己依文演义,不为无助,而不得要领。后之医者,知尊仲景而不知所以尊,致读生人之书或反以杀人,则亦不审之故也。徐子少为诸生④,于《春秋》专门名家,有志天下事,著《原治》一书,既无所效于世,去而明医,论断井井,辟新抉翳,畅发古人之秘,以之治人,若鼓之应桴,止水之鉴砂石也。然后知寻源之学,非挹彼注兹⑤者可及,以泽天下有余矣。往南阳,仲景墓没于蒿莱者久,见梦于兰阳冯氏,卒复其封而表祠之。不三数年,余游中州,闻之以告徐子。今其微言渺义,昭然大显于世,比之安体魄之藏,更重且大,仲景于是乎不死,徐子岂不为仲景功臣哉!

同里弟渐川俞汝言撰

【点评】学习经典极其重要,但是对于医学而言,正确理解经典则更为重要。如"读书而不精审,其祸更甚于不读书""致读生人之书或反以杀人",不可不慎。

---

① 高赤邹夹唊赵刘胡:高,即周·公羊高,撰有《春秋公羊传注疏》;赤,即周·谷梁赤,撰《春秋谷梁传注疏》;邹、夹,皆汉儒之治《春秋》者,分别著有《邹氏传》《夹氏传》;唊,即唊助,唐人,善《春秋》,尝作《集传》;赵,即赵匡,唐人,师从唊助;刘,即刘敞,宋人,著《春秋传》《春秋传说例》等;胡,即胡安国,宋人,著《春秋传》等。
② 九江:汉朝寻阳境内,即今湖北广济、黄梅一带。
③ 赵汸:明人,师事黄泽,究春秋之学,著《春秋师说》《春秋属辞》。
④ 诸生:明清时考取州县学的生员称为诸生。
⑤ 挹(yì邑)彼注兹:本指取彼器之水倾入他器。此处寓囿于旧说、毫无创见之义。挹,舀,酌取也。

《金匮要略》凡例 ◉

——此书废坠已久，中多讹字，疑者阙之，示慎也。间有挨文拆义，聊以鄙见，质之后贤。

——原文有附方，云出《千金》《外台》诸书，似属后人赘入。然方引药味，颇亦不凡。或原为仲景所制，因述彼习用者之书名，今悉如徐镕传本，附列以候参考。

——拙著有注有论。正义疏释备于注。或有剩义及总括诸证不可专属者，见于论。更有经义，可借以发本文之覆者，别具上方。

——此书虽出管见，然远近有道，无不就正博洽君子，即未习医，亦虚心质之，借重姓氏以奉教多者居前，非有所先后也。若从游诸贤竟屈肩随矣。

——注中精意宜详味者，用密圈〇〇〇。其有翻剥者用密点、、、。其有就经文逐字注释者，悉用空尖△△△。非以此分句读，故凡系经文字面即尖之，取其易辨耳。

——读我论注有法。须先将方论药味逐字不遗，熟记贯串，竭其知识，探讨既久，然后将余论注，验其得失。不可摘段取便，不可仿佛涉略。要知他方书原属剽窃凑集，故可阅首置尾，即内中采择一条时亦获验。若《金匮》之妙，统看一卷，全体逼现。不独察其所用，须察其所不用。要知仲景审证用药，已臻圣域。其所不用药，岂智力不及后人耶！

张仲景金匮要略论注卷一

携李徐彬忠可甫①著　门人朱酺香城父校

脏腑经络先后病脉证第一 论十三首　脉证二条　方一首

问曰：上工治未病，何也？师曰：夫治未病者，见肝之病，知肝传脾，当先实脾，四季脾王不受邪，即勿补之。中工不晓相传，见肝之病，不解实脾，惟治肝也。夫肝之病，补用酸，助用焦苦，益用甘味之药调之。酸入肝，焦苦入心，甘入脾。脾能伤②肾，肾气微弱，则水不行；水不行，则心火气盛，则伤肺；肺被伤，则金气不行；金气不行，则肝气盛，则肝自愈。此治肝补脾之要妙也。肝虚则用此法，实则不在用之。经曰：虚虚实实③，补不足，损有余，是其义也。余脏准此。

注曰：医中有大关目，不可专指一病者。仲景于首卷，特揭数十端以定治疗之法。此则论五行相克之理，必以次传，而病亦当预备以防其传也。问古云："上工治未病"，岂真毫无所病，而先治之乎？谓五行相克之理，每传于所胜。假如见肝之病，肝木胜脾土，故知必传脾，而先务实脾。脾未病而先实之，所谓治未病也。然四季土旺，

---

① 甫：古代在男子名字下加的美称，后指人的表字(亦作"父")。
② 伤：陈言《三因极一病证方论》作"制"。
③ 虚虚实实：意为勿虚虚，勿实实，即虚证勿用泻法，实证勿用补法。

旺不受邪，即勿补之，恐实实也。其中工不晓此理，不预为脾计，则专治肝，以脾为未病而不治，逮既病而治之，则已晚矣。其实脾之法如何？谓肝之病，倘在宜补，则本脏虚，喜本脏之味，酸先入肝，故为补；心火为肝之子，苦先入心，子能令母实，故焦苦为助；脾则肝所胜者也，用甘味益之，似无谓。不知脾土能制肾水，肾水弱，心无所制，心火能制肺金，而肺为火所伤。至于肺伤而肝木荣，何也？金者木之仇也，金伤而木盛矣，故曰：肝自愈。此理甚微，故曰：此治肝补脾之要妙也。然弱肾，纵心，伤肺，原非美事，但因肝虚，故取矫枉而得其平，不得已中之妙法也。倘肝有实邪，方将泻肝不暇，可补助之，又委曲以益之乎？故曰：实则不在用之。此法即《经》所谓虚虚实实，补不足，损有余之义。诸脏皆然，不独肝也。故曰：他脏准此。

论曰：肝木虚，正宜资于肾水。今曰：肝之病，补用酸，助用苦，益用甘。甘者，扶土治水，使火盛而伤仇木之肺金也。将必①肺之病，补用辛，助用盐②，益用酸。扶木制土，使水盛而伤仇金之心火。心之病，补用苦，助用甘，益用辛。扶金制木，使土盛而伤仇火之肾水。肾之病，补用盐，助用酸，益用苦。扶火制金，使木盛而伤仇水之脾土。脾之病，补用甘，助用辛，益用盐。扶水制火，使金盛而伤仇土之肝木。是一概扶我所胜，而制我所不胜，反伤其生我者，而助我所生者。岂虚则补其母之义乎。不知此处立论，只重救受传之脏，故曰治未病。谓病之所以迁延不愈者，不忧本脏之虚，而忧相传不已，则病乃深，如木必克土之类。故以必先实脾为治肝之要妙，即为治诸脏之总法也。是故补母，不若直补本脏之切；而又助其子，子能令母实，则本脏更旺；乃又扶肝木所克之脾土，委曲以制其仇木之肺金。谓既虚不堪再损，故以安其仇为急。若但执补母之说，滋水以生木，则子能令母实，肾水得助，而肺金实，其为损肝当何如？若虚

---

① 将必：似为衍文。
② 盐：咸味之盐，今作"咸"。

则补其母，别有说也。假如肝病虚，而四季土旺，实脾之说，既不可用。即非四季土旺，而其人脾土素强，可再益脾，以使乘肝乎，即须滋肾水以润肝木矣。故曰：虚则补其母。诸脏亦如是耳。

【点评】以五行学说推衍"十七句"，揭示"必先实脾为治肝之要妙"，阐明扶土治水、扶木制土、扶金制木、扶火制金、扶水制火之理，并指出原文中"治未病"的内涵实为"只重救受传之脏"。

夫人禀①五常，因风气而生长，风气虽能生万物，亦能害万物，如水能浮舟，亦能覆舟。若五脏元真②通畅，人即安和。客气邪风，中人多死。千般疢难③，不越三条：一者，经络受邪，入脏腑，为内所因也；二者，四肢九窍，血脉相传，壅塞不通，为外皮肤所中也；三者，房室、金刃、虫兽所伤。以此详之，病由多尽。若人能养慎，不令邪风干忤④经络；适中经络，未流传脏腑，即医治之。四肢才觉重滞，即导引、吐纳、针灸、膏摩⑤，勿令九窍闭塞；更能无犯⑥王法、禽兽灾伤，房室勿令竭乏，服食节其冷、热、苦、酸、辛、甘，不遗形体有衰，病则无由入其腠理。腠者，是三焦通会元真之处，为血气所注；理者，是皮肤脏腑之文理也。

注曰：此段言病之变态虽多，而因则为三，以示浅者不得深治，深者不得浅治也。谓人秉阴阳五行之全，而殊于异类，其生而长，则实由风与气。盖非八风，则无以动荡而协和；非六气，无以变易而长养。故《内经》曰：风生木，木生肝。又曰：神在天为风。曰：天之

① 禀：承受。
② 元真：指元气、真气。
③ 疢（chèn 趁）难：疾病。
④ 忤：逆。
⑤ 膏摩：将药膏涂于体表的治疗部位上再进行按摩。
⑥ 犯：原脱，据赵本补。

在我者德也，地之在我者气也，德流气薄而生者也。又曰：阳化气，阴成形。然有正气，即有恶气，有和风，即有狂风。其生物、害物，并出一机，故有浮舟覆舟之喻。于是就有形言之，则有五脏；从无形言之，则为元真。风与气皆流行之物，人之脏腑应之，故通畅则安和。四时正气为主气，不正恶气为客气；养物之风为正风，害物之风为邪风。其生物有力，则害物亦有力，所以中人多死。然风有轻重，病有浅深，人身只一内外，故约言之，千般疢难，不越三条：一者，邪从经络脏腑发，自内而深，为内所因；二者，病从四肢、九窍、皮肤，沿流血脉而浅，为外所因；三者，病从王法、房事、金刃、虫兽而生，虽渐及经络而非经络之谓，虽害于皮肤而非皮肤之谓，为不内外因，所谓病之由也。与陈无择所言三因，微有不同。人于此慎养，不令风寒异气干忤经络，则无病。适中经络，未入脏腑，可汗吐或和解而愈，或入内稍浅，下之可愈。所谓医治之也，此应前内因一段。若六淫之邪，仅感皮肤，流传九窍血脉，所入浅，但吐纳、导引，如修真之类；针灸、膏摩、如外科之法，则重滞通快，而闭塞无由，此应前外因一段。更不犯王法灾伤，则无非意之侮，又虽有房室而不令竭乏，则内实不虚，此应前房室一段。若服食数句，合言服食起居，无所不慎也。腠理云者，谓凡病纠缠于身，不止经络血脉，势必充满腠理，故必慎之，使无由入。腠者，三焦与骨节相贯之处，此血气所往来，故曰元真通会；理者，合皮肤脏腑内外，皆有其理，细而不紊，故曰文理。

论曰：内外因之说，仲景欲人知病之所感浅深，分别施治。故后论中风，有邪在皮肤，邪在经络，邪在脏腑之分；后论经阻至云"历年血寒，积结胞门，寒伤经络，凝坚在上，则为肺痈"之说，则此处内因之意，不从内伤外感为辨，而从病之浅深为辨可知。若四肢九窍，血脉相传，壅塞不通，明指手痹脚气，厉风疥癞，一切痛痒小病为言。观下云才觉手足重滞语气，取其浅而易治可知。若房室，其伤在内而反列于内因外因之外。盖仲景之论，以风气中人为主，故以从经络入脏腑者，为内为深；自皮肤流血脉者，为外为浅；而房室所伤，与经络皮肤无相干涉者，为不内外因。谓病因于虚，非客气邪风中人之比也，则治宜专补其阴，而不得犯经络血脉可知，后人别用行经补血之药，治房室虚损，其误亦可知也。

又论曰：思邈常谓地水火风，和合成人。凡人火气不调，举身蒸热，风气不调，全身僵直，诸毛孔闭塞；水气不调，身体浮肿，气满喘粗；土气不调，四肢不举，言无音声。火去则身冷，风止则气绝，水竭则无血，土散则身裂云。然则风之在人相为形体，故曰人禀五常，因风气而生长。可知六气之害人，去风尤为亲切。但五气有损无益，风则生长因之，故既曰邪风中人多死，又曰风能生万物。土水火皆有气，故火气以风言之，即《内经》所谓人之气以天地之疾风名之也。

[**点评**] 阐明自然界万物既对立又统一，比如风气既能养人又能害人。联系《中风历节病》篇及《妇人杂病》篇相关论述，着重指出原文中内外因之说非为内伤外感，而是指病之浅深，颇合原意。结合地水风火之说，以广思路。徐氏注经既广又细，由上可见。

问曰：病人有气色见①于面部，愿闻其说。师曰：鼻头色青，腹中痛，苦冷者死；鼻头色微黑者，有水气；色黄者，胸上有寒；色白者，亡血也，设微赤非时②者死；其目正圆者痓③，不治；又色青为痛，色黑为劳，色赤为风，色黄者便难，色鲜明者有留饮。

注曰：此段乃医家之望法也。但望法贵在神气动静之间，而此只就气色之见于面部者为问。故即《内经》明堂查法，增损答之。谓明堂者，鼻也。《内经》言明堂，骨高以起，平以直，五脏次于中央，

---

① 见：通"现"，显露。
② 非时：言非当令之时。
③ 痓(zhì 至)：《玉篇·疒部》云："痓，恶也。"阴恶的证候。《医统正脉》本作"痓"，为是。下同。

六腑挟其两侧，首面上于阙庭，王宫在于下极。此言五色之见，各有其色部也。然尤重于准头，故曰：鼻头色青，腹中痛。谓鼻准属脾，青为肝色，乃肝木挟肾寒以乘土，而上征于鼻，下征于腹。又苦冷，则为暴病而亡阳，主卒死，故曰：苦冷者死。若鼻头色微黑，则黑虽肾色，微非沉夭，且无腹痛，但主水气而非暴病矣。若色黄，乃土郁而本色见，非上有寒饮以遏之不能使郁，故曰：胸上有寒。若色白，则《经》曰：血脱者，色白，夭然不泽，故曰亡血。然《灵枢·五色篇》谓白为寒，应知不见亡血症，即以寒断矣。设微赤，土得火色似相宜，不知鼻亦为肺之外候，微赤而非时，则非生土之火而为克金之火，又主脏燥而死矣。然目又为五脏精华之所聚，神气之所生，正圆则目瞪不转，而至于痉，是阴绝。产妇多痉，亦亡阴也，合之正圆，阴绝无疑，故曰不治。已下又"色青"数句，承"其目"句，似专言目。然《内经·五色篇》先曰：青黑为痛，黄赤为热，白为寒。后又言：黄赤为风，青黑为痛，白为寒，黄而①膏润为脓，赤甚者为血，痛甚为挛，寒甚为皮不仁。下即云五色各见其部，似属概言。又《五色篇》云：常候阙中，薄泽为风，冲浊为痹，在地为厥，此其常也。各以其色言其病云云。则阙中者，眉间也；在地者，巨分也。可知五色合明堂上下而概言之矣。谓色青为痛，诸痛皆属肝也。黑为劳，劳则阳气内伐，热舍于肾，肾乘心，心先病，肾为应故黑。风为阳邪，故曰赤为风。前《内经》又曰赤为热，风，故热也。黄则脾郁，故便难。然前既云：色黄者，胸上有寒。此又云便难。要知寒遏于上，则脾郁于下也。又下经云：水病人，目下卧蚕，面目鲜泽。故曰：色鲜明者，有留饮。若《千金》论目赤色者，病在心；白色者，病在肺；青色者，病在肝；黄色者，病在脾；黑色者，病在肾。黄色不可名者，病在胸中，是候目另有法，此只合明堂言之为是。

【点评】指出此段"望法"源于"《内经》明堂查法"。

---

① 而：原作"为"，据《灵枢·五色》改。

师曰：语声寂寂然喜惊呼者①，骨节间病；语声喑喑然②不彻者，心膈间病；语声啾啾然③细而长者，头中病。

注曰：此段乃医家闻法也。《内经》谓肝木在音为角，在声为呼，在变动为握；心火在音为徵，在声为笑，在变动为忧；脾土在音为宫，在声为歌，在变动为哕；肺金在音为商，在声为哭，在变动为咳；肾水在音为羽，在声为呻，在变动为栗。然声之所至，上中下三焦必有殊而未详。故仲景又以声音之疾徐大小，分察其病之在下、在中、在上。而曰语声寂寂然喜惊呼者，骨节间病，谓静嘿④属阴，而厥阴肝木在志为惊，在声为呼。今寂寂而喜惊呼，知属厥阴。唯厥阴则知病必起下焦，而深入骨属筋节间矣。曰语声喑喑然不彻者，心膈间病，谓声虽有五脏之分，皆振响于肺金，故亮而不哑。今喑喑然不彻，是胸中大气不转，壅塞金气，故不能如空谷之音，所以知病在胸中膈间。《经》谓：中盛脏满，气胜伤恐者，声如从室中言，是中气之湿也。其即此欤！曰语声啾啾然细而长者，头中病，谓肾脉本剂颈而还，乃少阴肾与太阳膀胱为表里，太阳脉上至顶，今肾气随太阳经脉达于巅顶，则肾之在声为呻者，反上彻而啾唧细长，其气直攻于上，则为头中病也。浅而言之，头中有病，则唯恐音气之上攻，故抑小其语声，而引长发细耳。

师曰：息摇肩者，心中坚；息引胸中上气者，咳；息张口短气者，肺痿⑤唾沫。

注曰：此言闻法之最细者。先于呼吸出入之气，而辨其病之在上、在下，为实、为虚。故就一呼一吸为一息之常理，而先分别其出气之多者三，以征其病之在上焦也。谓息出于鼻，一呼必一吸。然呼

① 语声寂寂然喜惊呼者：《新编金匮方论》作"病人语声寂然，喜惊呼者"。
② 喑（yīn 音）喑然：指语声低微而不清澈。喑，哑，默。
③ 啾（jiū 纠）啾然：指语声细小而悠长。啾，细小的声音。
④ 嘿：《正字通》："嘿"通"默"。闭口不语。
⑤ 肺痿：病名，详见《肺痿肺痈咳嗽上气病》篇。

出，心肺主之；吸入，肾肝主之；呼吸之中，脾胃主之。所主既分，则出入之际，亦宜分而详之。于是就其呼之多者，征其息，而不与吸并言。曰息摇肩者，心中坚，谓息而出多者，火上窜也；至摇肩则甚矣。使非心中邪实，而气稍得下行，何至于此，故曰心中坚；曰息引胸中上气者，咳。谓上气为逆，至息引其胸中之气上逆，则肺金收降之令不行，乃上逆而咳。曰张口短气者，肺痿唾沫。谓短气，虚也；张口，是有涎沫阻遏，不容气返之势，则必肺气不通，而为肺痿唾沫。三者全于呼，而证其病之在心肺也。然不竟言呼而曰息者，盖出气虽大，中无小还，不能大呼，故揭出"摇肩、息引、张口"六字，而病之在呼者，宛然①，然不得但言呼也。

【点评】上两条之注详述闻法之例。后一条对息的机制进行了阐述，颇有助于对呼、吸及呼吸之间生理病理的理解。

师曰：吸而微数，其病在中焦，实也，当下之则愈，虚者不治。在上焦者，其吸促，在下焦者，其吸远，此皆难治。呼吸动摇振振者，不治。

注曰：此从吸气多者，以征其病之虚实，而分治之难易也。谓一呼一吸为平，吸多是明有使之不平，致微且数，而吸气之往返于中焦者速，故曰其病在中焦，实也，故下之则壅通而愈。若非实而虚，则肝肾之本不固，其气轻浮，脱之于上，不可治矣。然病之在上在下不同：在上焦，则因心肺之阳虚，不能生阴，乃下济之阳，变为厥阳，而不入于下，以心肺之道近，故吸促；在下焦，则因肝肾之阴虚，乃上交之阴变为燥火，而卒难升上，肝肾之道远，故吸迟。吸为收摄元气之主，促与迟，皆因元气亏，故难治。若呼吸往来振振动摇，直是营卫往返之气已索短期迫矣，故不治。

---

① 宛然：仿佛，逼真地。

【点评】指出观察呼吸有助于辨病之虚实，知治之难易，并阐明易治、难治之理。此注可与上条之注合参。

师曰：寸口脉动者，因其旺时而动，假令肝王色青，四时各随其色。肝色青而反色白，非其时色脉，皆当病。

注曰：此言医道贵因时为色为脉，其理相应。寸口是概言两手寸关尺也，谓鼓而有力为动，因时之王而王，宜也，色亦应之，即明堂察色之法也。此不独肝，姑假肝言之。则青为肝之王气，值时王，而反色白，则因肝受肺克，不能随时之王也，于是色反时，病也；脉反时，亦病也；色反脉，脉反色，亦病也。故曰非其时色脉，皆当病。

问曰：有未至而至，有至而不至，有至而不去，有至而太过，何谓也？师曰：冬至之后，甲子夜半少阳起，少阳之时，阳始生，天得温和。以未得甲子，天因温和，此为未至而至也；以得甲子，而天未温和，为至而不至也；以得甲子，而天大寒不解，此为至而不去也；以得甲子，而天温如盛夏五六月时，此为至而太过也。

注曰：此论天气之来，有过不及，不言及医，然而随时制宜之意在其中。四时之序，成功者退，将来者进，故概曰至。然参差不齐，故有先至、不至、不去、太过之问。因言岁功之成，以冬至后甲子起少阳，六十日阳明，六十日太阳，六十日太阴，六十日少阴，六十日厥阴。王各六十日，六六三十六，而岁功成。即少阳王时言之，则以未当温和而温和者，为先至；已当温和而不温和者，为不至；或大寒不解，为不去；温热太甚，为太过。其于他时甲子日，亦概以此法推之。若人在气交之中，有因时而顺应者，有反时而衰王者，有即因非时异气而致病者，故须熟审时令之气机。有如少阳起，以为治病之本，故《六节藏象论》曰：求其至也，皆归于春。

【点评】天气有过与不及，人在气交之中，必因时而变化，徐氏强调治病"须熟审时令之气机""随时制宜"。

师曰：病人脉浮者在前①，其病在表；浮者在后②，其病在里，腰痛背强不能行，必短气而极也。

注曰：脉浮原主表，仲景特于浮中分出表里，欲人知浮脉之变也。谓浮脉为阳，故三部脉皆浮，为太阳证。然寸关尺有定位，关前为阳，关后为阴，脉浮者在前，阳脉阳位，病在表无疑。浮在关后，阳脉阴位，阴属里病，即在里矣。李濒湖③曰：寸浮头痛眩生风，或有风痰聚在胸，关上土衰兼木旺，尺中溲便不流通。亦仿此意。然使阴位得阴脉，则为寒下等病，今得阳脉，是病虽在里而挟阳为病也，故病不见于少腹，而为腰痛背强不能行。且下焦气伤，不能上接于胸中而气短，短而极，此阴中有阳邪，在里之经，而不在里之脏也。此里之阳病也。故后论阳病十八，而腰背痛在其中。此独赘三语，示里病之下，正为里有不同耳。故举以为脉浮在后之例云。

论曰：以前后分浮脉之阴阳，而定表里，此仲景刱④论也。然其言多蕴蓄，正当引申触类，不可泥。尽有无病者，而关前浮，关后低弱，岂亦属表乎？无病者而关后浮，关前低，岂亦属表之里乎？故仲景特揭病人二字，则知必有表证可疑者，乃如此断耳。至有病起之前脉浮，表也，殆脉平而表减，减后脉复浮，岂表又复发乎？亦当以里推之，此言外意也。

【点评】指出脉浮现于关前、关后的多种可能性，反映不同的病机，不可一概以浮主表论。提示学习原文"当引申触类，不可泥"。

问曰：经云"厥阳独行"，何谓也？师曰：此为有阳无阴，故称厥阳。

---

① 前：指关前，即寸脉部位。
② 后：指关后，即尺脉部位。
③ 湖：原作"河"，据陆本改。
④ 刱（chuàng 创）：古同"创"。

注曰：厥阳者，孤阳也，故《经》曰独行，仲景以无阴注之。按：《千金》论冬月伤寒，慎不可薰，薰之逆客，其息则喘，无持客热，令口烂疮，阴脉且解，血散不通，正阳遂厥，阴不往从，客热狂入，内为结胸，脾气遂弱，清溲利通云。此可悟有阳无阴之故，并可悟厥阳之见证矣。故《伤寒论》屡言误火之害。

【点评】引《千金》文以阐释"有阳无阴"之意，有助于"悟厥阳之见证"。

问曰：寸脉沉大而滑，沉则为实，滑则为气，实气相搏，血气入脏即死，入腑即愈，此为卒厥，何谓也？师曰：唇口青①，身冷，为入脏，即死；如身和②，汗自出，为入腑，即愈。

注曰：寸脉者，心肺之位，神气所居，不浮而沉，邪实也；大而且滑，病气也。病邪之气，与血气相搏，动伤神明，为病卒暴，故曰卒厥无疑也。然曰入脏死、入腑愈，脉既沉矣，又分脏腑，故疑所指，不知此属中风之类也。风喜归肝而克脾，则邪并于脾而唇口青，阳气不通而身冷。曰入脏者，内传也。若身和汗出，是邪不走内而走外，外则散，曰入腑者，外出也。

问曰：脉脱入脏即死，入腑即愈，何谓也？师曰：非为一病，百病皆然。譬如浸淫疮，从口起流向四肢者可治，从四肢流来入口者，不可治；病在外者，可治；入里者即死。

注曰：前云沉实相搏，此邪重，故脏不能当。乃有邪微，但正气亏亦脱，脉乃正气，故云脱。入于脏即死，入于腑则愈，岂腑耐虚而脏不耐虚乎？不知凡病以出阳为浅，传阴为深，故曰：非为一病，百病皆然。浸淫疮之喻，从口从四肢，显而易明。口属阴，四肢属阳，阴阳之分，即有可治不可治之别。推之他病，脏腑之理一也。然"脏腑"

① 唇口青：《脉经》"唇口青"前有"不知人"三字。
② 身和：《脉经》"和"上有"温"字。

二字，混而难测，"里外"二字，浅而易晓。故复结言病在外者可治，在里者即死，欲人于"里外"二字，辨脏腑之所入也。

【点评】指出入脏入腑是病出阳为浅，病传阴为深之意，以别病情之轻重及可治不可治。

问曰：阳病十八何谓也？师曰：头痛、项、腰、脊、臂、脚掣痛。阴病十八，何谓也？师曰：咳、上气、喘、哕、咽_{咽字下，恐有痛}字、肠鸣、胀满、心痛、拘急。五脏病各有十八，合为九十病；人又有六微①，微有十八病，合为一百八病，五劳、七伤、六极、妇人三十六病，不在其中。清邪居上，浊邪居下，大邪中表，小邪中里，谷饪②之邪，从口入者，宿食也。五邪中人，各有法度，风中于前，寒中于暮，湿伤于下，雾伤于上，风令脉浮，寒令脉急，雾伤皮肤，湿流关节，食伤脾胃，极寒伤经，极热伤络。

注曰：此段前言病有阴阳脏腑之异，后言感有五邪中人之殊，欲人参互而求责也。谓病在阳，当从阳治，如头项居上，阳也；腰脊虽在中，督脉所主，亦阳也；四肢属阳，则臂与脚亦阳也。阳有太、少、阳明三经，合六处，岂非三六十八乎？病在阴，当从阴治，如咳也，上气而喘也，哕也，咽痛也，肠鸣胀满也，心痛拘急也，皆三焦以内之病，是里也，阴也。阴有太、少、厥阴三经，合六处，岂非三六十八乎？然而阴病既有十八，则阴属脏，五脏各有十八，岂非合为九十病乎？阳病既有十八，则阳属腑，六腑各有十八，但病为稍微，岂非合为一百八病乎？已上乃专为外至之邪，中于阴阳脏腑者，约略为言，去古甚远，不能逐病而悉数之矣。姑附《灵枢》所列，用缓急大小滑涩六脉，以求五脏之病者，候参。[肺]脉急甚为癫疾，微急为肺寒热，急惰，咳唾血，引腰背胸，若鼻息肉不通。缓甚为多汗，微缓痿瘘偏风，颈以下汗出不可

---

① 六微：指六腑。
② 谷饪：指饮食。

止。（总是甚则病进，微则兼虚。）大甚为颈肿，微大为肺痹引胸背，恶日光。小甚为泄，微小为消瘅。滑甚为息奔上气，微滑为上下出血。涩甚为呕血，微涩为鼠瘘，在颈与腋之间，为下不胜其上，其应喜酸。［心］脉急甚为瘛疭，微急为心痛引背，食不下。缓甚为狂笑，微缓为伏梁，在心下，上下行，有时唾血。大甚为喉介，微大为心痹引背，善泪出。小甚为善哕，微小为消瘅。滑甚为善渴，微滑为心疝引脐，小腹鸣。涩甚为瘖，微涩为血溢，为维厥、耳鸣、癫疾。［肝］脉急甚为妄言，微急为肥气，在胁下，如覆杯。缓甚为呕，微缓为水瘕痹。大甚为内痈，微大为肝痹，阴缩，咳引小腹。（查古本肝脉太甚者，尚有"善衄"字。）小甚为多饮，微小为消瘅。滑甚为癫疝，微滑为遗溺。涩甚为溢饮，微涩为瘛挛筋痹。［脾］脉急甚为瘛疭，微急为膈中为饮，食入而还出，复沃沫。缓甚为痿厥，微缓风痿，四肢不用，心慧然若无疾。大甚为击仆，微大为疝气，腹里大，脓血在肠胃之外。小甚为寒热，微小为消瘅。滑甚为癫癃，微滑为虫毒，蛔蝎腹热。涩甚为肠𤸷，微涩为内𤸷，多下脓血。［肾］脉急甚为骨痿、癫疾，微急为沉厥奔豚，足不收，不得前后。缓甚为折脊，微缓为洞，洞者食不化，下咽还出。大甚为阴痿，微大为石水，起脐下，以至小腹肿，垂垂然，上至胃脘，死不治。小甚为洞泄，微小为消瘅。滑甚为癃癫，微滑为骨痿，坐不能起，目无所见，见黑花。涩甚为大痈，微涩为不月，为沉痔。附《千金》所述，用刺合脉之法以治六腑者，候参。大肠病，为肠中切痛而鸣濯濯，冬日重感于寒，为病泄，当脐而痛，不能久立。取肓之原、巨虚、上廉、三里。小肠病，为小腹痛，腰脊控睾而痛，时窘之后，为耳前热。肩上及手小指、次指之间热，取巨虚、下廉，按其所过经脉以调之。胃病者，为腹䐜胀，胃脘当心而痛，支两胁，膈咽不通，饮食不下，取三里。胆病者，善太息，口苦呕宿汁，心澹澹如人将捕之，咽中介介然数唾。刺三里以下胃气逆；刺足少阳血络以闭胆。邪①三焦病，为腹气满，小腹尤坚，不得小便，窘急，溢则水留即为胀，刺委阳。膀胱病，为小腹偏肿而痛，以手按之即欲小便而不得，为肩上热及足小指外廉，胫踝后皆热。若脉陷取委中。其五劳、七伤、六极，与妇人三十六病，皆非外邪深伤经络脏腑之病，故不在数。今附《千金》所述五劳、七伤、六极，以备考。五劳者，久视伤血，久卧伤气，久坐伤肉，久立伤骨，久行伤筋。七伤者，大饱伤脾，大怒气逆伤肝，强力举重，坐湿地伤肾，形寒饮冷伤肺，忧愁思虑伤心，风雨寒暑伤形，大怒恐惧不节伤志。六极者，气极、血极、筋极、骨极、肌极、精极也。又附妇人十二瘕、九痛、七害、五伤、三痼，为三十六病者，以备考。十二瘕者，谓所下之物，一如青泥，二如青血，三如紫汁，四如赤皮，五如脓痂，六如豆汁，七如葵羹，八如凝血，九如青血似水，十如米汁，十一如月浣，十二如经度不应期也。九痛者，一阴中痛伤，二阴

---

① 邪：此后《备急千金要方》卷十二《胆腑脉论第一》有"调其虚实以去其邪也"。

中淋痛，三小便即痛，四寒冷痛，五月水来腹痛，六气满注痛，七汗出阴如虫啮痛，八胁下痛，九腰痛。七害者，一害食，二害气，三害冷，四害劳，五害房，六害妊，七害睡。五伤者，一孔痛，二中寒热痛，三小肠急牢痛，四脏不仁，五子门不正。三痼①者，一月水闭塞不通，二绝产乳，三羸瘦不生肌肉。然邪之所以只伤阳，所以只伤阴，所以在表，所以在里，所以在上，所以在下，所以在脾胃，则邪有清浊不等，大小不同，或止饮食之异耳。在里病之小而在里也，亦表邪也，即所谓小邪中里也。如今人些小伤风腹病之类皆是。其所伤之时节浅深，亦各于邪所中时分之。故曰五邪中人，各有法度。五邪者，即下风、寒、湿、雾、食也。风为阳邪，故中于前，前者，朝也，卫也；寒为阴邪，故中于暮，暮者，晚也，荣也；湿为浊邪，故伤于下；雾为清邪，故伤于上。风性轻扬，故令脉浮；寒性敛束，故令脉急；雾性清阳，故走皮腠；湿性阴浊，故流关节；饮食，脾胃主之，故伤止脾胃，不及经络腠理；极寒伤经，冬月阳不在外，故无以外固，而邪伤及经，所以有正伤寒之说也；极热伤络，夏月阳气在外，暑热并之，汗出络虚，所以有痹疟、中暑等病，而无六经之伤寒也。

【点评】原文对疾病之分类乃"约略为言"，徐氏则详加解释，说明疾病分类、五邪中人的道理，并引《灵枢》《千金》等相关内容附录以备考，对所述原文的理解颇有裨益。

问曰：病有急当救里救表者，何谓也？师曰：病②，医下之，续得下利清谷不止，身体疼痛者，急当救里；后身体疼痛，清便自调者，急当救表也。

注曰：此言医当知缓急先后之序也。谓表里分治，常理也。乃有表而复有里，倘因误下而来，不得如余邪未清，双解表里，虽身疼痛，不可治表，谓稍缓而表邪将尽入内，故曰急当救里。逮清便调，

---

① 痼：原作"因"，据《备急千金要方》卷四《妇人方下·赤白带下崩中漏下第三》改。下同。

② 病：《脉经》作"伤寒"。

而身仍痛，又不得以余邪略之，谓内既曾利，稍缓而里将复受表邪，下利不止也，故又曰急当救表。

【点评】颇重"急"字之意，两处"稍缓"隐指治病不可错失时机。

夫病痼疾，加以卒病，当先治其卒病，后乃治其痼疾也。

注曰：前乃骤病之先后，此则久病之先后也。卒者，偶也，故先之；痼者，坚固而难拔，故后之。前条谓一时并见，故只言表里，不言先后。

师曰：五脏病各有所得者愈；五脏病各有所恶，各随其所不喜者为病。病者素不应食，而反暴思之，必发热也。

注曰：此言五味能愈疾，亦能增疾，因五脏之喜好不同也，故曰五脏各有所得者愈。谓肺欲收，急食酸以收之；肺苦气上逆，急食苦以泄之；心欲软，急食咸以软之，心苦缓，急食酸以收之；肝欲散，急食辛以散之，肝苦急，急食甘以缓之；脾欲缓，急食甘以缓之，脾苦湿，急食苦以燥之；肾欲坚，急食苦以坚之，肾苦燥，急食辛以润之，则各得所济而愈也。然味有为各脏所恶者，如辛本肺之味，气病伤肺，则辛走气，辛即为肺所恶矣，故曰：气病毋多食辛。苦本心之味，血病伤心，则苦走血，苦即为心所恶矣，故曰血病毋多食苦。酸本肝之味，筋病伤肝，则酸走筋，酸即为肝所恶矣，故曰筋病毋多食酸。甘本脾之味，肉病伤脾，则甘走肉，甘即为脾所恶矣，故曰肉病毋多食甘。咸本肾之味，骨病伤肾，则咸走骨，咸即为肾所恶矣，故曰骨病毋多食咸。此因病而各有所恶，非其本然也。《灵枢》有五恶：肝恶风，心恶热，肺恶寒，肾恶燥，脾恶湿。此乃性所近，恶其甚也，非既病之所恶。然有非因病而恶，原为本脏所不喜者，多食则病生。假如金畏火，苦为心火之味，则肺金所不喜矣，故曰多食苦，则皮肤槁而毛拔；火畏水，咸为肾水之味，则心火所不喜矣，故曰多食咸，则脉凝泣而变色；木畏金，辛为肺金之味，则肝木所不喜矣，故曰多食辛，则筋挛急而爪枯；土畏木，酸为肝木之味，则脾土所不喜矣，故曰多食酸，则肉胝胎①而唇揭；水畏土，甘为脾土之味，则肾水所不喜矣，故曰多食甘，则骨疼痛而齿落，乃各随不喜之味所伤而为病也。然五脏喜恶虽有定体，又有因病变易之理。假如骨病，既不应食咸，而忽暴思咸之类，使非病气郁热，何以变其性情，故曰必发热，谓邪胜正则脏气因邪而热，热则所好反也。《灵枢》所以有五裁，谓不可纵也。

论曰：所欲所苦，五脏各得其相济之味而愈，固为补偏救弊正理。然变易为言，则论所得，又有在常理之外者，不可不知。假如恐为肾志，恐过伤肾；思为脾土，思反胜恐；寒为肾体，寒极伤血；燥能涸水，燥可胜寒；咸为肾味，过咸伤血；甘为土味，甘反胜咸；怒为肝志，怒过伤肝；悲为肺金，悲反胜怒；风为肝主，风极伤筋；燥为金气，燥可胜风；酸为肝味，过酸伤筋；辛为金味，辛反胜酸；思为脾志，思过伤脾；怒为肝木，怒反胜思；湿为脾化，湿极伤肉；风为木气，风可胜湿；甘为土味，过甘伤肉；酸为木味，酸反胜甘；喜为心志，喜过伤心；恐为肾水，恐反胜喜；热为心体，热极伤气；寒为肾主，寒可胜热；苦为心味，过苦伤气；咸为肾水，咸反胜苦；忧为肺志，忧过伤肺；喜为心火，喜反胜忧；热非肺性，热伤皮毛；寒能救金，寒可胜热；辛为金味，辛伤皮毛；苦为心味，苦反胜辛。皆相反而相救，此亦五脏各有所得而病愈也，因其病变则治之，亦以变为得耳。五脏各有七情六气滋味之所伤、所胜也。

【点评】详述五脏之所欲所苦与疾病的痊愈和变化相关，但不为其论所拘，提出"又有在常理之外者，不可不知"，学者当知常达变。

夫诸病在脏，欲攻之，当随其所得而攻之，如渴者，与猪苓汤。余皆仿此。

---

① 胎：即皱纹。

注曰：见病治病，此理之常。此条何以上独拈出在脏二字，下专指一渴证，又主一猪苓汤以为准则。要知渴果止上焦燥热，则花粉为的药矣；如渴在胃，则葛根为的药矣；如渴在阳分，则白虎汤宜矣；如渴属太阳余邪，则五苓散宜矣；唯渴在脏不专在腑，而宜猪苓汤者，则必以猪苓汤为攻其所得。在脏犹言在阴，别于腑渴而言之也。故仲景《伤寒论》中，一云少阴病，下利六七日，咳而呕渴，心烦不得眠者，猪苓汤主之；一云阳明病，脉浮发热，渴欲饮水，小便不利者，猪苓汤主之。水属阴，故工此方。盖前证少阴病，病在下也，后证小便不利，病亦在下也，病在下而热邪又搏结水饮于中，故必以此利水润燥为的药。所谓随其所得，不等之泛然治渴也。此治其原本法，故曰余皆仿此。

猪苓汤方

猪苓去皮　泽泻　茯苓　阿胶　滑石碎，各一两

上五味，以水四升，先煮四味，取二升，去滓，内阿胶，烊消尽，温服七合，日三服。

【点评】提示治病不可见渴止渴，而应抓住病之症结或所谓病因病机，"随其所得而攻之"，才是"治其原本法"。

张仲景金匮要略论注卷二

携李徐彬忠可甫著　门人王猷用康父校

痉湿暍病脉证治第二 <small>论一首　脉证十二条　方十一首</small>

太阳病，发热无汗，反①恶寒者，名曰刚痉。太阳病，发热汗出，而不②恶寒，名曰柔痉。

注曰：此二条，即《伤寒论》辨寒伤荣、风伤卫法也。取以为痉病刚柔之别，省文也。盖痉即痉，强直之谓也。痉病必有背项强直等的证，故既曰痉，即省文不言。但治痉病刚柔之辨，最为吃紧，故特首拈无汗、反恶寒为刚，有汗、不恶寒为柔，以示辨证之要领耳。谓发热无汗恶寒，本伤寒家证，若痉而项强背直者见之，乃卫阳与肾中真阳，气本相通，今太阳经寒湿相搏，而气侵少阴，真阳不达，故反恶寒也。寒性劲切，故曰刚。发热有汗不恶寒，本伤风而并阳明证，若痉而项强背直者见之，是太阳阳明，伤湿而兼风，非寒邪内侵之比也。风性温和，故曰柔，非止项强而身体则软为柔痉也。观后栝蒌桂枝汤，乃治柔痉主方也，注曰身体强，几几然可知。

【点评】徐氏注"痉即痉"，强直是其特征。《圣济总录》卷二

---

① 反：《针灸甲乙经》无"反"字。
② 不：《诸病源候论》无"不"字，《脉经》"不恶寒"下有细注"一云恶寒"四小字。

十八："痓又谓之痉者，盖痓痉一类，古人特以强直名之。"注中点明了仲景原文的省文法及痉病的特征，并强调汗之有无为刚痉与柔痉"辨证之要领"，以邪之特性释"刚""柔"之名的含义，对柔痉的病因病机，徐氏提出了"是太阳阳明，伤湿而兼风"之己见，值得借鉴。

太阳病，发热，脉沉而细者，名曰痉，为难治。

注曰：古人以强直为痉，外证与伤寒相似，但其脉沉迟弦细，而项背反张强硬，如发痫状为异耳。如前二条，既以无汗有汗分刚柔为辨，此复以脉沉细为辨。谓太阳病发热是表中风矣，复加以湿缠绵经中，内挟寒气，令筋脉抽急，而背项强直，脉反沉细，沉细者，寒湿用事，邪欲侵阴之象也，于是项背强直，故名痉。痉脉本伏，弦细则元气惫，即难治。非痉病另有浮大者易治，而此之沉细为难治也，观仲景前后，从无一"浮大"字，可知。

【点评】详释痉病脉沉而细的内涵，颇有见地。

太阳病，发汗太多，因致痉。夫风病，下之则痉，复发汗，必拘急。疮家①，虽身疼痛②，不可发汗，汗出则痉。

注曰：痉虽概为风寒湿所中，然原其因，多由亡血，筋无所荣，邪得以袭之。故仲景复原痉病之由，而曰太阳病果寒多，本宜发汗，太多则血伤，不能荣筋，而痉病属风，不宜下，下之则重伤其阴，而痉又发汗，则阴阳两伤而拘急。若疮家，血本虚燥，以疼痛为风，而发其汗，则液亡筋燥而不能和调，乃亦为痉。虽汗下后，或有邪乘，然总以阴虚液脱为主，故特详其致痉之因如此。

论曰：产后多致痉，阴虚液脱之故。产后误汗下而致，或亦有之，故仲景不另出方，听人消息，若兼呕不能食，则以小柴胡和之为

---

① 疮家：素有疮疡或金刃创伤者。
② 疮家，虽身疼痛：《新编金匮方论》作"疮家虽身疼痛"。

主。郭稚中治产后痉，另有小续命之说，亦就邪多病甚者言之，非概宜然也。若中风证，多有角弓反张者，亦类痉，但中风强直，其先必无太阳形证，脉亦必浮大，而非沉细弦迟。故《内经》曰：诸暴强直，皆属于风。但阳主动，阴主静，是当以强直而安静主湿，强直而搐搦属风，此治中风辨法也。《千金》谓温病热入肾中，亦为痉，小儿痫热盛，亦为痉，亦中风类也。《难知》云：伤寒痉证五种，皆属太阳。若头低视下，手足牵引，肘膝相构，阳明痉也；若一目或左或右，并一手一足搐搦者，少阳痉也；太阳固属风寒，阳明少阳，亦风火热之内作中风类也。皆当兼养阴清热为治。若此所论痉，虽外感风寒湿不同，然由亡阴筋燥则一矣。

【点评】前后联系，旁征博引，探究痉（痓）病的病因病机，归纳为"亡阴筋燥"。另，论中引《难知》似为王海藏《此事难知》，查无所引之言。待考。

病者身热足寒，颈项强急，恶寒，时头热，面赤，目赤①，独头动摇，卒口噤，背反张者，痉病也。若发其汗者，寒湿相得，其表益虚，即恶寒甚。发其汗已，其脉如蛇②。暴暴字上圈疑衍误腹胀大者，为欲解，其脉如故，反伏弦者，痉。夫痉脉，按之紧如弦，直上下行。
《脉经》云：痉家其脉伏坚，直上下。

注曰：前言无汗反恶寒为刚痉，有汗不恶寒为柔痉，此辨痉之法，非痉家本证也。故复举痉证之最备者，以详病时之形状，且言治之不得过汗，而脉有常体也。谓病者身热，太阳表邪本盛，乃因血液衰少之人，寒邪复挟湿，搏结卫中，阳气不下而足寒，湿随太阳经下项，稍侵阳明而颈项强急，真阳不达于表而恶寒；于是太阳经无非寒湿，而格热于上，为头热、面赤、目赤，独头动摇；太阳主开，寒湿

---

① 面赤，目赤：《诸病源候论》作"面目热"。
② 若发其汗者……其脉如蛇：《脉经》无此25字。

搏之，开合不利，不能发声而卒口噤；液衰邪盛，筋失所养而背反张，此痉病本然之形证也。因而发其汗，或寒为湿所缠而不去，从汗虚其表耳。故曰寒湿相得，其表益虚，则恶寒益甚。若发汗已，脉上下不动，而中行如蛇，正亏邪亦衰矣。乃忽腹胀大，是经络之邪，欲从内出，故曰为欲解。若脉仍如故，反伏而弦，是寒邪留经，痉病仍在也。又痉家之脉，按之紧如弦，直上下行，《脉经》亦曰：痉家脉伏坚，直上下，总不离于沉紧，今之伏弦，亦沉紧类耳。直上下，紧之象也，可知痉病寒多。

论曰：诸痉项强，皆属于湿。乃仲景论痉，前后未尝重湿为言，即后出方，药味亦不专主湿，仅于此云寒湿相得，略露机倪。后立三方，仍治风寒，或内驱热，可知痉症之湿，非湿留关节之比，彼血浸淫为病，燥湿为主，此则风寒为微湿所搏，故仍以治本为急也。曰：然则痉证之湿，从何来乎？不知痉之根原，由亡血阴虚，其筋易强，而痉之湿，乃即汗余之气，搏寒为病也。故产后血虚多汗，则致之；太阳病，汗太多，则致之；风病原有汗，下之而并耗其内液，则致之；疮家发汗，则致之。此仲景明知有湿而不专治湿，谓风寒去，而湿自行耳。

【点评】以《内经》"诸痉项强，皆属于湿"立论，揭示痉病与湿的相关性"乃即汗余之气，搏寒为病"，并指出仲景治痉"明知有湿而不专治湿"，因"风寒去，而湿自行"，所言有新意。

痉病有灸疮，难治。

注曰：治痉，终以清表为主，有灸疮者，经穴洞达，火热内盛，阴气速亏，即后栝蒌桂枝汤、葛根汤，嫌不远热，大承气更虑伤阴，故曰难治。

太阳病，其证备，身体强，几几然，脉反沉迟，此为痉，栝蒌桂枝汤主之。

注曰：此为痉证有汗、不恶寒者主方。太阳病，其证备者，身热、头痛、汗出也。身体强即背反张之互辞，几几然即颈项强之形状，脉反沉迟，谓阳证得阴脉，此痉脉之异于正伤寒也。独不言口噤，见数证即是也。见口噤更宜可知。其原由筋素失养，而湿复挟风以燥之，故以桂枝汤为风伤卫主治，加栝蒌根以清气分之热，而大润其太阳经既耗之液，则经气流通，风邪自解，湿气自行，筋不燥而痉愈矣。

栝蒌桂枝汤方

栝蒌根三两　桂枝三两，去皮　甘草二两，炙　芍药三两　生姜三两，切　大枣十二枚，擘

上六味，㕮咀，以水七升，微火煮取三升，去滓，适寒温，服一升①。

【点评】仍强调此证与湿相关，"其原由筋素失养，而湿复挟风以燥之"，用栝楼桂枝汤可使"经气流通，风邪自解，湿气自行"。

太阳病，无汗而小便反少，气上冲胸，口噤不得语，欲作刚痉，葛根汤主之。

注曰：刚痉之背项强直，而无汗发热，又反恶寒，原属寒湿居中，阴阳两伤之象，有如发热为太阳病矣。无汗乃寒伤荣本证也，此时邪尚在表不在里，而小便反少，气上冲胸，明是太阳随经之邪，自腑侵脏，动其冲气，且口噤不语是太阳主开而反合，声不得发，则阴阳两伤，势必强直恶寒，所不待言，故曰欲作刚痉。独不言背反张，见数证即是，故曰欲作。药用桂枝全汤，加葛根、麻黄，风寒兼治也。然足阳明之脉，起于鼻，交頞中，旁纳太阳之脉，故自太阳而侵及阳明，势将颈项强不已，而渐胸满，特以葛根主之，以杜兼并之势，为无汗刚痉主方，且桂枝原能治冲气也。

---

① 上六味……服一升：赵本作"右六味，以水九升，煮取三升，分温三服，取微汗。汗不出，食顷，啜热粥发之"。

葛根汤方

葛根_{四两}　麻黄_{三两，去节}　桂枝_{二两，去皮}　甘草_{二两，炙}　芍药_{二两}　生姜_{三两，切}　大枣_{十二枚，擘}

上七味，以水一斗，先煮麻黄、葛根，减二升，去上沫，内诸药，煮取三升，去滓，温服一升，覆取微似汗①。

【点评】刚痉也有湿，是"寒湿居中，阴阳两伤"之证，以桂枝汤加葛根、麻黄成葛根汤，"风寒兼治也"。

痉为病②，胸满，口噤，卧不着席，脚挛急，必齘齿，可与大承气汤。

注曰：前用葛根汤，正防其寒邪内入，转而为阳明也。若不早图，至背项强直，外攻不已，内入而胸满，太阳之邪仍不解，气闭而口噤，角弓反张而卧不着席，于是邪入内必热，阳热内攻而脚挛齘齿。盖太阳之邪并于阳明，阳明脉起于脚，而络于齿也，故直攻其胃，而以硝、黄、枳、朴清其热，下其气，使太阳阳明之邪，一并由中土而散，此下其热，非下其食也。

大承气汤方

大黄_{四两，酒洗}　厚朴_{半斤，炙，去皮}　枳实_{五枚，炙}　芒硝_{三合}

上四味，以水一斗，先煮枳、朴二物，取五升，去滓，内大黄。煮取二升，去滓，内芒硝，更上微火一两沸，分温再服，得下，余勿服。

【点评】"此下其热，非下其食也"一语点明此处用大承气汤的目的所在。

---

① 覆取微似汗：赵本此句后有"不须啜粥，余如桂枝汤法将息及禁忌"。

② 痉为病：《仲景全书·金匮要略方论》其后有细注"一本痉上有刚字"七小字。《金匮玉函经》《脉经》《针灸甲乙经》作"刚痉为病"。

太阳病，关节疼痛而烦①，脉沉而细②者，此名中湿，亦曰湿痹③。其候小便不利，大便反快，但当利其小便。

注曰：此论湿之挟风，而湿胜以致痹着者。谓发热恶风，太阳病也，乃湿胜而疼痛。太阳病来，邪自表入，湿挟风，风走空窍，故流关节，关节者，机关凑会之处也。风气滞于中，故逼心而烦，然风为湿所搏，而失其风之体，故脉沉而细，即知湿胜，即名中湿，从太阳病来，知稍挟风，然非风湿之比，故但曰中湿。亦曰湿痹，痹着不去也。气既为湿所痹，则气化不敏，或小便不利，大肠主津，湿则反快，而不艰涩也。湿病非必皆入内，若小便不利，大便反快，则表里俱病矣。病风者多燥闭，故以湿胜而快者为反耳。但当利其小便者，便利而气化，气化而湿行，见不必狃于太阳而治风，亦非痛在骨节而当温散之比矣。

【点评】"便利而气化，气化而湿行"道出治湿痹当利小便之机要。

湿家④之为病，一身尽疼⑤，发热，身色如熏黄也。

注曰：此言全乎湿而久郁为热者。若湿挟风者，风走空窍，故痛止在关节，若单湿为病，则浸淫遍体，一身尽痛，不止关节矣。然湿久而郁，郁则热，故发热，热久而气蒸于皮毛，故疼之所至，即湿之所至，湿之所至，即热之所至，而色如熏黄。熏者，湿为浊阴，郁而热燥，故色黄，复带焦黑而不亮也。

湿家，其人但头汗出，背强，欲得被覆向火。若下之早则哕，或胸满，小便不利，舌上如胎者，以丹田有热，胸上有寒，渴欲得饮而

---

① 而烦：《脉经》无。
② 脉沉而细：《金匮玉函经》《脉经》《千金翼方》"细"作"缓"字。《仲景全书·金匮要略方论》其后有细注"一作缓"三小字。
③ 湿痹：湿邪侵袭，闭阻经脉气血，出现关节疼痛的病证。痹，闭也。
④ 湿家：久患湿病者。
⑤ 尽疼：《仲景全书·金匮要略方论》其后有细注"一云疼烦"四小字。

不能饮，则口燥烦①也。

注曰：此言湿家有荣热气寒，上下内外向阻者。一偏阻于经，一偏阻于腹。详其证以别之，谓湿家有但头汗出，寒湿格阳在头也，然其人经中寒湿相搏而背强，又不耐寒而欲覆被向火，明是表邪偏阻，外热内寒，倘不待变热而早下之，所谓攻其热必哕矣。或上焦阳不足而胸满，膀胱热而小便不利，且舌上如胎非胎，明是丹田有热而小便不利，胸上有寒而胸满舌胎。即是渴欲得饮然不能饮，仍非上热之渴，乃因下焦荣分热而欲水，上焦气分寒而不能饮，徒口燥烦也。则所以调其寒热，而和其上下，治湿者，可不另具一变通之法乎。

【点评】详述条文中各症之机制，指出治湿当调寒热而和上下，须知变通。

湿家下之，额上汗出，微喘，小便利②者死；若下利不止者，亦死。

注曰：湿在人身经络肌腠间病也。大腑③者，人身元气之关，若动大腑，则经络之邪不去，而元气顿削，故治湿始终不可下。观首章云：但当利其小便。后章云：法当汗解。可知矣。即后仲景治湿方，但有温以燥之法，有风以燥之法。东垣师其意，有升阳除湿汤④，有羌活胜湿汤⑤，此始终不可下之明验也。虽仲景有"下之早则哕"句，似乎太早不可，而后则可下也，不知此为头汗而表未解者，虑其有内

---

① 烦：《脉经》无。

② 小便利：《仲景全书·金匮要略方论》其后有细注"一云不利"四小字。

③ 大腑：疑作"六腑"，下同。

④ 升阳除湿汤：见《脾胃论》。由甘草、大麦蘗（芽）面、陈皮、猪苓，以上各三分，泽泻、益智仁、半夏、防风、神曲、升麻、柴胡、羌活，以上各五分，苍术一钱组成。治脾胃虚弱、不思饮食、肠鸣腹痛、泄泻无度、小便黄、四肢困弱者。

⑤ 羌活胜湿汤：见《脾胃论》。由羌活、独活，以上各一钱，甘草（炙）、藁本、防风，以上各五分，蔓荆子三分，川芎二分组成。治背痛项强、腰似折、项似拔、上冲头痛者。

入之事①，表邪内入则可下矣，非言治湿可下也。故曰湿家下之，则阳虚者，因寒下之药，骤然攻之，肾阳先脱，肾先病，心为应额为心部，而肾水乘之，则额上汗出为喘，孤阳上脱也。更小便利，则上下交脱矣，故死。若其人上焦之阳未至于脱，而下利不止，肾为阴，主二便，不止，是阴脱也，故亦死。

【点评】上两条之注详释湿病下后的变证，指出"治湿始终不可下"。此言虽有理，但未免过于绝对。

风湿相搏，一身尽疼痛，法当汗出而解，值天阴雨不止，医云此可发汗，汗之病不愈者，何也？盖发其汗，汗大出者，但风气去，湿气在，是故不愈也。若治风湿者发其汗，但微微似欲出汗者，风湿俱去也。

注曰：此言风湿两平者，当汗解而不可过也。谓风湿相搏疼痛，法原当汗解，值天阴雨则湿更甚，可汗无疑，而不愈何故？盖风性急，可骤驱，湿性滞，当渐解。汗大出则骤风去，而湿不去，故不愈。若发之微，则出之缓，缓则风湿俱去矣。然则湿在人身，粘滞难去，骤汗且不可，而况可骤下乎？故前章曰下之死，此但云不愈，见用法不当而非误下比也。

【点评】治风湿用汗法当缓不当骤。

湿家病身疼发热，面黄而喘，头痛鼻塞而烦，其脉大，自能饮食，腹中和无病，病在头中寒湿，故鼻塞，内药鼻中则愈。

注曰：此言湿之搏寒，而偏于头者，不当服汤药也。谓湿家身疼发热，其常也，因湿郁而面黄，又邪气内侵，为喘为烦，似中外有邪，然头痛鼻塞，则在头为甚，且脉大是中不弱也，能饮食，腹中和矣。虽有烦喘，乃经中之邪内侵，而内实无病，邪独在头矣，故曰病

---

① 事：疑为"势"。

在头中寒湿，故鼻塞。病在上者，宜从上越之，故曰纳药鼻中则愈，非责肺也。

湿家身烦疼，可与麻黄加术汤发其汗为宜，慎不可以火攻之。

注曰：湿虽宜汗，但前云大出，则湿反不去，则知汗中自有法。故以麻黄汤为发汗之主，而加术一味，以为固本清湿之地，则内外两得矣。然发汗虽亦火攻之法，而非治湿也，故又戒之。

麻黄加术汤方

麻黄三两，去节　桂枝二两，去皮　甘草一两，炙　白术四两　杏仁七十个，去皮尖

上五味，以水九升，先煮麻黄，减二升，去上沫，内诸药，煮取二升半，去滓，温取八合，覆取微似汗。

【点评】点明加术的意义，再次强调治湿不可用大汗之法。

病者一身尽疼，发热，日晡所①剧者，此名风湿。此病伤于汗出当风，或久伤取冷所致也。可与麻黄杏仁薏苡甘草汤。

注曰：此言湿有偏于风，而积渐内著者，治当微发汗，以止其内入，而安肝脾也。谓湿流关节，痛止关节，一身尽疼发热，则是湿由皮毛，遍体蒸郁，不止关节矣。但未淫于肌肉，故身不重，风为湿所搏，故无汗，尤日晡所剧，日晡为申酉时，金之气，肺主之，肺之合皮毛，明是风湿从肺之合，而浸淫内著，至肺金旺时，助邪为虐而加甚，与湿从下受者不同，故曰此为风湿。然皮毛受邪，风何以夹湿？所以知因汗出当风，或久伤取冷所致。故以麻杏利肺气，微发汗以清皮毛之邪；但肺病必传肝，皮毛必及肌肉，故以薏苡、炙草壮筋悦脾，而去风胜湿。所谓治未病也。比前方去桂术加薏苡，而炙草独多，余剂概轻，治在上，故小其制也。

---

①　日晡所：指下午3～5时。

麻黄杏仁薏苡甘草汤方

麻黄五钱① 杏仁十个，去皮尖 薏苡五钱 甘草一两，炙

上剉，每服四钱匕，水盏半，煎八分，去滓，温服，有微汗，避风。

【点评】从肺主皮毛而论，此方仍是微发汗，"以清皮毛之邪"。

风湿，脉浮身重、汗出恶风者，防己黄芪汤主之。

注曰：此言风湿中有脾气不能运，湿不为汗衰者，又不得泥微发汗之例。谓上条之一身尽疼，邪虽遍体，正气犹能自用，且发热，则势犹外出也。假若身重，则肌肉之气，湿主之，虽脉浮汗出恶风，似邪犹在表，然湿不为汗解，而身重如故，则湿欲搏风，而风热盛，不受搏，反搏肌肉之正气，明是脾胃素虚，正不胜邪，外风内湿，两不相下。故以术甘健脾强胃为主，加芪以壮卫气，而以一味防己，逐周身之风湿。谓身疼发热之湿，邪尚在筋膝，此则正气为湿所痹，故彼用薏苡、炙草，靖内以佐麻、杏所不逮，此反用芪、术、甘为主不发汗故不宜芪、术，协力防己，以搜外之风湿。盖湿既令身重，则虽脉浮汗出恶风，不可从表散也，然姜多而枣少，宣散之意，在其中矣。

防己黄芪汤方②

防己一两③ 黄芪一两一分，去芦④ 甘草五钱，炒炙⑤ 白术七钱五分⑥

---

① 五钱：赵本作"半两"，是。

② 防己黄芪汤：原本、赵本所载药量均有钱、分，非汉制，故误。考《备急千金要方》卷八《风痹》所载"治风湿脉浮身重、汗出恶风方"为"汉防己四两，甘草二两，黄芪五两，生姜、白术各三两，大枣十二枚。上六味，㕮咀，以水六升，煮取三升，分三服。服了坐被中，欲解如虫行皮中，卧取汗"。方后无加减法。此恐是《金匮》防己黄芪汤原方。

③ 防己一两：《外台秘要》作"汉防己四两"。

④ 一两一分，去芦：原作"一两"，据赵本改。

⑤ 五钱，炒炙：《外台秘要》作"二两炙"。

⑥ 七钱五分：《外台秘要》作"三两"。

上剉麻豆大①，每抄五钱匕，生姜四片，大枣一枚，水盏半，煎八分，去滓，温服。喘者，加麻黄五钱；胃中不和者，加芍药三分；气上冲者，加桂枝三分；下有陈寒者，加细辛三分。服后当如虫行皮肤中，从腰下如冰，后坐被上，又以一被绕腰以下，温令有微汗，瘥。

【点评】风湿有脾虚不运，"湿不为汗衰者"，又不必泥于微发汗，可予健脾强胃，祛风逐湿。

伤寒八九日，风湿相搏，身体疼烦，不能自转侧，不呕不渴，脉浮虚而涩者，桂枝附子汤主之；若大便坚，小便自利者，去桂加白术汤主之。

注曰：此言风湿，有在伤寒后，而兼阴分虚寒者，即当顾其本元，而分别行阳燥湿之法。谓伤寒八九日，正邪解之时，乃因风湿相搏，身体疼烦，不能自转侧，不言热，不言汗，则表邪欲解而热微，使呕且渴，则里有热矣，今不呕渴，则脉浮风也，浮而虚涩，寒湿在内，而外阳不行也。故以桂枝汤去芍加附以开寒痹，并行通体之风湿。然桂枝所以行营卫而走表者，若大便坚、小便自利，是表里无病，病在躯壳，无取治表，即去桂加术，以壮肠胃之气，使燥湿之力从内而出，则风之挟湿而在躯壳者，不从表解而从热化也，故曰其人如冒状，勿怪，即是术附并走皮中云。

桂枝附子汤方

桂枝四两，去皮　附子三枚，炮，去皮，破八片　甘草二两，炙　生姜三两，切　大枣十二枚，擘

上五味，以水六升，煮取二升，去滓，分温三服。

---

① 麻豆大：原脱，据赵本补。

白术附子汤方①

白术_{二两}　附子_{一枚，半炮，去皮}　甘草_{一两，炙}　生姜_{一两半，切}　大枣_{六枚，擘}

上五味，以水三升，煮取一升，去滓，分温三服。一服觉身痹，半日许再服，三服都尽，其人如冒状，勿怪，即是术、附并走皮中，逐水气，未得除故耳。

【点评】从表里阐述二方的作用与区别，于理甚明。

风湿相搏，骨节疼烦掣痛，不得屈伸，近之则痛剧，汗出短气，小便不利，恶风不欲去衣，或身微肿②者，甘草附子汤③主之。

注曰：此言风湿，有痹甚而痛多者。谓风湿相搏，以致骨节疼烦掣痛，甚乃风入增劲，不能屈伸，近之则痛剧，是骨肉皆痛，痛极而痹矣。因而外湿汗出，内湿短气，气不宣化而小便不利，且腹内虚，恶风不欲去衣，形为风气所鼓而微肿，则寒湿胜而阳不行，故以术、附、甘壮其肠胃之气，而以桂枝大行其阳。此与前去桂加白术汤，彼以不呕不渴、大小便如常，故去桂，但将姜、枣以宣其上焦之气，使佐附子大力而行其湿；此则内外骨肉无往不痹，非姜、枣所能宣通，故不用姜、枣，加桂枝，谓行荣卫之气，而开其痹著，非此不能耳。

论曰：湿有因病转者，有积渐浸淫者，有因湿转热者，有下热而胸仍寒者，有上湿而下仍寒者。总是湿性粘滞，挟风则上行，因虚或寒则偏阻，积久则痹著。故仲景首揭太阳病变湿痹者，病后也。次言身疼变黄者，久病也。又言上寒下热者，因虚偏阻而上下之间为热为寒，正未可知也。性命关头在内之元气，故始终戒下忌泄，而治法唯发汗渗湿为主，外有痹著兼补之，内有积寒兼温之。所出凡六方，约

---

① 白术附子汤方：原作"白术_{一两}，附子_{一枚}，甘草_{二两}"，据赵本改。
② 微肿：《外台秘要》作"悉肿"。
③ 甘草附子汤：《外台秘要》作"四物附子汤"。

三法。麻黄加术汤、麻杏薏苡甘草汤，发汗法也；防己黄芪汤，开痹渗湿法也；桂枝附子汤、去桂加白术附子汤、甘草附子汤，行湿温下法也。若利小便，或搐鼻，皆不出方，此有定法也。东垣因阴囊肿大，立升阳除湿汤，药用升、柴、羌、独活、蒿、防、草、蔓荆升散其湿，而归、芪、苍术培其主气；因湿兼头痛，立羌活胜湿汤，药用羌、独、荆、防、升、柴而兼黄芩、猪苓辈清热化湿，可辅仲景不逮。《内经》曰：因于湿，首如裹，湿热不攘，大筋缓短，小筋弛长，缓短为拘，弛长为痿，因于气为肿。仲景不言及此，湿之变则从痿从肿论治。若湿胜则濡泻，湿胜不欲食，亦不言及。皆湿症中所有，非验湿的证耳。余治一久湿挟风痰者，身痛而痹，饮食不进，以苓、半、苏、朴、薤白、栝楼辈，二剂愈。湿虽不可下，痰滞宜清也。

甘草附子汤方

甘草二两，炙　附子二枚，炮　白术二两①　桂枝四两，去皮

上四味，以水六升，煮取三升，去滓。温服一升，日三，初服得微汗则解。能食，汗止复烦者，服五合。恐一升多者，取六七合为佳。

【点评】将治湿六方归为三法：发汗、开痹渗湿、行湿温下，并结合《内经》、李东垣的论述及自己的临床体会补仲景之未逮。

太阳中暍，发热恶寒，身重而疼痛，其脉弦细芤迟。小便已，洒洒然毛耸，手足逆冷，小有劳，身即热，口开，前板齿燥。若发其汗，则恶寒甚；加温针，则发热甚；数下之，则淋甚。

注曰：此即洁古所谓静而得之为中暑，为阴证也。盖暍即暑也。太阳中暍者，太阳脉为一身之外卫，凡六气之感，无不由之，故暑亦必由太阳入。唯太阳，故发热恶寒。夏月气溢孙络，于时湿土司令，伤暑者必兼湿，故身重而疼痛，暑热必伤气，故弦细芤迟，虚脉也。

① 二两：《外台秘要》作"三两"。

然暑非中热之谓。暑热内受，阴寒外束，即东垣所谓广厦纳凉之类，故无汗不渴，而身反重痛也。或更先伤生冷，暑复加之，遏寒在下，则寒而泄。但膀胱主一身之外，大热伤络，络在外，与膀胱相应，故小便已，则洒洒然毛耸者有之。谓络有邪，小便已而气收，有如毛竖，此膀胱与络相应之象也。膀胱之经，既受暑邪而过强，则肾脏气弱，阳气不能顺接，故手足逆冷者有之，此脏与腑虚实不调而气阻也。由经不受邪，格阳在外之象。暑既为凉所闭，热乃内聚于心，劳则火动并之，故小有劳身即热。肾虽未受邪，然膀胱腑病，则肾阴受烁，齿乃骨之余，前板齿，尤督脉所注，故口开前板齿燥。板齿在上，尤心火并之也。若此者，暑热伤气而不伤形，邪原不深，和中而宣发之。在人临证消息，故仲景不出方。但曰发其汗则恶寒甚，犹之湿家发汗，其表益虚，则恶寒甚也。又曰加温针则发热甚，火热伤荣气也。又曰数下之则淋甚，谓暑初未入腹，下之而膀胱受暑，乃烁阴为淋也。火、汗、下，既为所戒，则治法从可推，东垣主大顺散①，庶近之。然轻重不同，亦勿泥。

太阳中热者，暍是也。汗出恶寒，身热而渴，白虎加人参汤②主之。

注曰：此即洁古所谓动而得之为中热，为阳证也。谓太阳直中暑热，此正暑也。暑则逢湿而汗出，暑则内热而恶寒，然虽恶寒，暑之伤人，心先受之，故身热而渴，热必伤气，故治以白虎加人参。东垣主苍术白虎汤，谓季夏湿土用事，苍术尤宜之也。

白虎加人参汤方

知母六两　石膏一斤，碎绵裹　甘草二两，炙　粳米六合③　人参三两

上五味，以水一斗，煮米熟汤成，去滓，温服一升，日三服。

---

① 大顺散：甘草三十斤剉寸长，干姜、杏仁去皮尖、肉桂去粗皮各四斤组成。治冒暑伏热，引饮过多，脾胃受湿，霍乱吐泻。参《温热经纬》。
② 白虎加人参汤：《脉经》作"白虎汤"。
③ 六合：原脱，据赵本补。

太阳中暍，身热疼重①，而脉微弱，此以夏月伤冷水，水行皮中所致也。一物瓜蒂汤主之。

注曰：此亦静而中暑之类。但前乃阴寒之气，身受口吸，遏暑在络，为伤无形之气，故脉弦细芤迟。若此之身热，疼重同而脉微弱，则中气尤伤矣。然中气伤，何缘疼重，故推其致此之由，为夏月伤冷水，水行皮中，乃伤内而脉微，伤外而身热疼重也。水为有形之物，故以瓜蒂汤吐之，谓水去而内气复，则外暑解也。然此条伤有形之水，去其有形而不另图治，则知首条伤无形之气，但当调补其无形而兼表散，不必深治可知，所以不立方欤。东垣主大顺散，调补而兼表散也。

一物瓜蒂汤方

瓜蒂二十个

上剉，以水一升，煮取五合，去滓，顿服。

【点评】上三条皆论暍病。徐氏指出"暍即暑也"，因静而得之与动而得之而有阴证与阳证之别，治疗也有所不同，除仲景方，还可借鉴东垣方。"夏月伤冷水，水行皮中"者，可用吐法，使"水去而内气复，则外暑解也"。

---

① 重：《脉经》作"痛"。

张仲景金匮要略论注卷三

携李徐彬忠可甫著　门人吴景彰晋生父校

百合狐惑阴阳毒病脉证并治第三 论一首　证三条　方十二首

论曰：百合病者，百脉一宗，悉致其病也。意欲食，复不能食，常默默，欲卧不能卧，欲行不能行，饮食或有美时，或有不欲①闻食臭时，如寒无寒，如热无热，口苦，小便赤，诸药不能治，得药则剧吐利，如有神灵者，身形如和，其脉微数。每溺时头痛者，六十日乃愈；若溺时头不痛，淅淅然②者，四十日愈；若溺时快然，但头眩者，二十日愈。其证或未病而预见，或病四五日而出，或病二十日，或一月后见者，各随证治之。

注曰：此言伤寒虚劳之人，都有正气不能御邪，致浸淫经脉，现证杂乱，不能复分经络，曰百合病，谓周身百脉皆病。然若有所宗而主之，以致各病而各不能专持其病者。但觉行、住、坐、卧、饮食皆妨，而寒热、口苦、便赤、吐利杂出，且得药则剧，身形反如和，毫无可捉摸，而唯其脉微数，似有病邪余热辗转为患。现证不能食，默默不能卧，似属阳明；寒热，口苦，似属少阳；小便赤，似属太阳；吐利，似属三焦腑病；未深入脏，故恐邪久留连阳经，搏结于脑，则

---

① 欲：《新编金匮方论》作"用"。
② 淅淅然：畏风、寒栗貌。

猝难脱身，而非不治之病。但于溺时而头痛者，知其深，曰六十日愈，谓月再周而阴胜，则阳邪自平也。头不痛而淅淅然，则病稍浅矣，快然而头眩，则邪更浅矣，故愈日以渐而速也。至其病发之先后远近，无非视内气并邪蓄之浅深，故曰：各随证治之。乃《千金》曰：其状恶寒而呕者，病在上焦也，二十三日当愈；其状腹满，微喘，大便坚，三四日一大便，时复小溏者，病在中焦也，六十二日当愈；其状小便淋沥而难者，病在下焦也，三十三日当愈。各随证治之。则知此病，有搏邪在内，而微有三焦之分者，其治法，又当分三焦而和之可知矣。

【点评】指出百合病多见于"伤寒虚劳之人"，"有搏邪在内"，但"非不治之病""当分三焦而和之"。

百合病，发汗后者，百合知母汤主之。百合病，下之后者，滑石代赭汤①主之。

注曰：十二经络，皆朝宗于肺，而气口成寸，乃仲景注百合病云：百脉一宗，悉致其病。岂非谓百脉之病，无可名状，一宗于肺而为病乎。百合者，味甘平，微苦色白，阳中之阴，补肺药也。观其用之为主，而即以百合名病，则仲景因肺为治之意，不更晓然乎。然不明言肺，何也？盖百合病，乃伤寒余邪留连阳经，而浸淫于各腑之阴，无正气以统之，各自为病，互相牵引，若出一宗，而现证无一是肺，则知病虽不在肺，而肺之治节即实不行矣。肺为华盖，五脏之长且主周身之气，故宜主此为治。故以百合之夜合属阴，色白归肺，瓣瓣相附，无往不合者，补肺之正气，以合于他脏而理其滞者为主。其在汗后者，汗过伤阳，阳虚热郁，不可攻补，故以百合同知母之保肺清胃而滋肾者，以养其阴，加之泉水以清其热，而阳邪自化也。其在下后者，下多伤阴，虚邪在阴，阴虚火逆，攻补无益。故以百合同滑石之走窍、

① 滑石代赭汤：《外台秘要》《备急千金要方》均作"百合滑石代赭汤"。

代赭之镇逆者，以通阳气，加之泉水以泻阴火，而阴气自调也。

百合知母汤方

百合七枚　知母三两

上先以水洗百合，渍一宿，当白沫出，去其水，更以泉水二升，煎取一升，去滓；别以泉水二升，煎知母，取一升，后合煎，取一升五合，分温再服。

滑石代赭汤方

百合七枚　滑石三两碎，绵裹　代赭石如弹丸大，碎，绵裹

上先以水洗百合，浸一宿，当白沫出，去其水，更以泉水二升，煎取一升；别以泉水二升，煎滑石、代赭，取一升；后合和重煎，分温服。

【点评】指出百合病从肺论治，百合为主用之药，以药名病。

百合病，吐之后者，百合鸡子汤主之。

注曰：吐伤元气，而阴精不上奉。故百合病，在吐后者，须以鸡子黄之养阴者，同泉水以滋元阴，协百合以行肺气，则气血调而阴阳自平。

百合鸡子汤方

百合七枚　鸡子黄一枚

上先以水洗百合，浸一宿，当白沫出，去其水，更以泉水二升，煎取一升，去滓，内鸡子黄，搅匀，煎五分，温服。

百合病，不经吐、下、发汗，病形如初者，百合地黄汤主之。

注曰：既不经吐、下、发汗，则无伤阴伤阳之可虑。但病形如初，初者，即《伤寒论》所谓太阳病是也。如初不解，是阳经之困极，而阴气亦耗竭矣。心为五脏之主，故以生地之凉血补心者，同百合、泉水养阴，以化其阳经之久邪。

百合地黄汤方

百合七枚　生地黄汁一升

上以水洗百合，渍一宿，当白沫出，出其水，更以泉水二升，煎取一升，去滓，内地黄汁，煎取一升五合，分温再服。中病，勿更服。大便当如漆。

【点评】释"病形如初""是阳经之困极，而阴气亦耗竭"，不敢苟同。若真如此，实非百合地黄汤所能扭转。

百合病，一月不解，变成渴者，百合洗方主之。

注曰：渴有阳渴，有阴渴。若百合病一月不解，而变成渴，其为阴虚火炽无疑矣。阴虚而邪气蔓延，阳不随之而病乎。故以百合洗其皮毛，使皮毛阳分得其平，而通气于阴，即是肺朝百脉，输精皮毛，使毛脉和精，行气于腑之理。食煮饼，假麦气以养心液也。勿食盐豉，恐伤阴血也。

百合洗方①

上以百合一升，以水一斗，渍之一宿，以洗身。洗已，食煮饼②，勿以盐豉③也。

百合病，渴不差者，栝蒌牡蛎散主之。

注曰：渴不差，是虽百合汤洗而无益矣。明是内之阴气未复，由于阳亢也。故以栝楼根清胸中之热，牡蛎清下焦之热，与上平阳以救阴同法。但此从其内治耳，故不用百合而作散。

栝蒌牡蛎散方

栝蒌根　牡蛎熬，等分

上为细末，饮服方寸匕，日三服。

---

① 百合洗方：原脱，据赵本补。
② 煮饼：指淡面条之类。
③ 盐豉：即咸的豆豉。

百合病，变发热者①，百合滑石散主之。

注曰：仲景尝谓发于阳部，其人振寒而发热，则知变发热者，内热不已，淫于肌肤，而阳分亦热。故以滑石清腹中之热，以和其内而平其外，兼百合壮肺气以调之。不用泉水，热已在外，不欲过寒伤阴，故曰当微利，谓略疏其气，而阴平热则除也。

百合滑石散方

百合一两炙　　滑石二两

上为散，饮服方寸匕，日三服。当微利者，止服，热则除。

百合病见于阴者，以阳法救之；见于阳者，以阴法救之。见阳攻阴，复发其汗，此为逆；见阴攻阳，乃复下之，此亦为逆。

注曰：此段总结全篇，谓百合病同是内气与伤寒余邪相并，留连无已，不患增益而患因循。或问：见阴见阳，似必有病情可见，而即以汗、吐、下为见阴见阳之分，何所据乎？曰：百合病，虽所因或不等，所发有先后，脉证雷同，阴阳无考，而渴热亦属偶有，不皆然也，故不若即原因而推之耳。故病在下后及变渴，渴不止，所谓见于阴也。势必及阳，至阳亦病而不可为也。故以滑石通彻其毛窍之阳，百合利其皮毛之阳。在内之阳燥，栝蒌、牡蛎养其腹内之阳，阳得其平，阴邪欲传之而不受，则阴中之邪渐消矣。所谓以阳法救之也。病在汗后及吐后，及病形如初，及变发热，皆所谓见于阳也。势必及阴，至阴亦病而无可为矣。故以知母固其肺胃之阴，鸡子养其血分之阴，生地壮其心中之阴。热发于肌表者，滑石以和其肠胃之阴，阴得所养，阳邪欲传之而不受，则阳中之邪渐消矣。所谓以阴法救之也。然而救也，非攻也，若用汗下之法，则是攻矣。故见阳攻阴，阴虚，阳将袭之，而况云救乎？然使阳即有欲袭之势，非阳之强也，故曰复发其汗，此为逆，谓初误在攻阴，此又误在治阳也。见阴攻阳，阳虚，阴将袭之，而况云救乎？然使阴即有欲袭之势，非阴之强也，故曰乃复下之，此亦为逆，谓初误在攻阳，此又误在治阴也。

---

① 发热者：《仲景全书·金匮要略方论》后细注"一云发寒热"五小字。

论曰：阳法阴法，即和阴和阳之法也。以此相救，即和其未病意，《内经》所谓用阴和阳、用阳和阴也。故诸治法，皆以百合补肺，而使流气于腑，所谓气归于权衡，权衡以平也。皆以泉水清邪热，而使受成于肺金，所谓炎蒸得清肃而万物容平也。但病见阳，加一二味以和其阴；病见阴，加一二味以和其阳耳。或曰：滑石亦属阴品，以为和阳药，何也？曰：气属阳，窍通阳，小便利则气化。滑石色白味淡，阴中阳药也，能利窍通便，则气畅，气畅则阳自和也。或曰：然则滑石既以和阳，逮后变发热，又以之和阴，何也？曰：百合病至发热，此又阴病不已，而阳乃并病，与阳独病不同，故外既热，且安其内，而以滑石之凉寒润下者主之，然即不敢与泉水并用，以大伤其阴，则内阴自和，而外阳无忤，亦所谓阴法救之也。若渴不差者，乃百合变渴，既和皮毛之阳，而不应，则阴中之阳必燥矣。花粉、牡蛎皆味轻色白，阴中阳药，以之退阴火而复元阳，故亦能和阳也。

【点评】解释此法遵《内经》意，强调用阴和阳、用阳和阴。

狐惑之为病，状如伤寒，默默欲眠，目不得闭，卧起不安。蚀于喉为惑，蚀于阴为狐。不欲饮食，恶闻食臭，其面目乍赤、乍黑、乍白。蚀于上部则声嗄①，甘草泻心汤主之。蚀于下部则咽干，苦参汤洗之。蚀于肛者，雄黄熏之。《千金》"肛"字下有"外"字。

注曰：狐惑，虫也，虫非狐惑，而因病以名之，欲人因名思义也。大抵皆湿热毒所为之病，故状如伤寒，谓温热无奈，略似伤寒，而病不在表也。阴分受热，故默默欲眠，然目不得闭，阴火而阳在目也；卧起不安，病在内，外不自适也。于是毒盛而上，侵蚀于喉为惑，谓热淫如惑乱之气，感而生蜮也；惑乱之气感而生蜮出《孔疏》。毒偏在下，侵蚀于阴为狐，谓柔害而幽隐，如狐性之阴也。士材先生曰：上唇生疮为惑，下唇生疮为狐。蚀者，若有食之而不见其形，如日月之蚀也；湿

---

① 嗄(shà 厦)：嗓音嘶哑。

热既盛，阴火伤胃，不思饮食，恶闻食臭矣；面者，阳明之标，目者厥阴之标，内有毒气去来，故乍赤、乍黑、乍白，变现不一。然上部毒盛，则所伤在气而声嗄，药用甘草①泻心汤。谓病虽由湿热毒，使中气健运，气自不能逆而在上，热何能聚而在喉？故以参、甘、麦、枣，壮其中气为主，芩连清热为臣，而以半夏降逆为佐也。下部毒盛，所伤在血而咽干，喉属阳，咽属阴也，药用苦参熏洗，以去风清热而杀虫也。蚀于肛，则不独随经而上侵咽，湿热甚而糜烂于下矣，故以雄黄熏之，雄黄之杀虫去风解毒更力也。

甘草泻心汤方

甘草_{四两，炙}　黄芩_{三两}　干姜_{三两}　半夏_{半升}　黄连_{一两}　大枣_{十二枚，擘}　人参_{三两}

上七味，以水一斗，煮取六升，去滓，再煎，取三升，温服一升，日三服。

苦参汤方

苦参_{一升}

以水一斗，煎取七升，去滓熏洗，日三服。

雄黄熏方

雄黄

一味为末，筒瓦二枚合之，烧向肛熏之。

【点评】指出狐惑病"大抵皆湿热毒所为"，治疗强调"使中气健运"，则气不逆而热不聚。

病者脉数，无热，微烦，默默但欲卧，汗出，初得之三、四日，目赤如鸠眼；七八日，目四眦②黑。若能食者，脓已成也，赤豆当归

---

① 甘草：原作"半夏"，据原文改。
② 目四眦：两眼的内角、外角。眦，眼角。

散主之。

注曰：此言人病湿热侵阴，有类于狐惑而加甚者。故继狐惑证，而曰病者乃概词，如《惊悸》篇中论瘀血，先提病人病者起，非即指狐惑病也。观后用药，绝不同于治狐惑可知矣。谓脉数，阴分热也；无热，不在表也；更微烦，默默但欲卧，汗出，阴分热可知；但初得之，仅止于热，故二三日目赤如鸠眼，目通于厥阴，热气乘之，故赤。鸠，鸽也。七八日，热极而肌伤，则四眦黑；火乘胃，则反能食，肌伤则脓，故曰脓已成也。然狐惑但欲眠，此言欲卧，则昏然欲睡，乃邪独乘阴而更甚矣。药用赤豆、当归者，赤小豆善去湿而解毒清热，当归辛散，主下焦阴分之病，故此引豆入血分，而去其湿热毒，非补之也。

赤小豆当归散方

赤小豆三升，浸，令毛出，曝干　　当归十两①

上二味，杵为散，浆水服方寸匕，日三服。

【点评】本条论狐惑病成脓的证治，而徐氏之注颇感不得要领。

阳毒之为病，面赤斑斑如锦纹，咽喉痛，唾脓血。五日可治，七日不可治，升麻鳖甲汤主之。

注曰：《内经》云：伤于寒，皆为热病。然邪在阳经，久而炽盛，则为毒矣。故有阳毒之病，其病乃热淫营卫，搏结于胃，上于咽喉，总是阳热。故炽于上焦，而肝脾之阴不交，面者，阳明之气所注，故火热盛，而面赤斑斑如锦也；咽喉虽有阴阳之分，大火所冲，玉石无分，故咽喉剧痛也；阳经热盛，心火并之，心主血，则化而为脓，病在上焦，故唾也。阳毒病甚，虽非伤寒传经之比，然人身经脉遞②运

---

①　十两：《备急千金要方》作"三两"。
②　遞(dì弟)：校本作"遞"，同"递"，轮流、顺次传递之意。

五日，经气未遍，故可治；七日，则阴阳经气已周而再行，故不可治。药用升麻鳖甲汤，此热搏气血，不可直折，故以升麻合生甘草，升散热毒为主，而以雄黄解毒为臣，鳖甲、当归以理其肝阴为佐，蜀椒导其热气为使，非阳毒反起于阴经，而用鳖甲也。盖治病之法，病在阳，必兼和其阴，即兵家伐魏救赵①之法耳。亦即所谓病见于阳，以阴法救之也，然非补也。

阴毒之为病，面目青，身痛如被杖，咽喉痛。五日可治，七日不可治，升麻鳖甲汤去雄黄、蜀椒主之。

注曰：寒邪直中阴经，久而不解，则为毒矣，故有阴毒之病。其病乃直中于肾，浸淫肝脾，寒气凛冽，所至疼痛，面目者，肝脾之部所及也，上受寒侵，木乃乘之，故色青；寒侵肌肉，与卫气相争，故痛如被杖；咽喉亦痛者，少阴脉上至咽，故有伏寒者，咽必痛，喉虽属阳，痛甚则气相应也；然邪总以相传为深，深则难治，故亦曰五日可治，七日不可治。药用升麻、鳖甲，独去蜀椒、雄黄者，盖阴邪为毒，虽阴亦有阴燥之气，则温之无益，即攻之亦偏而鲜济。故去蜀椒之温，雄黄之猛，而但以鳖甲、当归走肝和阴以止痛，升麻、甘草从脾升散，以化其寒，谓直折而有刚燥之患，不若辛平而得散解之功也。

升麻鳖甲汤方

升麻 二两　蜀椒 一两，炒，去汗　雄黄 五钱，研　甘草 二两　当归 一两
鳖甲 手指大一片，炙

上六味，以水四升，煮取一升，顿服之，老小再服，取汗。阴毒去蜀椒、雄黄。

【点评】徐氏认为，阳毒之病因"邪在阳经，久而炽盛"所致；阴毒之病由"寒邪直中阴经，久而不解"而成，都为外邪引起。去蜀椒、雄黄的解释，难以令人信服。

---

① 伐魏救赵：见《史记·孙子吴起列传》，即围魏救赵之典故。

张仲景金匮要略论注卷四

携李徐彬忠可甫著　门人胡贞陶庵父校

疟病脉证并治第四 证二条　方六首

师曰：疟脉自弦，弦数者多热，弦迟者多寒。弦小紧者下之差①，弦迟者可温之，弦紧者可发汗、针灸也，浮大者可吐之，弦数者风发也，以饮食消息止之②。

注曰：疟者，半表里病，而非骤发之外病也，故《内经》曰：夏伤于暑，秋必痎疟。又曰：先伤于寒，后伤于风，为寒疟。又曰：先伤于风，后伤于寒，为温疟。又曰：在皮肤之内，肠胃之外。唯其半表里，则脉必出于弦。盖弦者东方甲木之气，经属少阳，乃伤寒之阴脉，而杂证之阳脉也。证在表里之界，脉亦在阴阳之间，故曰疟脉自弦。自者，谓感有风寒，而脉唯自弦也。于是脉既有一定之象，而兼数为热，兼迟为寒，此其大纲也。若治之法，紧亦寒脉也，小紧则内入矣。盖脉以大者为阳，则小紧而内入者为阴，阴不可从表散，故曰下之愈。迟既为寒，温之无疑。弦紧不沉，寒脉而非阴脉，非阴，故可发汗针灸也。疟脉概弦，而忽浮大，知邪高而浅，高者越之，故曰可吐。虽然半表里者，少阳之分也，少阳病禁汗吐下，而疟何独不

---

① 下之差：《脉经》作"可下之"。
② 以饮食消息止之：指适当的饮食调理。消息，斟酌之意。

然，乃仲景亦出汗吐下三法，谓邪有不同，略傍三法，以为驱邪之出路，非真如伤寒之大汗吐下也。疟之少阳，比伤寒传经之少阳，因其邪之来，蓄而不传，似无端受虐，故曰疟。地分既同，故其脉皆出于弦也。不独汗吐下不可恃，邪既留连难出，即药亦不可恃矣。故仲景既曰：弦数者多热。又申一义曰：弦数者风发也，以饮食消息止之。见多热不已，必至极热，热极生风，风生则肝木侮土，而传其热于胃，坐耗津液，阳愈偏而不返，此非可徒求之药，须以饮食消息，止其炽热，即梨汁、蔗浆生津止渴之属，正《内经》"风淫于内，治以甘寒"之旨也。

【点评】指出疟为"半表里病"，引《内经》之论阐释疟病之因，并细述各脉的病机及相应治法。将条文中"风发"作"热极生风"解，并遵《内经》"风淫于内，治以甘寒"之旨，提出用梨汁、蔗浆之属。

病疟，以月一日发，当以十五日愈，设不瘥，当月尽解。如其不瘥，当云何？师曰：此结为癥瘕，名曰疟母，急治之，宜鳖甲煎丸。

注曰：疟邪居少阳之分，不内不外，此卫气所往还也。卫行阴阳，疟邪凭之，更实更虚，则正邪之相胜，自不外天之阴阳为消长。天气以半月而更，天气更，则人身之气亦更，不则天人之气再更，其疟邪纵盛亦强弩之末矣。故曰：以月一日发，当以十五日愈，设不瘥，当月尽解。谓月自亏而圆，自圆而亏，又进而生魄，则天气之生亦可知，自满而空，自空而满，又退而减，则邪气之消亦可知。设又不瘥，则正气渐充，而不受邪，乃从胁肋肝分，假物成形，故曰此结为癥瘕。然前此邪无依据，阴阳变易，愈日可期，既有癥瘕，则邪凭之以自固，而邪反有根，故曰疟母。既可自无而有，则必自微而巨，将邪胜正消，漫无愈期，故曰急治之。药用鳖甲煎者，鳖甲入肝，除邪养正，合煅灶灰所浸酒去瘕，故以为君；小柴胡、桂枝汤、大承气汤，为三阳主药，故以为臣；但甘草嫌柔缓而减药力，枳实嫌破气而直下，故去之；外加干姜、阿胶，助人参白术养正为佐；瘕必假血依痰，故以四虫、桃仁合半夏消血化痰；凡积必由气结，气利而积消，故以乌扇、葶苈利肺气，合石膏、瞿麦清气热而化气散结；血因邪聚则热，故以牡丹、紫葳去血中伏火、膈中实热为使。《千金方》去鼠妇、赤硝，而加海藻、大戟以软坚化水更妙。

鳖甲煎丸方

鳖甲十二分，炙　乌扇三分，烧　黄芩三分　柴胡六分　鼠妇三分，熬　干姜三分　大黄三分　芍药五分　桂枝三分　葶苈一分，熬　石韦三分，去毛　厚朴三分　牡丹五分，去心　瞿麦二分　紫葳三分　半夏一分　人参一分　䗪虫五分，熬　阿胶三分，炙　蜂巢四分，炙　赤硝十二分　蜣螂六分，熬　桃仁二分

上二十三味，为末，取锻灶下灰一斗，清酒一斛五斗，浸灰，候酒尽一半，着鳖甲于中，煮令泛烂如胶漆，绞取汁，内诸药，煎为丸，如梧桐子大，空心服七丸，日三服。

【点评】对鳖甲煎丸的分析相当全面，尤其对臣药的论述十分明确。徐氏还联系《备急千金要方》相关方药以广运用。

师曰：阴气孤绝，阳气独发，则热而少气烦冤①，手足热而欲呕，名曰瘅疟②。若但热不寒者，邪气内藏于心，外舍分肉③之间，令人消铄肌④肉。

注曰：此即节略《内经》肺素有热，而偶受风寒，内藏于心，外舍分肉，但热不寒之瘅疟也。故仲景似叙似释，曰肺热气实，及发时阳盛，总是阴气孤绝，则阳气独发，独发则热甚，热甚则伤气而少气，气少而热不散则烦冤，阴绝则手足热，烦冤不已则呕，此瘅疟所由名也。若但热不寒之故，乃独发于阳，气不及阴，则病全在阳，上

---

① 烦冤：烦闷不舒。
② 瘅疟：热盛阴伤、但热不寒的疟病。
③ 分肉：前人谓肌肉外层为白肉，内层为赤肉，赤白之间界限分明，故名。
④ 肌：据赵本及本条注，应为"脱"。

焦受之，上焦唯心与肺但热，故知邪气内藏于心，热及肌肤，故知外舍分肉；壮火食气，故知必消烁脱肉。然则心气既热，不先烁肺，而为外热，何也？盖肺气素实，邪自外来，故曰藏于心，与心虚而热收于内者不同，故不能烁肺，但外热，然至消烁脱肉，则久而渐及肺矣。

温疟者，其脉如平，身无寒但热，骨节疼烦，时呕，白虎加桂枝汤主之。

注曰：《内经》论疟，除痎疟为概言，止有先寒后热、先热后寒，及但热不寒三项，故止有寒疟、温疟、瘅疟三名。按《生气通天论》又曰：魄汗未尽，形弱而气烁，穴腧以闭，发为风疟。此亦寒疟之属，但对温疟而言则曰寒，此则因汗未透之余邪，故还他风字，以见邪之本于风也。其温疟二段，似有浅深之分，不知先热之疟不恒有，因与寒疟辨先后，复提在前，乃即冬邪藏肾而发必先热者也，非另有先伤于风，在皮肤肠胃间，与后伤之寒，亦在皮肤肠胃间，而发时绝异冬伤于寒之温疟也。然则先热之温疟其热多，正与瘅疟同一机局，故仲景总掣一"温疟"二字。而下所注，则身无寒但热，骨节疼烦，时呕，皆瘅疟之证，但曰脉如平，以比疟脉自弦者有别。谓冬不藏精，而受邪之温疟，与肺素有热而加外感之瘅疟，皆邪不专少阳，故主以白虎加桂枝汤，是从太阳阳明之例为治，而专清上焦之热也。温疟较瘅疟，似病发于肾，不宜专治上焦，不知温疟遇暑汗泄，邪气与汗皆出，则既出之余邪，亦唯治上焦表分为急矣。盖邪原自表来，则从表驱出之为正耳。不然仲景"温疟"二字，谓指先热之温疟，则冬伤肾之温疟，仲景岂真列之虚损而不出方乎。此之温疟方，若谓专指①冬伤肾之温疟，故不明言治瘅疟，岂瘅疟非疟而不出方乎。《内经》有两温疟，仲景止出一温疟方，《内经》有瘅疟，仲景又不出方，而合证于温疟中，未免疑城难破，得此快然。

---

① 指：校本作"治"。

白虎加桂枝汤方

知母六两　石膏一斤　甘草二两，炙　粳米二合　桂①去皮，三两

上五味，以水一斗，煮米熟汤成，去滓，温服一升，日三服，一云上锉每五钱，水盏半，煎至八分，去滓，温服，汗出愈。

【点评】上两条皆联系《内经》阐释瘅疟、温疟。

疟多寒者，名曰牡疟②，蜀漆散主之。

注曰：先寒后热，既为寒疟，乃有心气素虚，外邪袭之，挟有形之涎为依傍，邪困心胞，气不能透肌表而多寒者。盖先伤无形之寒，邪复内入，并涎为有形之寒，寒实伤心，故名牡疟，心为牡脏故也。后人以单寒为牝，误也。唯无形之寒，挟有形之涎，则心胞内之邪，为外所困而不能出，故以蜀漆劫去其有形之涎，盖常山能吐疟，而蜀漆为常山之苗，性尤轻虚，为功于上也。云母甘平，能内除邪气，外治死肌，有通达心脾之用；龙骨收湿安神，能固心气，安五脏，故主以蜀漆，而以二药为佐也。

蜀漆散方

蜀漆洗去腥　云母烧二日夜　龙骨等分

上三味，杵为散，未发前，以浆水服半钱匕。温疟加蜀漆半分，临发时服一钱匕。

【点评】"牡疟"，有作"牝疟"者，徐氏认为"误也"。因"心为牡脏"，寒邪入内，"并涎为有形之寒，寒实伤心""故名牡疟"。然《外台秘要》引《伤寒论》原文为"牝疟"。《医方考》："牝，阴也，无阳之名，故多寒为牝疟。"以此为妥。

---

①　桂：校本作"桂枝"。
②　牡疟：《外台秘要》引《伤寒论》原文，将"牡疟"改为"牝疟"。

附《外台秘要》三方

牡蛎汤 治牡疟。

牡蛎四两 麻黄四两，去节 甘草二两 蜀漆三两

上四味，以水八升，先煮蜀漆、麻黄，去上沫，得六升，内诸药，煮取二升，温服一升，若吐，则勿更服。

注曰：牡疟概由邪扰心胞，使君火不能外达，故以牡蛎之盐寒软坚散结，兼能安肾而交心者为君；仍以蜀漆吐其邪，而加麻黄、甘草以助外达之势。

柴胡去半夏加栝蒌根汤 治疟病发渴者，亦治劳疟。

柴胡八两 人参 黄芩 甘草各三两 栝蒌根四两 生姜二两 大枣十二枚

上七味，以水一斗二升，煮取六升，去滓，再煎，取三升，温服一升，日二服。

注曰：《伤寒论》寒热往来为少阳，邪在半表里故也。疟邪亦在半表里，故入而与阴争则寒，出而与阳争则热，此少阳之象也。是谓少阳而兼他经之证则有之，谓他经而全不涉少阳，则不成其为疟矣。所以小柴胡亦为治疟主方，渴易半夏加栝蒌根，亦治少阳成法也。攻补兼施，故亦主劳疟。

柴胡桂姜汤 治疟寒多，微有热，或但寒不热，服一剂如神。

柴胡半斤 桂枝三两，去皮 干姜二两 栝蒌根四两 黄芩三两 甘草二两，炙 牡蛎三两，熬

上七味，以水一斗，煮取六升，去滓，再煎，取三升，温服一升，日三服，初服微烦，复服汗出便愈。

注曰：胸中之阳气，散行乎分肉之间，今以邪气痹之，则外卫之阳，郁伏于内守之阴，而血之痹者，既寒凝而不散，遇卫气行阳二十五度而病发，其邪之入荣者，既无外出之势，而荣之素痹者，亦不出

而与阳争，所以多寒少热，或但寒不热也。小柴胡本阴阳两停之方，寒多，故加桂枝、干姜，则进而从阳痹着之邪可以开矣。更加牡蛎以软其坚垒，则阴阳豁然贯通，而大汗解矣。所以云一剂如神也，此喻师之论妙极，故全录之。

论曰：疟之发也，《内经》先言水气与卫气并居，又言邪客于风府，是风府为邪客之所，而卫气中未尝无并居之邪也。不知邪气与卫气不得浑言，且甚恶其并何也？盖卫气与邪相并则病作，与邪相离则病休，并于阴则寒，并于阳则热，离于阴则寒已，离于阳则热已。故王宇泰谓寒多者，宜升其阳，不并于阴，则寒自已；热多者，宜降其阴，使不并于阳，则热自已；寒热交作者，一升一降，而以渗利之药，从中分之，使不交并则愈。因制一主方，柴胡一钱五分，升麻、葛根、防风、羌活各五分，俱甘辛气清，使升阳气，离于阴而寒自已；原方尚有甘草，方士云：甘草能助脾家湿热，故去之。知母一钱，石膏三钱，黄芩五分，俱性寒下行，引阴气下降，使离于阳而热自已；猪苓一钱五分，分利阴阳，使不交并，穿山甲一钱，引诸药出阴入阳，穿走经络；姜制厚朴一钱以利气；三和曲一钱五分以行痰。主此加减，所投辄验。余治一仆，三疟久而不愈，后以甲末入前药，即不复作。经络阴阳相阻，药力不能入之理，岂不信然哉！又有病疟二年，子和谓阴阳之相移，必四末始，于是坚束其处，决去其血，使邪往而不得并，立愈。予见小儿胎疟不能药，因思《内经》有塞其空窍之法，空窍谓胸中也，乃令候未来之前，用水晶糖一两，顿服，贮中堵截相并之路，无不立效，此何也？阴阳交并而疟发，固为治疟圆机，而不知相并之地，起于四末，会于中脘，此圆中之圆也，实出前哲所不逮，故附志以详病机。

又论曰：仲景治疟，皆以拔去其邪为急。然实有病气留连，久而正衰，不能逐邪者，故立斋谓凡人久疟，诸药不效，以补中益气内加半夏，用人参一两，煨姜五钱，不截之截，此至论也。予治极虚暑疟，人参五钱，姜皮五钱，露一夜神验，皮与露有妙理。余此方即三疟亦可用，凡疟不问寒热，十日以后，皆可服之。余见贫人无力服参，令将黄芪、白术、当归、何首乌、橘红等分，以生姜自然汁为丸，不问邪之清否，服三四斤，百不失一。盖仲景治骤病，此则治久病之理也。至于三日疟，以子午卯酉为少阴疟，寅申巳亥为厥阴疟，辰戌丑未为太阴疟，固也。然又有昼夜之分焉。丹溪治两人疟，皆发于寅申巳亥日，一发于巳而退于申，谓昼发者，乃阴中之阳病，宜补气解表，与小柴胡倍柴胡人参，加苍白术、青陈皮、川芎、葛根；一发于亥而退于寅，谓夜发者，为阴中之阴病，宜补血疏肝，用小柴胡合四物汤加青皮，各与十贴，加姜煎，于未发前一时，每日一贴，服至八贴，同日大汗而愈。其辨别阴阳之妙，实能补仲景所不逮，然此皆疟气之渐深，故有三阴之说，非疟邪皆自外至，而反有属五脏之理，若属五脏则非疟矣。后人乃有附会五脏为言者，岂非为仲景圣训添蛇足哉①！

---

① 而反有……添蛇足哉：原作“初起即属五脏之理，若属五脏则非表□，《内经》有五脏疟之说□概列”，据扫本、校本、陆本改。

张仲景金匮要略论注卷五

携李徐彬忠可甫著　门人陈观铨硕声父校

中风历节病脉证并治第五 论一首　脉证三条　方十二首

夫风之为病，当半身不遂，或但臂不遂者，此为痹。脉微而数，中风使然。

注曰：此段所重，不就风病，详其出证，重在半身与臂，辨其是风非风，庶不至误治也。谓风之为病，原由阳虚，外邪得以袭之，阳虚则不止一肢一节矣。即云各入其门户所中，而为偏风，不及全体，亦当半身不遂，不遂者不用也，若但臂不遂，譬如树之一枝，何关全体阳气耶，故曰此为痹。如阳不虚，则若夏天之气溢外络而不受邪矣，若少年之冲风而愈矫健矣。若阴虚生热，则非外中之风，不可并论也。痹者闭也，不仁也，谓一节之气，偶闭而不仁也。于是证之于脉，必微而数，微者，阳之微也，数者，风之数也。曰中风使然，谓风乘虚入，而后使之半身不遂也。仲景论肺痈又曰微则为风，数则为热，就肺言之也。

论曰：仲景于冬时伤寒，治分寒伤荣、风伤卫及风寒两伤，而篇名贯之以伤寒。盖冬不藏精，致寒侵肌骨，而杀人最捷，其间不无伤风者，统之以寒。谓风不足以杀人，实冬寒之易于杀人也。其论中风，既专属风，而仍不外寒为言。盖邪之以渐着人皮肤，虽概由风，而风即挟寒，故统之以风。谓三时之寒，未即杀人，渐深之风，乃杀人于不觉也。故仲景于首段揭"中风"二字，以脉微而数，为正虚邪盛之主象。第二段即论浮紧之为寒者，而次之以侯氏黑散，为邪未侵于心者，示人以填塞空窍之法，与建中之理相类也。第三段即论迟缓之为风者，而次之以风引汤，为除热之方，示人以风之善行数变为瘫痫者，必由于热，与白虎之意相类也，又次之以防己地黄汤，为热已侵于心者，而示人以清心安神之法，与必先救里之理相类也。然中风病，不论寒多风多，大概由于虚，故首尾不脱"虚"字，而浅深则自不同耳。

【点评】论中联系后续条文以示中风有不同的病机与治法。强调中风病多因于虚。

寸口脉浮而紧，紧则为寒，浮则为虚，寒虚相搏，邪在皮肤。浮者血虚，络脉空虚，贼邪①不泻，或左或右，邪气反缓，正气即急，正气引邪，喎僻不遂②。邪在于络，肌肤不仁；邪在于经，即重不胜；邪入于腑，即不识人；邪入于脏，舌即难言，口吐涎。

注曰：此段主一"紧"字，言中风之偏于寒者，邪自外入，其证必以渐而深也。谓中风而寸口脉得浮而紧，紧是寒，脉浮为虚，故不能阴阳相调而令脉外见，则虚寒相搏，邪即结滞于外之皮肤矣。然浮因血虚，络者血所养也，虚则络空失养，无力御邪，邪乃不泻，盛于皮肤。其或左或右，与邪并者，气多而缓，正之无病者，反气少而急，一急一缓，正邪相引，喎僻不能如常人之遂意矣。此尚属皮肤近络之病也。若邪在络不去，则邪方入卫，气不得运，皮肤不仁，然犹在经脉之外；若在经，则邪入营脉之中，内骨外肉，皆失所养，故重着。在者，同是一体，邪相因而在也，入者，内本无病，邪自外而入也。**然犹在躯壳之间，至入腑，腑邪必归于胃，胃为六腑之总司也，于是风入胃中，**

---

① 贼邪：外邪。

② 喎僻不遂：指口眼喎斜，不能随意运动。

胃热必盛，蒸其津液，结为痰涎，气壅隧道，胃之支脉络心者，才有壅塞，即堵其神气出入之窍，故不识人。试观俗做陈抟①，按住颈间两人迎脉，气即壅逆不识人。人迎者，胃脉也，则不识人之由胃气壅，不信然哉？至入脏，则诸脏受邪，至盛必迸入于心，而乱其神明，神明无主，则舌纵难言，廉泉开而流涎沫矣。

【点评】从"紧"字入手，详述中风诸症之机制。并指出：邪入腑"必归于胃"，邪入脏"必迸入于心"。

侯氏黑散：治大风，四肢烦重，心中恶寒不足者②。《外台》治风癫。

注曰：此为中风家挟寒而未变热者，治法之准则也。谓风从外入，挟寒作势，此为大风，大风概指涎潮卒倒之后也。证见四肢烦重，岂非四肢为诸阳之本，为邪所痹，而阳气不运乎。然但见于四肢，不犹愈体重不胜乎。证又见心中恶寒不足，岂非渐欲陵心乎。然燥热尤未乘心，不犹愈于不识人乎。故侯氏黑散用参、苓、归、芎补其气血为君；菊花、菊花入肝养阴，病因风必伤肝，故独多。白术、牡蛎养肝脾肾为臣；而加防风、桂枝以行痹着之气，细辛、干姜以驱内伏之寒，兼桔梗、黄芩以开提肺热为佐；矾石所至，却湿解毒，收涩心气，酒力运行周身为使，庶旧风尽出，新风不受。且必为散，酒服至六十日止，又常冷食使药积腹中不下，盖邪渐侵心，不恶热而恶寒，其由阴寒可知。若胸中之阳不治，风必不出，故先以药填塞胸中之空窍，壮其中气，而邪不内入，势必外消，此即《内经》所谓塞其空窍，是为良工之理。若专治其表里，风邪非不外出，而重门洞开，出而复入，势将莫御耳。

侯氏黑散方

菊花四十分　白术十分　防风十分　桔梗八分　黄芩五分　细辛三分　干姜三分　人参三分　茯苓三分　当归三分　川芎三分　牡蛎三分　矾石三分

---

① 陈抟：宋人，道教著名人物。
② 心中恶寒不足者：此后《仲景全书·金匮要略方论》有"《外台》治疯癫"。

桂枝三分

上十四味，杵为散，酒服方寸匕，日一服，初服二十日，温酒调服，禁一切鱼肉大蒜，常宜冷食，六十日止，即药积在腹中不下也，热食即下矣，冷食自能助药力。

【点评】徐氏所言"填塞胸中之空窍"，当理解为充实内里之正气以御邪气。

寸口脉迟而缓，迟则为寒，缓则为虚；荣缓则为亡血，卫缓①则为中风。邪气中经，则身痒而瘾疹；心气不足，邪气入中，则胸满而短气。

注曰：此段主一"缓"字，言中风之偏于风者，而有浅深之不同也。谓寸口脉迟挟微寒也，缓本风脉，并迟而见，则为风虚。于是缓在荣，为血不充而亡；缓在卫，为气搏风而不鼓。邪既属风，所以中经则身痒而瘾疹，即《水气》篇曰：风强则为瘾疹，身体为痒，痒者为泄风。心气不足，即《五脏风寒》篇曰：心伤者，其人劳倦之谓也。入中则胸满而短气，即《胸痹》篇曰：胸痹，胸中气塞短气之谓也。

【点评】就所述病机与症状联系后面的相关内容加以阐释，此法颇有助于对原文的理解。

风引汤：除热瘫痫。治大人风引，少小惊痫瘛疭，日数十发，医所不疗，除热方。《外台》。

注曰：风邪内并，则火热内生，五脏亢甚，迸归入心，故以桂甘龙牡通阳气，安心肾为君；然厥阴风木，与少阳相火同居，火发风必生，风生必挟木势侮其脾土，故脾气不行，聚液成痰，流注四末，因成瘫痪，故用大黄以荡涤风火湿热之邪为臣；随用干姜之止而不行者以补之为反佐；又取滑石、石膏清金以伐其木，赤白石脂厚土以除其

---

① 卫缓：《脉经》作"卫迟"。

湿，寒水石以助肾水之阴，紫石英以补心神之虚为使。故大人小儿风引惊痫皆主之。巢氏用治脚气，以石性下达，可胜湿热，不使攻心也。

论曰：河间谓风病多因热甚，非外中于风，良由将息失宜，而心火暴盛，肾水虚衰不能制之，则阴虚阳实，而热气拂郁，心神昏冒，筋骨不用，而卒倒无知；多因喜怒悲忧恐，五志过极，此最确之论。但云全无外风，未免太偏，不知热能生风，风亦能生热，故仲景既云脉微而数，中风使然，此偏中外风者也。又以寸口脉浮而紧，亦为中风，而实皮肤经络，风寒递深者也。又以寸口脉迟而缓，亦为中风之脉，然又分别言之曰：营缓则为亡血。亡血，血虚也。谓本气先自病，而外风因之也。卫缓则为中风，谓风强则然，而以渐入内者也。下即出风引汤方，统以"除热"二字，而方名全主于风，以风为阳邪，故热也，则知从亡血来，是热能生风，而外邪又助之也；从中风来，是风能生热，以滞津液，而痰涎壅膈也。是河间主热之论，仲景早引其端绪，但不专主于热。谓实有阳虚，而外邪入之，为卒倒，为偏枯，为筋急、瘈疭者也。若诸痿全起于肺热，因而传入五脏，为昏惑瘈疭、瞀闷暴喑，皆属于火；为四肢不收，舌本强，足痿不收，痰涎有声，皆属于土，悉是湿热之病，与中风之虚多、风多、寒多，皆为中风之理，全不相涉矣。观风引药味，全是和脏腑、通经络，便是治风，不专治风也。

风引汤方

大黄四两　干姜四两　龙骨四两　牡蛎二两　桂枝三两　甘草二两　寒水石　滑石　赤石脂　白石脂　紫石英　石膏各六两

上十二味，杵，粗筛，以苇囊盛之，取三指撮，井花水三升，煮三沸，温服一升。巢氏云：脚气宜风引汤。

【点评】结合河间内风之说，深入阐释仲景中风之论并非只重外风，亦已认识到内在正气之重要，从"脉微而数，中风使然"可以看出，中风发病实乃"本气先自病，而外风因之也"。

防己地黄汤：治病如狂状，妄行，独语不休，无寒热，其脉浮。

头风摩散。

注曰：此亦风之迸入于心者也。风升必气涌，气涌必滞涎，涎滞则留湿，湿留壅火，邪聚于心，故以二防、桂、甘去其邪，而以生地最多，清心火，凉血热，谓如狂、妄行、独语不休，皆心火炽盛之证也。况无寒热，则知病不在表，不在表而脉浮，其为火盛血虚无疑耳。后人地黄饮子、犀角地黄汤等，实祖于此。若头风乃偏着之病，故以附子劫之，咸清其邪。

防己地黄汤方

防己—分　甘草—分　桂枝三分　防风三分

上四味，以酒一杯，渍之一宿，绞取汁，生地黄二斤，㕮咀，蒸之如斗米饭久，以铜器盛其汁，更绞地黄汁和，分再服。

【点评】"风升必气涌，气涌必滞涎，涎滞则留湿，湿留壅火，邪聚于心"，清晰地阐述了防己地黄汤方证的病机。

头风摩散方

大附子—枚炮　盐等分

上二味为散，沐了，以方寸匕，以摩疾上，令药力行。

寸口脉沉而弱，沉即主骨，弱即主筋，沉即为肾，弱即为肝。汗出入水中，如水伤心。历节黄汗出，故曰历节。

注曰：此言历节病，亦从外邪，而此则因水气所致者也。谓寸口脉沉而弱，沉弱者，阴脉也，沉则远于肌肉，故曰沉主骨。沉中见弱，筋近骨而柔，故曰弱主筋。骨者，肾主之，筋者，肝主之，然病虽在筋骨肝肾，实由外邪，故云从汗出得。但外邪何以能伤筋骨，水为阴物，故云因汗出入水，水伤其心，以渐及之，乃湿流关节而历节痛，外水心火相郁而黄汗出，但非中风不遂之比，故曰历节，言外邪挟湿入与阴争，递历关节而为痛也。观仲景谓胸中有留饮，其人短气而渴，四肢历节痛，脉沉者，有留饮，可知心伤则饮留，渐及肝肾，皆饮气为之接引也。

趺阳脉浮而滑，滑则谷气实，浮则汗自出。少阴脉浮而弱，弱则血不足，浮则为风，风血相搏，即疼痛如掣。盛人脉涩小，短气，自汗出，历节疼，不可屈伸，此皆饮酒汗出当风所致。

注曰：此概言历节因风湿，其在胃、在肾不同，而皆因饮酒汗出当风所致，乃历节病之因于风者也。谓趺阳，脾胃脉也，滑为实，知谷气实；浮为热盛，故汗自出。然谷何以不行而实，岂非酒湿先伤之乎？胃何以致热，岂非风搏其湿乎？若少阴脉，左尺也，主肾，主阴弱，则阴不强，故知血不足。肾脉本沉，无故而浮，故知为风。风血相搏，而邪与正争，故疼痛如掣，有似抽掣也。然风何以得至少阴，岂非因酒湿挟风乘之乎？若盛人，肥人也，肥人湿多，脉得涩小，此痹象也。于是气为湿所搏而短，因风作使而自汗，气血为邪所痹，而疼痛不可屈伸。然肥人固多湿，何以脉骤涩小，岂非酒湿困之乎？何以疼痛有加而汗出不已，岂非湿而挟风乎？脉证不同，因风则一，故曰此皆饮酒汗出当风所致。

【点评】强调湿在历节发病中的重要影响。

诸肢节疼痛，身体尪羸，脚肿如脱，头眩短气，温温欲吐，桂枝芍药知母汤主之。

注曰：此言历节病，由风湿外邪而兼脾肾俱虚之方也。谓诸肢节疼痛，湿流关节也；因而身体为邪所痹则尪羸；湿从下受，亦或自上注之，总是湿喜归下，故脚肿如脱；肾虚挟风，故头眩；卫气起于下焦，肾元既亏，三焦无主，致太阳与阳明相牵制为病，故胃气欲下行，而太阳掣其气在上，太阳欲上行，而胃湿相搏不利，故短气、温温欲吐。用桂枝汤去枣加麻黄以助其通阳，加白术、防风以伸脾气，加知母、附子以调其阴阳，谓欲制其寒，则上之郁热已甚，欲治其热，则下之肾阳已痹，故并加之耳。喻师谓此为三焦痹方，似偏于内言之，若论痹，则内外上下无所不痹矣。桂枝行阳，母、芍养阴，方名独挈三味，以此证阴阳俱痹也。

桂枝芍药知母汤方

桂枝四两　芍药三两　甘草二两　麻黄二两　生姜五两　白术四两　知

母四两 防风四两 附子一两炮

上九味，以水七升，煮取二升，温服七合，日三服。

【点评】指出桂枝芍药知母汤证不仅外有风湿，且内兼"脾肾俱虚"。

味酸则伤筋，筋伤则缓，名曰泄；咸则伤骨，骨伤则痿，名曰枯。枯泄相搏，名曰断泄。荣气不通，卫不独行，荣卫慎微，三焦无所御，四属断绝，身体羸瘦，独足肿大，黄汗出，胫冷。假令发热，便为历节也。

注曰：此论饮食伤阴，致荣卫俱痹，足肿胫冷，有类历节，但当以发热别之也。谓饮食既伤阴，然味各归其所喜攻，酸为肝之味，过酸则伤筋，筋所以束骨而利机关，伤则缓漫不收，肝气不敛，故名曰泄。咸为肾之味，过咸则伤肾，肾所以华发而充骨，伤则髓竭精虚，肾气痿惫，故名曰枯。肝肾者，人之本也，肾不荣而肝不敛，根销源断，故曰断泄。饮食伤阴，荣先受之，乃荣气不通。荣卫本相依，荣伤，卫不独治，因循既久，荣卫俱微。三焦所以统领内气而充贯四肢者也，失荣卫之养，而无所恃以为御。御者，摄也。四属之气，不相统摄而断绝，四属者，四肢也。元气既惫，身体羸瘦，足尤在下，阳气不及，肿大胫冷，荣中气郁，则热而黄汗。然此皆阴分，病非历节，历节挟外之湿邪而重且痛也。唯外邪必发热，故曰假令发热，是表分亦有邪，从肌肉而历关节，便为历节。此条若不发热，乃是内伤，而变虚弱，以致荣分郁热而汗出也，然必不痛，以非外邪故耳。

论曰：历节与黄汗最难辨。观仲景两言假令发热，便为历节，似历节有热而黄汗无热。然仲景叙黄汗，又每曰身热，则知黄汗亦可有热，总无不热之历节耳。若黄汗，由汗出入水中浴，历节亦有由汗出入水，而水伤心，故黄汗汗黄，历节或亦汗黄，则知历节之汗，亦有不黄，总无汗不黄之黄汗耳。若历节言肢节疼，言疼痛如掣，黄汗不言疼痛，则知肢节痛，历节所独也。若黄汗言渴，言四肢头面肿，言上焦有寒，其口多涎，言胸中窒，不能食，反聚痛，暮躁不得眠，而历节但有足肿黄汗，则知以上证，皆黄汗所独也。若是者何也？黄汗、历节，皆是湿郁成热，逡巡不已，但历节之湿即流关节，黄汗之湿，邪聚膈间，故黄汗无肢节痛，而历节无上焦证也。黄汗重在肿，历节重在痛，但黄汗之肿及头面，而历节独在足，历节之痛偏关节，而黄汗之痛或单在胸。

【点评】从发热、汗出、疼痛、其他伴随症及病机等方面详论黄汗与历节之异同，条理清晰。

病历节，不可屈伸，疼痛，乌头汤主之。

注曰：历节病，即行痹之属也。乃湿从下受，挟风流注，故或足肿而必发热，病历节，括足肿发热，言承上文也。且更不可屈伸而疼痛，故以甘芍和阴，麻黄、黄芪通肌肉之阳气，而借川乌之迅发，以行其痹着。

乌头汤方 亦治脚气疼痛，不可屈伸。

麻黄三两　芍药三两　黄芪三两　甘草三两炙　乌头五枚㕮咀，以蜜二升，煎取一升，即出乌头

上五味，㕮咀四味，以水三升，煮取一升，去滓，内蜜煎中，更煎之，服七合。不知，尽服之。

【点评】将历节病判为"行痹之属"，似可商榷。

矾石汤 治脚气冲心。

注曰：矾石收湿解毒，故以之为外治，然至冲心，亦能治之。盖脚气而至冲心，皆由肾水挟脚气以陵心，得矾石之却水，而势自不能相陵，所以有护心之功也。脚气类历节之足肿，故附有此方。

矾石二两

上一味，以浆水一斗五升，煎三五沸，浸脚良。

附方

古今录验续命汤　治中风痱，身体不能自收，口不能言，冒昧不知痛处，或拘急，不得转侧。

注曰：痱者，痹之别名也。因荣卫素虚，风入而痹之，故外之荣卫痹，而身体不能自收持，或拘急不得转侧。内之荣卫痹，而口不能言，冒昧不知痛处。因从外感来，故以麻黄汤行其荣卫，干姜、石膏调其寒热，而加芎、归、参以养其虚。必得小汗者，使邪仍从表出也。若但伏不得卧、咳逆上气、面目浮肿，此风入而痹其胸膈之气，使肺气不得通行，独逆而上攻面目，故亦主之。

麻黄三两　桂枝三两　杏仁四十粒　甘草三两　干姜三两　石膏三两
川芎一两五钱　当归三两　人参三两

上九味，以水一斗，煮取四升，温服一升，当小汗，薄覆脊，凭几坐，汗出则愈，不汗更服，无所禁，勿当风。并治但伏不得卧，咳逆上气，面目浮肿。

千金三黄汤　治中风手足拘急，百节疼痛，烦热心乱，恶寒，经日不欲饮食。

注曰：此风入荣卫肢节之间，扰乱既久，因而邪袭肾府，手足拘急，阳不运也。百节疼痛，阴不通也。烦热心乱，热收于心也。恶寒，经日不欲饮食，肾家受邪，不能交心关胃也。故以麻黄通阳开痹，而合黄芪以走肌肉，合黄芩以清邪热，独活、细辛专攻肾邪为主，而心热、腹满、气逆、悸、渴及先有寒，各立加法，为邪入内者治法之准绳也。

麻黄五分　独活四分　细辛二分　黄芪二分　黄芩三分

上五味，以水六升，煮取二升，分温三服，一服小汗，二服大汗，心热加大黄二分，腹满加枳实一枚，气逆加人参三分，悸加牡蛎三分，渴加栝蒌根三分，先有寒，加附子一枚。

近效方术附汤　治风虚，头重眩，苦极，不知食味，暖肌补中，益精气。

注曰：肾气空虚，风邪乘之，漫无出路，风挟肾中浊阴之气厥逆上攻，致头中眩苦至极，兼以胃气亦虚，不知食味，此非轻扬风剂可愈。故用附子暖其水脏，白术、甘草暖其土脏，水土一暖，犹之冬月井中，水土既暖，阳和之气可以立复，而浊阴之气不驱自下也。

白术一两　附子一枚，半炮去皮　甘草一两炙

上三味，剉，每五钱匕，姜五片，枣一枚。水盏半，煎七分，去滓温服。

崔氏八味丸　治脚气上入，少腹不仁。

注曰：因论历节推言之也。谓历节之因，虽风湿兼有之，概多足肿胫冷，是病在下焦，下焦属阴，阴虚而邪乘之，正未可知，但脚气上入，少腹不仁，以八味丸为主。历节病原与脚气相通，故前治历节乌头方，兼治脚气，此方主治脚气，可与治风湿历节相参。盖脚气不必兼风，行阳去湿，治正相类，然唯桂枝，故有偏行荣卫之力，若肉桂，则专下入而补矣，今人习用肉桂，不知此理也。

干熟地八两　山茱萸四两　薯蓣四两　泽泻三两　茯苓三两　牡丹皮三两　桂枝一两　附子一两

上八味，末之，炼蜜和丸，梧子大，酒下十五丸。日再服。

千金方越婢加术汤　治肉极"肉"字恐是"内"字，热则身体津脱，腠理开，汗大泄，历风气，下焦脚弱。

注曰：此治风极变热之方也。谓风胜则热胜，以致内极热而汗多，将必津脱，津脱而表愈虚，则腠理不能复固，汗泄不已，将必大泄。逢温胜者，亦发汗，久则热极而汗更甚也。风入荣为厉，《内经》曰：厉者，有荣气热胕。今风入荣为热，即是厉风气矣。盖风胜气浮，下焦本虚，至厥阳独行，而浊阴不降，无以养阴而阴愈虚，则下焦脚弱。故以麻黄通痹气，石膏清气分之热，姜枣以和荣卫，甘草、白术以理脾家之正气，汗多而用麻黄，赖白术之扶正，石膏之养阴以制之，故曰

越婢加术汤。所谓用人之勇，去其暴也。汗大泄，而加恶风，即须防其亡阳，故加附。

麻黄六两　石膏半斤　甘草二两　生姜二两　白术四两　大枣十五枚

上六味，以水六升，先煎麻黄，去上沫，内诸药，煮取三升，分温三服。恶风加附子一枚炮。

张仲景金匮要略论注卷六

携李徐彬忠可甫著　门人林基歧宗父校

血痹虚劳病脉证并治第六 论一首　脉证九条　方九首

问曰：血痹病从何得之？师曰：夫尊荣人①，骨弱肌肤盛，重因②疲劳汗出，卧不时动摇，加被微风，遂得之③。但以脉自微，涩在寸口、关上小 小字上该有"微尺中"三字 紧④，宜针引阳气，令脉和紧去则愈。

注曰：特将血痹并虚劳论治，见此证，原由质虚劳倦，不得与他痹证同法也。谓尊荣人，素习安闲，瞀力不出，故骨弱，膏粱故肌肤盛，又疲劳汗出，则气竭表虚，因而卧则神气不敛，或不时动摇，而微风乘之。此时本气素弱，疲劳耗气，汗则阳气虚，卧则阳气伏，于是外之阳气，不能闭固荣气，而转侧动摇，风虽微，如入空谷，乃风与血搏而得痹。脉者，荣气之所注也，得风，则本气之缓者，转而为微，本气之滑者，变而为涩。然风湿虽搏于中上二焦，而邪之前锋已及下焦，故尺中小紧。但邪虽及下，而病原总由阳虚，外不能固，内

---

① 尊荣人：养尊处优之人。
② 重因：《仲景全书·金匮要略方论》作"重困"。
③ 遂得之：此后《脉经》有"形如风状"四字。
④ 但以脉自微，涩在寸口、关上小紧：《新编金匮方论》作"但以脉自微涩，在寸口、关上小紧"。

不能充，故曰宜针引阳气，阳气至而脉和，和则上下贯彻，邪不能久留而紧去，故愈。脉自微涩，概言左右，于下复疏出寸关尺，见虚中有邪，故又曰在。

血痹，阴阳俱微，寸口关上微，尺中小紧，外证身体不仁，如风痹状，黄芪桂枝五物汤主之。

注曰：阴阳，寸口人迎也，总是大概皆涩微，此独去"涩"字，以微脉为主耳。尺中小紧，谓细寻之，有小紧者，此病邪直入之形，正如《明堂篇》测病法，所谓下锐下向也。然此由全体风湿血相搏，痹其阳气，使之不仁。故以桂枝壮气行阳，芍药和阴，姜、枣以和上焦荣卫，协力驱风，则病原拔，而所入微邪，亦为强弩之末矣。此即桂枝汤去草加芪也。立法之意，重在引阳，故嫌甘草之缓小，若黄芪之强有力耳。此方即以代针也。

黄芪桂枝五物汤方

黄芪三两　芍药三两　桂枝三两　生姜六两　大枣十二枚

上五味，以水六升、煮取二升，温服七合，日三服①。

【点评】上两条注皆重在以脉论病，阐述血痹"本气素弱"而"风湿血相搏"、阳气痹阻之病机。

夫男子平人②，脉大为劳，极虚亦为劳。男子面色薄③者，主渴及亡血，卒喘悸，脉浮者，里虚也。男子脉虚沉弦，无寒热，短气里急④，小便不利，面色白，时目瞑⑤，兼衄，少腹满，此为劳使之然。劳之为病，其脉浮大，手足烦，春夏剧，秋冬瘥，阴寒精自出，酸

---

① 日三服：此后《仲景全书·金匮要略方论》有"一方有人参"五字。
② 平人：指外无明显病态而内已气血虚损之人。
③ 面色薄：面色淡白无华。
④ 里急：腹中拘急。
⑤ 目瞑：眼睛昏花，视物不清。

削①不能行。男子脉浮弱而涩，为无子，精气清冷。夫失精家②，少腹弦急，阴头寒，目眩③，发落，脉极虚芤迟，为清谷，亡血，失精。脉得诸芤动微紧，男子失精，女子梦交，桂枝龙骨牡蛎汤④主之。

注曰：此概言虚劳中虚阳盛、真阴虚者，故以脉之浮大边者为主，而间有沉弦紧者，证仍露阴虚之象也。谓男子平人，无病可责，而脉大或极虚皆是劳证常脉。若面色薄，是阳精所降也。阳精所降则虚燥随之，故渴，甚则阴虚火动而亡血，加以元气不继而喘，心气不足而悸，脉反不沉而浮，《内经》曰：浮者血虚。故曰里虚也。若脉虚沉弦，似非浮大边之阴虚者矣。然使无寒热，非风寒之骤感矣。短气里急，仍是元气内虚也。小便不利，肾不能主出也。面色白，血不能荣也。时目瞑，阴火不耐动也。兼衄，阴火迫清道之血也。少腹满，肾不治也。非下元劳极，何以使然。若脉大既为劳矣，更加浮，其证则手足烦，盖阴既不足而虚阳复炽也，于是春夏助其阳则剧，秋冬助其阴则瘥。阴既虚，则阴寒无元阳以固之，而精自出。肾主下焦，虚久则酸削不能行矣。若男子脉浮弱而涩，浮弱主虚阳用事，涩则水亏，可必其无子。为精气清冷，有浮上之阳，无生阴之阳也。若惯于失精者，则肾虚。少腹为肾之府，虚则亡阴而弦急。阴头，肝肾之标，虚则无阳而寒。目为肝木，资于肾水，肝肾同源，虚则失养而眩。发为肾之华，虚则荣脱而落。是使脉得极虚芤迟，则挟虚挟寒，不能固气而清谷，不能固血而血亡，不能固精而精失。然失精之家，脉复不一，苟得诸芤动微紧，是男子以虚阴而挟火则失精，女子以虚阴而挟火则梦交。主以桂枝龙骨牡蛎汤者，盖阴虚之人，大概当助肾，故以桂枝、芍药通阳固阴，甘草、姜、枣和中上焦之荣卫，使阳能生阴，而以安肾宁心之龙骨、牡蛎为补阴之主。细详《虚劳》章，证治无

① 酸削：两腿酸痛消瘦。
② 失精家：经常遗精、滑精之人。
③ 目眩：此后《仲景全书·金匮要略方论》有"一作目眶痛"五字。
④ 桂枝龙骨牡蛎汤：《脉经》《仲景全书·金匮要略方论》均作"桂枝加龙骨牡蛎汤"。

疑议矣，独无"脉数"一条，可知脉数属虚燥或风热，当另有滋阴润燥之法，所谓阴气孤绝，阳气独胜，又非行阳建中所可概治耳。若天雄散，恐失精家有中焦阳虚，变上方而加天雄、白术，后世竟失此意，而一味滋阴，真仲景罪人乎。喻先生曰：天雄散治上焦阳虚。

桂枝加龙骨牡蛎汤方 《小品》云：虚弱浮热汗出者，除桂，加白薇、附子各三分，故曰二加龙骨汤。

桂枝 三两　芍药 三两　生姜 三两　甘草 二两　大枣 十二枚　龙骨 三两

牡蛎 三两

上七味，以水七升，煮取三升，分温三服。

天雄散方①

天雄 三两炮　白术 八两　桂枝 六两　龙骨 三两

上四味，杵为散，酒服半钱匕，日三服，不知，稍增之。前数条有上焦虚寒者，即可用此方，如脉虚弱之类，存此听人择用，非有缺文。

【点评】概释"虚劳中虚阳盛、真阴虚"诸脉症之机制。

男子平人，脉虚弱细微者，善盗汗也。人年五六十，其病脉大者，痹侠背行②，若肠鸣，马刀侠瘿③者，皆为劳得之。脉沉小迟，名脱气④，其人疾行则喘喝，手足逆寒，腹满，甚则溏泄，食不消化也。脉弦而大，弦则为减，大则为芤，减则为寒，芤则为虚，虚寒相搏，此名为革。妇人则半产漏下，男子则亡血失精。

注曰：此概言虚劳中虚阴盛、真阳衰者。故以脉之沉小弦细者为主，而间有芤大者，证仍现阳虚之象也。谓男子平人，无病可责，而脉虚弱微细，此阴分虚竭，元阳弱也。卧则卫气入阴而表复虚，故喜

---

① 天雄散方：本方无主治证候，据《医方考》云："此为补阳摄阴之方，治男子失精，腰膝冷痛。"可从。

② 痹侠背行：脊柱两旁肌肤有麻木之感。

③ 马刀侠瘿：结核生于腋下名为马刀，结核生于颈旁名为侠瘿。

④ 脱气：指阳气虚衰。

盗汗。若人年五六十，阳气衰，脉来宜小弱而反大，则似非细小边之阳虚者矣。然而痹侠背行，侠背是脊之两旁痹，属太阳经，阴不能后通。若肠鸣、刀瘕是上焦阳虚而厥阴之荣热随经上乘也。则脉之大，非阳有余可知，故曰：皆为劳得之。若脉沉小迟，其为阳衰无疑，沉小迟三脉相并，是阳气全亏，故名脱气。气脱则躯乃空壳，疾行则气竭而喘喝，四肢无阳而寒，腹中无阳而满甚，则胃虚极而溏泄，脾虚极而食不化也。若脉轻按弦，而重按大，弦者减也，寒也，大者芤也，虚也，总是内虚外寒，阳分气结，故曰虚寒相搏，此名为革。革者，如鼓之革状，浮外之邪实也。于是内气虚，女不能安胎调经而半产漏下，男不能藏经统血，而亡血失精矣。

【点评】概释"虚劳中虚阴盛、真阳衰"诸脉症之机制。由上可见，虚劳之病机可总括为阴阳两虚。

虚劳里急，悸，衄，腹中痛，梦失精，四肢酸疼，手足烦热，咽干口燥，小建中汤主之。

注曰：上章所论证，概属阳虚，阳虚者，气虚也。气虚之人大概当助脾，故以小建中汤主之。谓虚劳者，元阳之气不能内统精血，则荣枯而虚，里气乃急，《内经》曰：冲脉为病，逆气里急。为悸，为衄，为腹中痛，梦失精；元阳之气不能外充四肢口咽，则阳虚而燥，为四肢酸疼，为手足烦，为咽干口燥。假令胸中之大气一转，则燥热之病气自行。故以桂、芍、甘、姜、枣大和其荣卫，而加饴糖一味以建立中气。此后世补中益气汤之祖也，虽无升柴，而升清降浊之理，具于此方矣。

论曰：人身中不过阴阳气血四字，气热则阳盛，血热则阴盛，然非真盛也。真盛则为气血方刚，而壮健无病矣。乃阴不能与阳和，而阳恃其燥，鼓而上乘则亢，为渴，为喘，为烦，为亡血。然而阴实虚寒，故为小便不利，少腹满急，为阴寒精出，酸削不能行，为精冷无子，为阴头寒，为目眩发落。阳不能与阴和，而阴挟其火，热气内乘则燥，为盗汗，为痹，为刀瘿，为喘喝，为亡血失精。然而阳实不足，故为手足寒，为腹满溏泄，为不能化食，为腹痛，为咽干口燥。其亡血失精，阴虚阳虚皆有之者，阴极能生热也，故见脉在浮大边，即当知阴不能维阳。肾为阴之主，务交其心肾，而精血自足。见脉在细小边，即当知阳不能胜阴。脾为阳之主，即补其中气，而三阳自泰。故仲景特拈此二大扇，以为后人治虚劳之准。至阴热极而燥，此虚劳之坏证也，故朱奉议以滋阴一法，补前人所不逮，岂治虚劳之正法乎。后人见滋阴亦有愈者，乃用参不用参，聚讼不已，岂知仲景以行阳固阴为主，而补中安肾，分别用之，不专恃参，不专滋阴，为恢恢游刃①也哉。

小建中汤方

桂枝三两，去皮　甘草三两，炙　大枣十二枚　芍药六两　生姜三两　胶饴一升

上六味②，以水七升，煮取三升，去滓，内胶饴，更上微火消解，温服一升，日三服③。

另录《千金》用小建中方引注证，以见此方之妙。《千金》疗男女积冷气滞，或大病后不复，常苦四肢沉重，骨肉酸疼，吸吸少气，行动喘之，胸满气急，腹背强痛，心中虚悸，咽干唇燥，面体少色或饮食无味，胁肋腹胀，头重不举，多卧少起，甚者积年，轻者百日，渐致瘦弱，五脏气竭，则虽可复常，六脉俱不足，虚寒乏气，少腹拘急，羸疾百病，名曰黄芪建中汤，又有人参二两。

【点评】强调助脾建中是"治虚劳之正法"，中气立则能清升浊降，阴阳相和。指出后世补中益气法亦发端于此。

虚劳里急，诸不足，黄芪建中汤主之。

---

① 恢恢游刃：形容广博熟炼，轻而易举之意。《庄子·养生主》："彼节者有间，而刀刃者无厚。以无厚入有间，恢恢乎其于游刃必有余地矣。"
② 上六味：《千金翼方》作"五味，㕮咀"，胶饴不在其内。
③ 日三服：此后《仲景全书·金匮要略方论》有"呕家不可用建中汤，以甜故也"。

注曰：小建中汤，本取化脾中之气，而肌肉乃脾之所生也。黄芪能走肌肉而实胃气，故加之以补不足，则桂芍所以补一身之阴阳，而黄芪、饴糖又所以补脾中之阴阳也。若气短胸满加生姜，谓饮气滞阳，故生姜以宣之，腹满去枣加茯苓，蠲饮而正脾气也，气不顺加半夏，去逆即所以补正也。

黄芪建中汤方

于小建中汤内加黄芪一两半。气短胸满者加生姜，腹满者去枣，加茯苓一两半，及疗肺虚损不足，补"补"字恐是"顺"气加半夏三两。

虚劳腰痛，少腹拘急，小便不利者，八味肾气丸主之。方见妇人杂病中。

注曰：腰痛，少腹拘急，小便不利，皆肾家的证，然非失精等现证，此①乃肾虚而痹，故以六味丸补其阴，仍须以桂附，壮其元阳也。

【点评】虚劳也有属肾虚者，故亦用"安肾"法，八味肾气丸乃补肾阴、壮元阳之方。

虚劳诸不足，风气百疾，薯蓣丸主之。

注曰：此不专言里急，是内外皆见不足证，非独里急诸不足也。然较黄芪建中证，前但云里急，故主建中，而此多风气百疾，即以薯蓣丸主之。岂非此丸似专为风气乎。不知虚劳证多有兼风气者，正不可着意治风气。故仲景以四君、四物养其气血，麦冬、阿胶、干姜、大枣补其肺胃，而以桔梗、杏仁开提肺气，桂枝行阳，防风运脾，神曲开郁，黄卷宣肾，柴胡升少阳之气，白敛化入荣之风。虽有风气，未尝专治之，谓正气运而风气自去也。然薯蓣最多，且以此为汤名者，取其不寒不热，不燥不滑，脾肾兼宜，故以为君，则诸药皆相助为理耳。

---

① 此：原作"比"，据校本改。

薯蓣丸方

薯蓣三十分　人参七分　白术六分　茯苓五分　甘草二十八分　当归十分　干地黄十分　芍药六分　芎䓖六分　麦冬六分　阿胶七分　干姜三分　大枣百枚，为膏　桔梗五分　杏仁六分　桂枝十分　防风六分　神曲十分　豆黄卷十分　柴胡五分　白敛二分

上二十一味，末之，炼蜜和丸，如弹子大，空腹酒服一丸，一百丸为剂。

【点评】指出"虚劳证多有兼风气者，正不可着意治风气"，薯蓣丸补益气血，"脾肾兼宜"，"正气运而风气自去"，乃扶正以驱邪之方。

虚劳虚烦不得眠，酸枣汤主之。

注曰：虚劳虚矣，兼烦是挟火，不得眠是因火而气亦不顺也，其过当责心。然心之火盛，实由肝气郁而魂不安，则木能生火。故以酸枣仁之入肝安神最多为君；川芎以通肝气之郁为臣；知母凉肺胃之气，甘草泻心气之实，茯苓导气归下焦为佐。虽曰虚烦，实未尝补心也。

酸枣汤方

酸枣仁二升　甘草一两　知母二两　茯苓二两　芎䓖一两

上五味，以水八升，煮酸枣仁，得六升，内诸药，煮取三升，分温三服。

【点评】从脏腑的角度述酸枣仁汤证之病机：心火盛，肝气郁。并且指出"虽曰虚烦"，但不用"补心"。

五劳虚极羸瘦，腹满不能饮食，食伤、忧伤、饮伤、房室伤、饥伤、劳伤、经络营卫气伤，内有干血，肌肤甲错，两目黯黑。缓中补虚，大黄䗪虫丸主之。

注曰：五劳者，血、气、肉、骨、筋各有虚劳病也。然必至脾胃受伤，而虚乃难复，故虚极则羸瘦，大肉欲脱也；腹满，脾气不行也；不能饮食，胃不运化也。其受病之源，则因食、因忧、因饮、因房室、因饥、因劳、因经络荣卫气伤不同，皆可以渐而至极。若其人内有血，在伤时溢出，于迴薄①之间，干而不去，故使病留连，其外证必肌肤甲错，甲错者，如鳞也。肝主血主目，干血之气，内乘于肝，则上熏于目而黯黑，是必拔其病根，而外证乃退，故以干漆、桃仁、四虫破其血；然瘀久必生热，气滞乃不行，故以黄芩清热，杏仁利气，大黄以行之；而以甘、芍、地黄救其元阴，则中之因此而里急者，可以渐缓，虚之因此而劳极者，可以渐补，故曰缓中补虚，大黄䗪虫丸。此与酸枣方独无桂枝，一专治火，一专治瘀，无取行□□□也。

大黄䗪虫丸方

大黄十分，蒸　黄芩二两　甘草三两　桃仁一升　杏仁一升　芍药四两　干地黄十两　干漆一两　虻虫一升　水蛭百枚　蛴螬一升　䗪虫半升

上十二味，末之，炼蜜和丸，小豆大，酒饮服五丸，日三服。

【点评】再次强调虚劳病中脾胃的重要性：虚劳病"必至脾胃受伤，而虚乃难复"。注中对"缓中补虚"之解似未切中要点。程林之说可参："与大黄䗪虫丸以下干血也，干血去，则邪除正旺矣。是以谓之缓中补虚，非大黄䗪虫丸能缓中补虚也。"峻剂丸服，缓攻瘀血，并扶助正气，祛瘀而不伤正，是仲景对虚劳干血的重要治法。

附方

千金翼炙甘草汤　治虚劳不足，汗出而闷，脉结悸，行动如常，

---

① 迴薄：即回薄，循环不息、相互迫切之意。

不出百日，危急者十一日死。

注曰：此虚劳中润燥复脉之神方也。谓虚劳不足者，使阴阳不至暌隔，荣卫稍能顺序，则元气或可渐复。若汗出由荣强卫弱，乃不因汗而爽，反得闷，是阴不与阳和也。脉者，所谓壅遏荣气，令无所避，是为脉，言其行之健也。今脉结，是荣气不行。悸则血亏，而心失所养，荣气既滞，而更外汗，岂不立槁乎。故虽内外之脏腑未绝，而行动如常，断云不出百日，知其阴亡而阳自绝也。若危急，则心先绝，故十一日死。谓心悬绝，该九日死。再加火之生数，而水无可继，无不死也。故以桂、甘行其身之阳，姜、枣宣其内之阳，而类聚参、胶、麻、麦、生地润养之物，以滋五脏之燥，使阳得复行于荣中，则脉自复。名曰炙甘草汤，土为万物之母，故既以生地主心，麦冬主肺，阿胶主肝肾，麻仁主肝，人参主元气，而复以炙甘草为和中之总司，后人只喜用胶、麦等，而畏姜、桂，岂知阴凝燥气，非阳不能化耶。

甘草四两炙　桂枝三两　生姜三两　麦冬半升　麻仁半升　人参二两
阿胶二两　大枣三十枚　生地黄一斤

上九味，以酒七升，水八升，先煮八味，取三升，去滓，内胶消尽，温服一升，日三服。

肘后獭肝散　治冷劳，又主鬼疰，一门相染。

注曰：劳无不热，而独言冷者，阴寒之气，与邪为类，故邪挟寒入肝，而搏其魂气，使少阳无权，生生气绝，故无不死。又邪气依正气而为病，药力不易及，故难愈。獭者，阴兽也。其肝独应月而增减，是得太阴之正，肝与肝为类，故以此治冷劳，邪遇正而化也。应月而生而退，得太阴之正，故能化邪，犹之屈轶指佞①也。獭肉皆寒，惟肝性独温，故尤宜冷瘵。又主鬼疰，一门相染，总属阴邪，须以正阴化之耳。

獭肝一具，炙干末之，水服方寸匕，日三服。

---

① 屈轶指佞（nìng 拧）：屈轶，乃古代传说中的草名；佞，巧言谄媚。屈轶草能指出佞人（善以巧言献媚之人），故又名指佞草。

张仲景金匮要略论注卷七

携李徐彬忠可甫著　门人倪敏任元父校

肺痿肺痈咳嗽上气病脉证治第七
论三首　脉证四条　方十六首

问曰：热在上焦者，因咳为肺痿。肺痿之病，从何得之？师曰：或从汗出，或从呕吐，或从消渴，小便利数，或从便难，又被快药下利，重亡津液，故得之。曰：寸口脉数，其人咳，口中反有浊唾涎沫①者何？师曰：为肺痿之病。若口中辟辟燥，咳即胸中隐隐痛，脉反滑数，此为肺痈，咳唾脓血。脉数虚者为肺痿，数实者为肺痈。

注曰：此言肺痿、肺痈，一出于热。但肺痿者，气痿而不振，乃无形之气病，其成以渐，与肺痈之邪入血分，致有形血脉壅而不通，其源由风者不同也。故谓胸中为肺之府，热在上焦，则肺为热烁而咳，所谓因热而咳，因咳而为肺痿也。然亦有久咳而不为肺痿者，则知痿非无因，故曰或从汗出，是津脱也；或从呕吐，是液伤也；或从消渴，是心火耗其阴也；或肠枯、便秘，强利求快，是脾津因下而亡也。总属燥热亡阴边事，乃胃中津液不输于肺，肺失所养，而肺乃痿矣。唯其因热，所以寸口脉数，寸口虽当以右寸为主，然两手脉皆属肺，则数当不止于右寸而已。数脉为热，热宜口干，乃咳则浊唾涎

_____

① 浊唾涎沫：浊唾指稠痰，涎沫指稀痰。

沫，似手相反，不知肺唯无病，故能输精于皮毛，毛脉合精，行气于府，痿则痹而不用，饮食之水气上输者，不能收摄而运化，则为浊沫而出诸口矣。故曰此为肺痿之病，因热而失其清肃不用也。若口中辟辟燥，是内有实邪也。咳则隐痛，是专有所伤也。更脉滑是邪实不虚也，其为肺痈无疑，甚则咳唾脓血矣。唯其皆属于热，故脉皆数，但虚实不同，故曰虚为肺痿，实为肺痈。实者即上滑字义自见，然后章注肺痈本证，又曰脉微而数，非相背也。滑数者，已成而邪盛，微数者，初起而火伏也。

【点评】指出"肺痿、肺痈，一出于热"，但病机不同，脉、症有别。

问曰：病咳逆，脉之，何以知此为肺痈？当有脓血，吐之则死，其脉何类？师曰：寸口脉微而数，微则为风，数则为热；微则汗出，数则恶寒。风中于卫，呼气不入；热过于荣，吸而不出。风伤皮毛，热伤血脉。风舍于肺，其人则咳，口干喘满，咽燥不渴，多①唾浊沫，时时振寒。热之所过，血为之凝滞，蓄结痈脓，吐如米粥。始萌可救，脓成则死。

注曰：此言肺痈之始终，全由客邪，较肺痿之因热久咳者，其证稍骤。然其邪之从外而内，从微而极，则亦有渐也。谓肺痈亦伤肺，故必咳逆，然初时未见痈证，即欲别其为痈，为脓血，为死不治，非脉不可，其脉岂即数实乎？不知初时，寸口脉本微而数，盖风脉之形原缓而弱，在火伏肺内之时，外但见风脉之影响而微，故曰微则为风；然气实挟风而热，仍露数象，故曰数则为热；微主风，风则表虚自汗，故微则汗出；内热则外寒，故曰数则恶寒。其以渐而深，则自卫而营，有遽及之势。当其中于卫也，先及皮毛，而趋于其合，则卫受之，然其邪盛，不与呼吸相随，故呼则气出而已。卫有邪，不与呼

———————
① 多：《新编金匮方论》作"时"。

俱出，而此时之正气不复能入，而与邪争，逮风郁为热。过于营分，则气因吸入者，邪热与吸俱入而不出。于是皮毛受风伤，血脉受热伤。风在上，则咳而口干，肺气实，则喘而且满。然上输之水液，聚而不散，故咽为火灼而自燥，胸仍贮饮而不渴，乃风败所合，渐舍肺俞，而咳唾振寒。则肺叶间有形之凝滞，必急从泻肺之法而下驱之，乃复因循，致大败决裂，肺叶欲尽，尚可为耶？故曰：始萌可救，脓成则死。萌者，谓初有脓而未甚也。肺痈之风与伤寒之风别异处，一在营卫，一在经络，微有表里之分，肺痈之邪在里，所以浅则可汗，深则汗亦不能愈。

【点评】肺痈与伤寒都有外感之风，但是"一在营卫，一在经络"，点出二者的区别。

上气，面浮肿，肩息，其脉浮大，不治。又加利，尤甚。若上气，喘而躁者，属肺胀，欲作风水，发汗则愈。

注曰：此言肺痈之证，元气惫者难治，有邪者尚可治也。谓肺痈由风，则风性上行，必先上气，若兼面浮肿，肩息，气升不降也。又脉浮大，元气不复能敛，则补既不可，汗又不可，况内外皆逆，气非风比，可尽汗泄乎？故云不治。加利则阳从上脱，阴从下脱，故曰尤甚。若上气但喘而躁，则喘为风之扇，躁为风之烦，其逆上之涎沫，将挟风势而为风水，风当先泄于肌表，水无风战，自然顺趋而从下出，故曰可汗而愈。

【点评】认为肺痈有虚实不同的病情和预后，"元气惫者难治，有邪者尚可治"。本条实为论述上气虚实的不同症状及预后，将其局限为肺痈范畴似感不妥。

肺痿吐涎沫而不咳者，其人不渴，必遗尿，小便数，所以然者，以上虚不能制下故也。此为肺中冷，必眩，多涎唾，甘草干姜汤以温之①。若服汤已渴者，属消渴。

注曰：前既云上焦有热，因咳为肺痿，故又拈出有冷一条，以见肺痿中，有独异者也。谓肺痿吐涎沫，因咳者多，乃有不咳且不渴，是肺中全无热，必遗尿而小便数，以上虚，故小便无所节制耳。岂唯无热，兼之有冷，则必阴气上巅，侮其阳气而为眩，阴气在中，凝滞津液而吐涎，所以黄汗中云，上焦有寒，其口多涎。故以甘草、干姜温其肺，使非下热上寒，则得温竟止矣。乃反渴，岂非阴分结热，肺寒虽去，下热仍在，欲成饮一溲二之消渴乎？故曰服汤已渴者，属消渴。

甘草干姜汤方

甘草四两，炙　干姜二两，炮

上㕮咀，以水三升，煮取一升五合，去滓，分温再服。

【点评】指出此为肺痿中之"独异者"，现症因"阴气上巅""阴气在中"所致。

咳而上气，喉中水鸡声，射干麻黄汤主之。

注曰：凡咳之上气者，皆有邪也。其喉中水鸡声，乃痰为火所吸，不能下，然火乃风所生，水从风战而作声耳。故以麻黄、细辛驱其外邪为主，以射干开结热气，行水湿毒，尤善清肺气者为臣，而余皆降逆消痰宣散药。唯五味一品，以收其既耗之气，令正气自敛，邪气自去，恐肺气久虚，不堪劫散也。

论曰：肺痿乃因重亡津液，肺之本气自病。热深而痿，故有咳，有涎沫，而无上气喘逆之证，则凡遇上气喘逆，及有臭痰者，为肺痈；无臭痰，只水鸡声者，为火吸其痰，以此辨治，自无误矣。然水乃润下之物，何以逆上作声？余见近来拔火罐者，以火入瓶②，罨人患处，立将内寒吸起甚力，始悟火性上行，火聚于上，气吸于下，势

---

①　以温之：《脉经》作"以温其脏"，其后《脉经》无"若服汤已渴者，属消渴"九字。
②　瓶：汲水器。

不容已，上气水声亦此理耳。此非泻肺邪，何以愈之？故治此病，加射干为上，或白前次之，泽漆次之，皆能开结下水也。

射干麻黄汤方

射干_{十三枚，一法三两} 麻黄_{四两} 生姜_{四两} 细辛_{三两} 紫菀_{三两} 款冬花_{三两} 五味_{半升} 大枣_{七枚} 半夏_{半升，洗}

上九味，以水一斗二升，先煮麻黄两沸，去上沫，内诸药，煮取三升，分温三服。

【点评】"喉中水鸡声"的病机当是寒饮郁肺，而解释成"痰为火所吸"，似感不妥。徐氏根据自己的体会，联系后文泽漆汤，提出治疗此病可加白前、泽漆，值得参考。

咳逆上气，时时吐浊，但坐不得眠，皂荚丸主之。

注曰：此比水鸡声，乃咳而上气中之逆甚者也。至不得眠，非唯壅，且加闭矣。故以皂荚一味开之，合枣膏安胃，以待既开之后，另酌保肺之药也。

皂荚丸方

皂荚_{八两，刮去皮，用酥炙}

上一味，末之，蜜丸梧子大，以枣膏和汤，服三丸，日三夜一服。

【点评】强调此方证气之"壅""闭"甚于射干麻黄汤证。

咳而脉浮者，厚朴麻黄汤主之。咳而脉沉者，泽漆汤主之。

注曰：咳而脉浮，则表邪居多，但此非在经之表，乃邪在肺家气分之表也。故于小青龙去桂、芍、草三味，而加厚朴以下气，石膏以清热，小麦以辑心火而安胃。_{总是清客热，驱本寒。}若咳而脉沉，则里邪居多，但此非在腹之里，乃邪在肺家荣分之里也。故以泽漆之下水，功类大戟者为君，且邪在荣，泽漆兼能破血也，紫菀能保肺，白前能开结，桂枝能行阳散邪，故以为佐。若余药，即小柴胡去柴胡、大枣，和解其膈气而已。

厚朴麻黄汤方

厚朴五两　麻黄四两　石膏如鸡子大　杏仁半升　半夏半升　干姜二两　细辛二两　小麦一升　五味子半升

上九味，以水一斗二升，先煮小麦熟，去滓，内诸药，煮取三升，温服一升，日三服。

泽漆汤方

半夏半升　紫参五两一，作紫菀　泽漆三斤，以东流水五斗，煮取一斗五升　生姜五两　白前五两　甘草三两　黄芩三两　人参三两　桂枝三两

上九味，㕮咀，内泽漆汁中，煮取五升，温服五合，至夜尽。

【点评】上两条皆是寒饮夹热之咳嗽，但有表里之别。据脉之"浮""沉"提示饮之偏表偏里。徐氏指出脉浮其表"非在经之表，乃邪在肺家气分之表也"，而脉沉之里"非在腹之里，乃邪在肺家荣分之里也"，亦颇有见地。

火逆上气，咽喉不利，止逆下气者，麦门冬汤主之。

注曰：此咳逆上气中之有火邪而无风邪者，故以咽喉不利特揭言之。而药概调补肺胃，单文一味半夏去逆，且注其功曰：止逆下气。示治火逆，不治风邪也，不用生姜，以能宣发火气也。此火逆上气，乃中焦虚火燥肺，非同肺痈火结在肺者，故但补胃保肺耳。

麦门冬汤方

麦门冬七升　半夏一升　人参二两　甘草二两　粳米三合　大枣十二枚

上六味，以水一斗二升，煮取六升，温服一升，日三夜一服。

【点评】指出麦门冬汤"止逆下气"，方中半夏是降逆要药。其方重在"补胃保肺"。

肺痈,喘不得卧,葶苈大枣泻肺汤主之。

注曰:此比前上气不得眠,乃因肺有痈脓,封住肺气,卧不着也,故以葶苈泻其肺实,下其败浊,大枣安胃以行之也。观后以此方治肺痈之不闻香臭,而喘鸣迫塞,则此治封住肺气可知矣。

葶苈大枣泻肺汤方

葶苈熬令黄色,捣丸如弹子大　大枣十二枚

上先以水三升,煮枣取二升,去枣,内葶苈,煮取一升,顿服。

【点评】联系皂荚丸证及后续条文阐述葶苈大枣泻肺汤的作用。"肺有痈脓,封住肺气",十分形象地揭示了本方证的病机。

咳而胸满,振寒脉数,咽干不渴,时出浊唾腥臭,久久吐脓如米粥者,为肺痈,桔梗汤主之。

注曰:此乃肺痈已成。所谓热过于荣,吸而不出,邪热结于肺之荣分。故以苦梗下其结热,开提肺气,生甘草以清热解毒,此亦开痹之法。故又注曰:再服则吐脓血也。

桔梗汤方亦治血痹①

桔梗一两　甘草二两

上二味,以水三升,煮取一升,分温再服,则吐脓血也。

【点评】联系前述肺痈之病机阐释桔梗汤开提肺气、清热解毒的作用。

咳而上气,此为肺胀,其人喘,目如脱状,脉浮大者,越婢加半夏汤主之。

注曰:咳乃火乘肺,频频上气,是肺之形体不能稍安,故曰此为肺胀。喘者,胀之呼气也,目如脱,胀而气壅不下也,更加脉浮大,

① 亦治血痹:《备急千金要方》《外台秘要》无此四字。

则胀实由邪盛。故以越婢清邪，而加半夏以降其逆，则胀自已也。

越婢加半夏汤方

麻黄六两　石膏半斤　生姜三两　大枣十五枚　甘草二两　半夏半升，

此独加生姜，有邪也，且与石膏同用，则宣散有法也。

上六味，以水六升，先煮麻黄，去上沫，内诸药，煮取三升，分温三服。

【点评】认为肺胀"实由邪盛""气壅不下"，清邪、降逆则"胀自已"。

肺胀，咳而上气，烦躁而喘，脉浮者，心下有水，小青龙加石膏汤主之。

注曰：此较前条，同是咳喘上气、肺胀脉浮，然前条目如脱状，则喘多矣。喘多责寒，故以麻黄、甘草为主，而加石膏以清寒变之热；此独加烦躁，《伤寒论》中寒得风脉，而烦躁者，主以青龙汤，故亦主小青龙。然壅则气必热，故仍加石膏耳。

小青龙加石膏汤方 《千金》证治同，外更加胁下痛引缺盆。

麻黄三两　芍药三两　桂枝三两　细辛三两　干姜三两　甘草三两　五味半升　半夏半升　石膏二两

上九味，以水一斗，先煮麻黄，去上沫，内诸药，煮取三升。强人服一升，羸者减之，日三服，小儿服四合。

【点评】上两条明确地点出了肺胀的主要病理变化："胀而气壅不下""壅则气必热"。

附方 以下六方孙直等集

外台炙甘草汤　治肺痿，涎唾多，心中温温液液者。方见"虚劳"中。

注曰：肺痿证，概属津枯热燥，此方乃桂枝汤去芍，加参、地、阿胶、麻仁、麦冬也。此原属仲景《伤寒论》中脉结代方。不急于去热，而但以生津润燥为主，盖虚回而津生，津生而热自化也。至桂枝乃热剂，而不嫌峻者，桂枝得甘草，正所以行其热也。

千金甘草汤方

注曰：肺痿之热由于虚，则不可直攻，故以生甘草之甘寒，频频呷之，热自渐化也。余妾曾病此，初时涎沫成碗，服过半月，痰少而愈，但最难吃，三四日内，猝无捷效耳。

甘草

上一味，以水三升，煮减半，分温三服。

千金生姜甘草汤 治肺痿，咳唾涎沫不止，咽燥而渴。

注曰：此汤即甘草一味方广其法也。谓胸咽之中，虚热干枯，故参、甘以生津化热，姜、枣以宣上焦之气，使胸中之阳不滞，而阴火自熄也，然亦非一二剂可以期效。

生姜五两　人参三两　甘草四两　大枣十五枚

上四味，以水七升，煮取三升，分温三服。

千金桂枝去芍药加皂荚汤 治肺痿吐涎沫。

注曰：此治肺痿中之有壅闭者。故加皂荚以行桂、甘、姜、枣之势。此方必略兼上气不得眠者宜之。

桂枝三两　生姜三两　甘草二两　大枣十枚　皂荚一枚，去皮子炙焦

上五味，以水七升，微微火煮，取三升，分温三服。

外台桔梗白散 治咳而胸满，振寒，脉数，咽干不渴，时出浊唾腥臭，久久吐脓如米粥者，为肺痈。

注曰：此即前桔梗汤证也。然此以贝母、巴豆易去甘草，则迅利极矣。盖此等证，危在呼吸，以悠忽遗祸，不可胜数，故确见人强，或证危，正当以此急救之，不得嫌其峻，坐以待毙也。

桔梗三分　贝母三分　巴豆一分去皮，熬，研如脂

上三味，为散，强人饮服半钱匕，羸者减之。病在膈上者吐脓；在膈下者泻出；若下多不止，饮冷水一杯则定。

千金苇茎汤　治咳有微热，烦满，胸中甲错，是为肺痈。

注曰：此治肺痈之阳剂也。盖咳而有微热，是邪在阳分也，烦满则挟湿矣。至胸中甲错，是内之形体为病，故甲错独见于胸中，乃胸上之气血两病也。故以苇茎之轻浮而甘寒者，解阳分之气热，桃仁泻血分之结热，薏苡下肺中之湿，瓜瓣清结热而吐其败浊，所谓在上者越之耳。

苇茎二升　薏苡仁半升　桃仁五十粒　瓜瓣半升

上四味，以水一斗，先煮苇茎，得五升，去滓，内诸药，煮取二升，服一升，再服，当吐如脓。

肺痈胸满胀，一身面目浮肿，鼻塞清涕出，不闻香臭酸辛，咳逆上气，喘鸣迫塞，葶苈大枣泻肺汤主之。方见上，三日一剂，可至三四剂，此先服小青龙汤一剂，乃进。小青龙汤方见"咳嗽门"中。

注曰：前葶苈大枣汤，治肺痈喘不得卧，其壅气仅攻于内也，此则壅气走于经，而为一身面目浮肿，攻于肺窍，而为鼻塞清涕出，不闻香臭酸辛，则表里均平。故先用小青龙一剂，而后专泻肺家之实，亦极危之巧思也。

张仲景金匮要略论注卷八

携李徐彬忠可甫著　门人陈孟琏商彝父校

奔豚气病脉证治第八 论二首　方三首

师曰：病有奔豚，有吐脓，有惊怖，有火邪，此四部病，皆从惊发得之。

注曰：治病者，不问内伤外感，忽增一病，正当深究致次之由。如外邪既伤，复有因惊而入心者，甚则有因惊而动肾气者，其现证虽殊，当知受病之源，则孰浅孰深，分而治之不难矣。故谓奔豚之与吐脓、惊悸、火邪为四部病。奔豚，肾家病也，其吐脓、惊悸、火邪，皆上焦心分病，仲景各有治法。于吐脓则曰呕吐脓血，不可治呕，脓尽自愈。于心悸，用半夏麻黄丸。于火邪，用桂枝去芍加龙骨牡蛎汤①。何知究其源，则同是惊发得之。谓本病之外，此复因惊而发也。先合四部为言，见惊之能为诸病若此，然此章单论奔豚，故后只言奔豚证治耳。

师曰：奔豚病，从少腹起，上冲咽喉，发作欲死，复还止，皆从惊恐得之。

注曰：此述奔豚之主证。有物浑沦，其状如豚，豚为水畜，自下闯上，则名为奔也。其起少腹，固肾邪动也，上冲咽喉，中上二焦不

---

① 桂枝去芍加龙骨牡蛎汤：赵本作"桂枝去芍药加蜀漆牡蛎龙骨救逆汤"。

复有拦阻也；邪发于脏，与在经在腑不同，故发作欲死；肾水畏土，故脾气稍复还止。究其因，外邪不能直入，若此乃由惊气伤心，恐气伤肾，心肾之气，本自交通，今乃因邪作使，无复限制，故曰从惊恐得之。

论曰：按仲景言厥阴之为病，气上冲心，言肾之积为奔豚，此复言奔豚，气从少腹上冲咽喉，皆从惊恐得之，惊则入心矣。然则此证果何属耶，曰心、肝、肾皆有之。昔东垣曰：人身上下有七冲门，皆下冲上，冲其吸入之气，使不得下归于脾肾。然东垣所谓冲，乃真气充满，相为关锁，故使外气不得内入，下阴不得上窜，乃自魄门①而阑门，而幽门，而贲门，而咽门②，而吸门，而飞门。阳气恒升，阴气雌伏，于人为无病，于天下为泰宁。今因惊恐之邪，骤伤心气，惊则气下，心者君主也，下堂而奔，藩篱尽撤，则下焦虽伏之阴，因乙癸同源，肾邪乃挟肝气而上入。如禄山既破潼关，长驱莫御，非有凤翔③恢复之师，长安正未易复耳。然则此证，乃积发于肾气，借厥阴激乱而撤守在心，亦何疑哉。

【点评】指出奔豚气与厥阴、心、肝、肾相关，并以历史典故作比喻，解释奔豚气的发病机制，颇为形象。

奔豚，气上冲胸，腹痛，往来寒热，奔豚汤主之。

注曰：此乃奔豚之气，与在表之外邪相当者也。故状如奔豚，而气上冲胸，虽未至咽喉，亦如惊发之奔豚矣。但兼腹痛，是客邪有在腹也，且往来寒热，是客邪有在半表里也。故合桂枝、小柴胡，去桂去柴，以太少合病治法，和其内相合之客邪，肝气不调，而加辛温之芎、归，内寒疼④逆，而加甘温之生葛、李根，谓客邪去而肝气畅，

---

① 魄门：此后扫本有"而命门"三字，系衍文，故删。
② 而咽门：扫本无此三字。
③ 凤翔：即今陕西省凤翔县。
④ 寒疼：扫本作"热烦"。

则奔豚不治而自止也。桂为奔豚的药而不用，里急故①也。

奔豚汤方

甘草二两　芎劳二两　当归二两　半夏四两　黄芩二两　生葛五两　芍药二两　生姜四两　甘李根白皮一升

上九味，以水二斗，煮取五升，温服一升，日三夜一。

【点评】此条诸家多以肝郁立论，而徐氏指出此"以太少合病治法，和其内相合之客邪"，以使肝气畅而奔豚止。

发汗后，烧针令其汗，针处被寒，核起而赤者，必发奔豚，气从少腹上至心，灸其核上各一壮，与桂枝加桂汤主之。

注曰：此言太阳余邪未尽，而加奔豚，兼又核起者，立内外两治之法也。谓太阳病发汗矣，又复烧针令汗，以太阳之邪未服故也。奈烧针则惊发其奔豚之气，所以气从少腹上至心，于是治其余邪，攻其冲气，治之甚易。乃又针处被寒，核起而赤，则兼治为难。故以桂枝汤主太阳之邪，加桂以伐奔豚之气，而赤核则另灸，以从外治之法，庶为两得耳。所以若此者，以无腹痛及往来寒热，则病专在太阳故也。

桂枝加桂汤方

桂枝五两　芍药三两　甘草二两，炙　生姜三两　大枣十二枚

上五味，以水七升，微火煮取三升，去滓，温服一升。

【点评】指出此为内外兼治，"桂枝汤主太阳之邪，加桂以伐奔豚之气"。

发汗后，脐下悸者，欲作奔豚，茯苓桂枝甘草大枣汤主之。

注曰：此言即无惊发而有君火虚极，肾邪微动，亦将凌心而作奔

---

① 里急故：扫本作"浮热多"。

豚也。谓汗乃心液，发汗后则虚，可知使非因汗时余邪侵肾，何至脐下悸，至于悸而肾邪动矣。故知欲作奔豚，乃以茯苓合桂甘专伐肾邪，单加大枣以安胃，似不复大顾表邪。谓发汗后，表邪已少，且但欲作，则其力尚微，故渗其湿，培其土，而阴气自衰，用甘澜水，助其急下之势也。

茯苓桂枝甘草大枣汤方

茯苓半斤　甘草二两　大枣十五枚　桂枝四两

上四味，以甘澜水一斗，先煮茯苓，减二升，内诸药，煮取三升，去滓，温服一升，日三服。甘澜水：取水二斗，置大盆内，以勺扬之，水上有珠子五六千颗相逐，遂取用之。

论曰：仲景论证，每合数条以尽其变。故如奔豚一证，由于惊发，则合四部，见其因同而证异，庶知奔豚之所自来，又即言其气从少腹冲至咽喉，以见此病之极。则又即言其兼腹痛，而往来寒热，以见此证必从表未清来，而有在半表里者，则于内为多。又即言其兼核起，而无他病者，以见此证有只在太阳而未杂他经者，则于表为多。又即言汗后脐下悸，欲作奔豚而未成者，以见此证有表去之后，余邪侵肾者，则水气为多。故曰冲咽喉，曰冲胸，曰冲心，曰脐下悸，而浅深了然。用和解，用伐肾，用桂不用桂，而酌治微妙。奔豚一证，病因证治，无复剩意。苟不会仲景立方之意，则峻药畏用，平剂寡效，岂真古方不宜于今耶。

【点评】总述奔豚气的病因证治。并指出"苟不会仲景立方之意，则峻药畏用，平剂寡效"，陷于"古方不宜于今"之误区。奔豚如此，他病亦然！

张仲景金匮要略论注卷九

携李徐彬忠可甫著　门人蒋尹亳师父校

胸痹心痛短气病脉证治第九论一首　方十首　证一首

　　师曰：夫脉当取太过不及①，阳微阴弦②，即胸痹而痛，所以然者，责其极虚也。今阳虚知在上焦，所以胸痹、心痛者，以其阴弦故也。平人无寒热，短气不足以息者，实也。

　　注曰：此言治病，当知虚之所在。故欲知病脉，当先审脉中太过不及之形，谓最虚之处，即是容邪之处也。假令关前为阳，阳脉主阳，阳而微，虚也。关后为阴，阴脉主阴，阴而弦，虚邪也。然弦脉为阴之所有，虽云弦则为减，虚未甚也。阳宜洪大，而微则虚之甚矣，虚则邪乘之，即胸痹而痛。此于病脉之外，另察太过不及，以知虚实，然此处重在虚边，故下文即言实者，以为对焰。痹者，胸中之阳气不用也。痛者，阳不用，则阴火刺痛也。然则不虚，阴火何能乘之，故曰：所以然者，责其极虚。然单虚不能为痛，今阳微而知虚在上焦，其所以胸痹心痛，以阴中之弦，乃阴中寒邪，乘上焦之虚，则为痹为痛，是故虚为致邪之因，而弦乃袭虚之邪也。但虽有邪亦同归于虚，阳微故也。

―――――――――

　　①　太过不及：指异常脉象，太过指脉盛于正常，不及指脉不足于正常。
　　②　阳微阴弦：按诊脉部位分，关前为寸，主阳，阳微为寸脉微；关后为尺，主阴，阴弦为尺脉弦。

若平人无寒热，则非表邪矣。又不见胸痹心痛之证，然而短气不足以息，非有邪碍其呼吸之气而何，故曰实也，则并非胸痹矣。合出二条，所以示人辨虚实之法。

【点评】徐氏从脉象之异常论述胸痹心痛的病因病位病机，强调"虚为致邪之因"，"最虚之处，即是容邪之处"，正虚则邪犯，"阳微"与"阴弦"是胸痹心痛病机不可或缺的两个方面。认为平人无表邪而见短气，为邪阻呼吸之机，属实；然仅有邪实而无正虚，则非胸痹病。强调该病本虚标实的性质。

胸痹之病，喘息咳唾，胸背痛，短气，寸口脉沉而迟，关上小紧数，栝蒌薤白白酒汤主之。

注曰：此段实注胸痹之证脉，后凡言胸痹，皆当以此概之。但微有参差不同，故特首揭以为胸痹之主证、主脉、主方耳。谓人之胸中如天，阳气用事，故清肃时行，呼吸往还，不愆常度，津液上下，润养无壅，痹则虚而不充，其息乃不匀，而喘唾乃随咳而生。胸为前，背为后，其中气痹则前后俱痛。上之气不能常下，则下之气不能时上而短矣。寸口主阳因虚，伏而不鼓则沉而迟；关主阴，阴寒相搏，则小紧而数，数者阴中挟燥火也。人迎为阳，气口为阴，又关前为阳，关后为阴也，不言及尺，胸痹在上也。故以栝楼开胸中之燥痹为君，薤白之辛温以行痹着之气，白酒以通行荣卫为佐，其意谓胸中之阳气布，则燥自润，痰自开，而诸证悉愈也。

论曰：寸口脉沉而迟，关上小紧数，既为胸痹主脉，前又云阳微阴弦，即胸痹而痛，孰为是乎？曰：此正见仲景斟酌论证之妙。盖胸痹证，阳既虚，虚则不运，不运，则津液必凝滞而为痰，故胸痹本与支饮、痰饮相类。但支饮、痰饮乃饮重而滞气，胸痹则由阳虚而气削，痰饮因之。故仲景既不列胸痹于支饮、痰饮中，即胸痹内，亦不拈煞一脉为言。彼支饮云：咳逆倚息，短气不得卧，其形如肿。此胸痹云：喘息咳唾，胸背痛，短气。彼邪重，故不得卧，此虚，故前后胸背应痛，是大别异处。而曰：夫脉当取太过不及，阳微阴弦，即胸痹而痛。

又注云：责其极虚。见胸痹证，当全责阳虚，既非表证外入之疾，亦非痰饮内积之比，故以栝楼、薤白润燥通阳为主，未常不取消痰下气，而意实不同于治饮也。心子助阳，日钊不同，治饮在此一味。故细分寸口沉迟者，约略言其脉之在阳者为微，细分关上小紧数者，约略言其脉之在阴者为弦，当取太过不及者，约略之辞也，《灵枢》：人迎大四倍于寸口，寸口大四倍于人迎，亦约略其大概也。令以阴阳概审关前关后，使人认定上焦阳虚，而胸痹一证与支饮、痰饮等，病因治法判然矣。

栝蒌薤白白酒①汤方

栝蒌实一枚，捣　薤白半斤　白酒七升

上三味，同煮，取二升，分温再服。

【点评】徐氏以此条为胸痹之主证、主脉、主方，并指出胸痹与支饮、痰饮之区别：前者为"阳虚而气削，痰饮因之"，后者"乃饮重而滞气"，故治疗用药也不同。使人在认识胸痹证治时，又能明了类似证的异同，加深对经方原意的理解。

胸痹不得卧，心痛彻背②者，栝蒌薤白半夏汤主之。

注曰：此贯以胸痹，是喘息等证，或亦有之也。加以不得卧，此支饮之兼证，又心痛彻背，支饮原不痛，饮由胸痹而痛气应背，故即前方加半夏，以去饮下逆。此条若无心痛彻背，竟是支饮矣。

栝蒌薤白半夏汤方

栝蒌实一枚，捣　薤白三两　半夏半升　白酒一斗

上四味，同煮，取四升，温服一升，日三服。

【点评】再从临床表现将胸痹与支饮作鉴别。

---

① 白酒：即米酒。
② 心痛彻背：意为胸痛牵连至背部。彻，达也。

胸痹心中痞，留气结在胸，胸满，胁下逆①抢心②，枳实薤白桂枝汤主之，人参汤亦主之。

注曰：胸痹而加以心中痞、胸满，似痞与结胸之象，乃上焦阳微而客气动膈也。注云：留气结在胸，即客气也，更胁下逆抢心，是不独上焦虚，而中焦亦虚，阴邪得以据之，为逆为抢。故予薤白、栝楼，又加枳、朴以开其结，桂枝行阳以疏其肝。人参汤亦主之者，病由中虚，去其太甚，即可补正以化邪也。胸痹之虚，本阳气微，非荣气虚也，阳无取乎补，宣而通之，即阳气畅，畅即阳盛矣。故薤白分以行阳为主，不取补，其此曰人参汤亦主之，因胁下逆，由中气虚，故兼补中耳。

枳实薤白桂枝汤方

枳实四枚　薤白半斤　桂枝一两　厚朴四两　栝蒌一枚，捣

上五味，以水五升，先煮枳实、厚朴，取二升，去滓，内诸药，煮数沸，分温三服。

人参汤方

人参三两　甘草三两　干姜三两　白术三两

上四味，以水八升，煮取三升，温服一升，日三服。

【点评】认为胸痹本为上焦阳虚，然出现胸满，胁下逆抢心，亦有属中焦虚者。枳实薤白桂枝汤开结行阳，"不取补"；人参汤则"补正以化邪"，二方酌情而用。注中所云胸痹之阳气微者，"阳无取乎补，宣而通之，即阳气畅，畅即阳盛矣"，治胸痹通阳为上，颇有见地。

胸痹，胸中气塞，短气，茯苓杏仁甘草汤主之，橘枳姜汤亦主之。

---

①　逆：此后《外台秘要》有"气"字。
②　胁下逆抢心：指胁下气逆上冲心胸。抢，撞也。

注曰：胸痹而尤觉气塞短气，是较喘息更有闭塞不通之象，气有余之甚也，知下之壅滞多矣。故以杏仁利肺气，而加茯苓以导饮，甘草以补中，不则恐挟微寒，橘、枳以利中、上焦气，而加生姜以宣之。胸痹本属虚，而治之若此。气塞之甚，故先治标，后治本也。

茯苓杏仁甘草汤方

茯苓三两　杏仁五十个　甘草一两

上三味，以水一斗，煮取五升，温服一升，日三服，不差更服。

橘枳生姜汤方《肘后》《千金》治胸痹，胸中愊愊如满，噎塞习习如痒，喉中燥涩唾沫。

橘皮一斤　枳实三两　生姜半斤

上三味，以水五升，煮取二升，分温再服。

【点评】指出此条为胸痹气塞症的治标之法，饮多者治以茯苓杏仁甘草汤，挟寒者治以橘枳姜汤。

胸痹缓急者，薏苡附子散主之。

注曰：缓急是肢节之筋，有缓有急，乃胸痹之邪淫及于筋也。肝主筋，乙癸同源，明是龙雷之火不足，故得以痹胸之气，移而痹筋。以舒筋之薏苡，合附子以温起下元，则阳回而痹自去，用散者，欲其渐解之也。

薏苡附子散方

薏苡十五两　大附子十枚，炮

上二味，杵为散，服方寸匕，日三服。

【点评】将条文中的"缓急"解释为"是肢节之筋，有缓有急"，未知徐氏是否有相关的临床体悟。后世一般认为此"缓急"是指胸痹心痛时发时止，时缓时急。

心中痞，诸逆①心悬痛，桂枝生姜枳实汤主之。

注曰：此已下，不言胸痹，是不必有胸痹的证矣。但心中痞是阴邪凝结之象也，非因初时气逆不至此。然至心痛如悬，是前因逆而邪痞心中，后乃邪结心中，而下反如空矣。故以桂枝去邪，生姜、枳实宣散而下其气也。

桂枝生姜枳实汤方

桂枝三两　生姜三两　枳实五两

上三味，以水六升，煮取三升，分温三服。

【点评】指出此与典型胸痹病情不同，病位不在胸而在心中。

心痛彻背，背痛彻心，乌头赤石脂丸主之。

注曰：心背本属两面中之空窍，乃正气所贮以通上下者。今心痛则通彻于背，背痛则通彻于心，明是正气不足，而寒邪搏结于中。故以乌、附、姜、椒温下其气，而以赤石脂入心而养血，且镇坠辑浮以安其中，邪去而胸中之正气自复，则痛止矣。

乌头赤石脂丸方

乌头一分炮　蜀椒一两，一法二分　附子半两，一法一分　干姜一两，一法一分　赤石脂一两，一法二分

上五味，末之，蜜丸如梧子大，先食服一丸，日三服，不知，稍②加服。

附方

九痛丸　治九种心痛。

注曰：凡心痛不离于寒，或有稍滞之积，故亦以干姜、附子为

---

① 诸逆：痰饮或寒邪等向上冲逆。
② 稍：逐渐。

主，而加吴萸以降浊阴，狼牙以去浮风，巴豆以逐留滞，邪非虚不着，故加人参以养正，兼治卒中恶及连年积冷血疾者，养正驱邪，气通而诸证悉愈耳。

附子三两炮　生狼牙一两　巴豆一两去皮心，熬研如脂　干姜一两　人参一两　吴茱萸一两

上六味，末之，炼蜜丸如梧子大，酒下，强人初服三丸，日三服，弱者二丸。兼治卒中恶，腹胀痛，口不能言。又治连年积冷，流注心胸痛，并冷冲上气，落马坠车，血疾等，皆主之，忌口如常法。

张仲景金匮要略论注卷十

槜李徐彬忠可甫著　门人俞鼎爵右文父校

腹满寒疝宿食病脉证治第十论一首　脉证十六条　方十三首

趺阳脉微弦，法当腹满。不满者，必便难，两胠①疼痛，此虚寒从下上也，当以温药服之。病者腹满，按之不痛为虚，痛者为实，可下之。舌黄未下者，下之黄自去。腹满时减，复如故，此为寒，当与温药。病者痿黄，躁②而不渴，胸中寒实而利不止者③，死。寸口④脉弦者，即胁下拘急而痛，其人啬啬⑤恶寒也。夫中寒家，喜欠，其人清涕出，发热色和者，善嚏。中寒，其人下利，以里虚也，欲嚏不能，此人肚中寒—云痛。夫瘦人绕脐痛，必有风冷，谷气不行⑥，而反下之，其气必冲，不冲者，心下则痞也。

注曰：此言腹满寒疝，皆由寒中于内。然腹满间有实者，寒疝则概属于寒，而于发有不同也。谓腹满本脾胃家病，脉莫切于趺阳。趺阳脉微弦，微者阳虚，弦者客寒，虚而受寒，腹者脾主之，焉得不

---

① 胠（qū 区）：腋下，胸胁两旁当臂处。
② 病者痿黄，躁：《备急千金要方》作"下利，舌黄燥"。
③ 胸中寒实而利不止者：《脉经》"胸中"作"胃中"，"而"下有"下"字。
④ 寸口：此前《备急千金要方》有"右手"二字。
⑤ 啬啬：畏寒瑟缩貌。
⑥ 谷气不行：指大便不通。

满。《内经》曰：脏寒生满病。设不满，是脾胃素有热邪，即避实而袭虚，故寒束其热，而便反难。邪袭两胁，而结于其下，乃两胁肤痛，微弦脉见于下之趺阳，而痛发于胁肤，自比风从上受者异，故曰：此虚寒从下上也。内寒不可表散，得温即去，故曰当温药。若竟腹满，虚则无形之寒不痛，实则有形之邪而痛，故可下。因胃热而舌黄，下其热，则黄随热去，见非下不可也。腹满有增减，则非脏真粘着之病，所以得阳即减，得阴加满，故曰：此为寒，当温药。若下虚寒，应腹满，而肾更虚极，不能自固，以致寒壅脾气，而为痿黄，痿者黄之黯淡者也，以致肾寒上入，不渴而燥，以致胃中实有寒邪，下焦自利不止，此非脾强而不满，乃元气大泄，欲满而不能，故曰：利不止者，死。若寒疝，则邪之所起不止于脾胃，故脉专责之寸口，脉既得弦，则是卫气为寒邪所结而不行，风寒与肝相得，胁者肝之府，故胁下拘急而痛，邪从表来，故啬啬恶寒。然中寒家，每先自皮毛与阳明俱入，故肺之合受邪而清涕出，且发热，邪侵胃而欠，邪不行表而色和，然不行表之经，则走表之窍，故善嚏。假令所中之寒，不行于表而侵于里，为下利，此邪乘虚入，故知本虚。然其外邪牵制于内寒，则大气不能全走于窍，故欲嚏不能，知其肚中寒。若绕脐痛，风冷稽留之也，瘦人，则更无痰之可疑，设或便难乃是胃寒，谷气不行，而反下之，则下焦以本虚而邪袭，又误下以动肾气，则必气冲。设或不冲，是肾中之阳尚足以御之，故脐中风冷，并滞于心下而为痞。

【点评】指出腹满寒疝主要因寒邪入中所致。寒气对人体会产生不同的影响，因而见不同的临床表现，并认为"虚则无形之寒不痛，实则有形之邪而痛"。以痛与不痛而分虚实，虽简明，但不可一概而论。

病腹满，发热十日，脉浮而数，饮食如故，厚朴七物汤主之。

注曰：此有表复有里，但里挟燥邪，故小承气为主，而合桂、甘、姜、枣以和其表。此即大柴胡之法也，但脉浮数，邪尚在太阳，故用桂枝去芍合小承气耳。盖腹之满，初虽因微寒，乃胃素强，故表寒不入，而饮食如故。但腹满发热，且脉浮数，相持十日，此表里两病，故两解之耳。若寒多，加生姜至半斤，谓表寒多也；若呕，则停饮上逆矣，故加半夏；若下利，则表里气本虚寒，去大黄。

厚朴七物汤方

厚朴_{半斤}　甘草_{三两}　大黄_{三两}　大枣_{十枚}　枳实_{五枚}　桂枝_{二两}　生姜_{五两}

上七味，以水一斗，煮取四升，温服八合，日三服。呕者加半夏五合，下利去大黄，寒多者加生姜至半斤。

【点评】徐氏认为"饮食如故"乃患者"胃素强"，腹满之初，表寒尚未明显影响阳明故尔。但病已"相持十日"，"有表复有里"，且"挟燥邪"，"故两解之"，取桂枝去芍合小承气治之。说理清晰。

腹中寒气①，雷②鸣切痛③，胸胁逆满，呕吐，附子粳米汤主之。

注曰：此方妙在粳米。鸣而且痛，腹中有寒气也。乃满不在腹而在胸胁，是邪高痛下，寒实从下上，所谓肾虚则寒动于中也，故兼呕逆而不发热。以附子温肾散寒，半夏去呕逆，只用粳米，合甘、枣调脾，建立中气不用术，恐壅气也。

附子粳米汤方

附子_{一枚，炮}　半夏_{半升}　甘草_{一两}　大枣_{十枚}　粳米_{半升}

上五味，以水八升，煮米熟汤成，去滓，温服一升，三日服。

---

① 气：此后《备急千金要方》有"胀满"二字。
② 雷：《备急千金要方》作"肠"。
③ 切痛：剧痛。

【**点评**】提示寒动于中而从下上，中气当立但不可壅。颇有见地。

痛而闭①者，厚朴三物汤主之。

注曰：痛而闭，则燥热之久，阴气消亡，故药不嫌峻，而用小承气，比大承气无芒硝，非外邪内结之比也。不即曰小承气，而曰三物汤，以别于七物之两解耳。

厚朴三物汤方

厚朴八两　大黄四两　枳实五枚

上三味，以水一斗二升，先煮二味，取五升，内大黄，煮取三升②，温服一升，以利为度③。

【**点评**】厚朴三物汤专治内结之症，厚朴七物汤则表里两解。指出二方之区别。

按之心下满痛者，此为实也，当下之，宜大柴胡汤④。

注曰：此亦两解之方。但此为太阳已传少阳者设也。谓按之心下痛，此有形为病，故曰实而当下。用大柴胡者，不离于小柴胡汤之和解，而稍削其有形之邪耳。

大柴胡汤方

柴胡半斤　黄芩三两　芍药三两　半夏半升，洗　枳实四枚，炙　大黄二两　大枣十二枚　生姜五两

上八味，以水汤十二升，煮取六升，去滓，再煎，温服一升，日三服。

---

① 痛而闭：《脉经》作"腹满痛"。闭，指大便秘结不通。
② 三升：此后《备急千金要方》有"去滓"二字。
③ 以利为度：《备急千金要方》作"腹中转动者勿服，不动者更服"。
④ 宜大柴胡汤：《脉经》无此五字。

【点评】未点明此已病涉阳明。

腹满不减，减不足言，当须下之，宜大承气汤①。方见"痉病"中。

注曰：前有腹满时减，当温之一条，故此以减不足言者别之，见稍减而实不减，是当从实治，而用大承气。此比三物汤，多芒硝，热多故耳。

【点评】通过比较有助于对相关方证的理解。

心胸中大寒痛②，呕不能饮食，腹中寒，上冲皮起，出见有头足，上下痛而不可触近，大建中汤主之。

注曰：此以下，皆治寒痛之法也。谓心胸中本阳气治事，今有大寒与正气相阻则痛，正气欲降，而阴寒上逆则呕。胃阳为寒所痹，则不能饮食，便腹中亦寒气浮于皮肤，而现假热之色，乃上下俱痛，而手不可近，此寒气挟虚满于上下内外，然而过不在肾。故以干姜、人参，合饴糖以建立中气，而以椒性下达者，并温起下焦之阳，为温中主方。

大建中汤方

蜀椒二合炒去汗　干姜四两　人参一两③

上三味，以水四升，煮取二升，去滓，内胶饴一升，微火煎取一升半，分温再服；如一炊顷④，可饮粥二升，后更服，当一日食糜粥，温覆之。

【点评】指出大建中汤为"温中主方"，并言"椒性下达"，能温下焦之阳，寓益火补土之意。

---

① 宜大承气汤：《脉经》无此五字。
② 心胸中大寒痛：《备急千金要方》"胸"作"胁"，"痛"之前有"大"字。
③ 人参一两：《仲景全书·金匮要略方论》作"人参二两"。
④ 一炊顷：烧一顿饭的时间。

胁下偏①痛，发热②，其脉紧弦，此寒也，以温药下之，宜大黄附子汤。

注曰：此较前条同是寒，但偏痛为实邪，况脉紧弦，虽发热，其内则寒，正《内经》所谓感于寒者，皆为热病也。但内寒多，故以温药下之。附子、细辛与大黄合用，并行而不倍③，此即《伤寒论》大黄附子泻心汤之法也。

大黄附子汤方

大黄三两　附子三枚，炮　细辛二两

上三味，以水五升，煮取二升，分温三服，若强人煮取二升半，分温三服，服后如人行四五里，进一服。

【点评】与大黄附子泻心汤对举，以明寒温并用之法。

寒气厥逆，赤丸主之。

注曰：此即《伤寒论》直中之类也。胸腹无所苦，而止厥逆，盖四肢乃阳气所起，寒气格之，故阳气不顺接，而厥阴气冲满而逆。故以乌头、细辛伐内寒，苓、半以下其逆上之痰气，真朱为色者，寒则气浮，故重以镇之，且以护其心也，真朱即朱砂也。

赤丸方

茯苓四两　半夏④四两　乌头二两　细辛一两

上四味，末之，内真朱⑤为色，炼蜜丸如麻子大，先食酒下三丸⑥，日再，夜一服，不知，稍增之⑦，以知为度。

---

① 偏：《医宗金鉴》谓"当是'满'字"。
② 发热：《脉经》无此二字。
③ 倍：校本作"悖"，陆本作"背"，均通。
④ 半夏：《备急千金要方》作"桂心"。
⑤ 真朱：亦名丹砂、朱砂。
⑥ 先食酒下三丸：《备急千金要方》作"空腹酒服一丸"。
⑦ 稍增之：《备急千金要方》作"加至二丸"。

腹满①，脉弦而紧，弦则卫气不行，即恶寒，紧则不欲食，邪正②相搏，即为寒疝。寒疝绕脐痛，若发则白津－云自汗出，手足厥冷，其脉沉弦者，大乌头煎主之。

注曰：此寒疝之总脉证也。其初亦止腹满，而脉独弦紧，弦则表中之卫气不行，而恶寒，紧则寒气痹胃，而不欲食，因而风冷注脐，邪正相搏，而绕脐痛。此已前不言疝，寒未结，且多在上中耳，观其邪正相搏即为疝，可知已前虽亦腹痛，止是邪正相争。是卫外之阳、胃中之阳、下焦之阳皆为寒所痹，因寒脐痛，故曰疝。至发而白津出，寒重故冷涩也，手足厥冷，厥逆也，其脉沉紧，是寒已直入于内也，故以乌头一味，合蜜顿服之，以攻寒峻烈之剂即后人所谓霹雳散也。

乌头煎方

乌头大者五枚，熬去皮，不必③咀

上以水三升，煮取一升，去滓，内蜜二升，煎令水气尽，取二升，强人服七合，弱人服五合。不差，明日更服，不可一日再服。

【点评】强调寒疝"是卫外之阳、胃中之阳、下焦之阳皆为寒所痹"，故用"攻寒峻烈之剂"治之。文中"白津"有多种解释，徐氏认为是"冷涩"，亦是一说，后世多作"白汗"解，即因剧烈疼痛而出的冷汗，于意较胜。

寒疝腹中痛，及胁痛里急者，当归生姜羊肉汤主之。

注曰：寒疝至腹痛胁亦痛，是腹胁皆寒气作主，无复界限，更加里急，是内之荣血不足，致阴气不能相荣，而敛急不舒。疝从山义，取根深重着而难拔，故《内经》有七疝，但彼乃在脉为病，此则寒结腹中，故曰寒疝，非病专下焦者比也，故连腹胁言之。故以当归、羊肉兼补兼温，而以生姜宣散其寒，

---

① 满：赵本作"痛"。
② 邪正：《脉经》《备急千金要方》均作"弦紧"。
③ 必：《仲景全书·金匮要略方论》作"㕮"。

然不用参而用羊肉，所谓形不足者，补之以味也。痛多而呕，加橘、术，胃虚多也。

当归生姜羊肉汤方

当归_{三两}　生姜_{五两}　羊肉_{一斤}

上三味，以水八升，煮取三升，温服七合，日三服。若寒多者加生姜成一斤；痛多而呕者，加橘皮二两、白术一两。加生姜者，亦加水五升，煮取三升二合，服之。

　　【点评】指出寒疝伴里急者，不仅有寒，且因"内之荣血不足，致阴气不能相荣，而敛急不舒"。

寒疝腹中痛，逆冷，手足不仁，若身疼痛，灸刺诸药不能治，抵当①乌头桂枝汤主之。

注曰：起于寒疝腹痛，而至逆冷，手足不仁，则阳气大痹，加以身疼痛，荣卫俱不和，更灸刺诸药不能治，是或攻其内，或攻其外，邪气牵制不服。故以乌头攻寒为主，而合桂枝全汤，以和荣卫，所谓七分治里，三分治表也。如醉状，则荣卫得温而气胜，故曰知，得吐，则阴邪不为阳所容，故上出而为中病。

乌头桂枝汤方

乌头②

上一味，以水二升，煎减半，去滓，以桂枝汤五合解_{恐是"合煎"}之③，令得一升后，初服二合，不知，即取三合，又不知，复加至五合。其知者，如醉状，得吐者，为中病。

桂枝汤方

桂枝_{三两，去皮}　芍药_{三两}　甘草_{二两}　生姜_{三两}　大枣_{十二枚}

---

① 抵当：《备急千金要方》《医心方》均无此二字。
② 乌头：诸本缺剂量。《备急千金要方》云："秋干乌头实中者，五枚，除去角"，是。
③ 解之：混合之意。

上五味，㕮咀，以水七升，微火煮取三升，去滓。

【点评】"七分治里，三分治表"指出仍以治里为主。虽云"如醉状，得吐者，为中病"，但乌头究为有毒之品，必须严密观察药后的反应，以免中毒。

其脉数[①]而紧乃弦，状如弓弦，按之不移。脉数弦者，当下其寒；脉紧大[②]而迟者，必心下坚；脉大而紧者，阳中有阴，可下之[③]。

注曰：此言弦紧为寒疝主脉。然有数有紧，与大而紧，俱是阳中有阴，皆当下其寒，故以此总结寒疝之脉之变。谓紧本寒脉，数而紧，紧不离于弦，但如弓弦，按之不移，因其紧而有绷急之状也。如弓弦七字，注紧脉甚切，故下即言数弦，不复言紧，谓弦即紧也。然虽数，阴在阳中，故曰当下其寒。若紧大而迟，大为阳脉，挟紧且迟，则中寒为甚而痞结，故曰必心下坚，即所谓心下坚大如盘之类，若单大而紧，此明系阳包阴，故曰阳中有阴，可下之，即前大黄附子细辛汤下之是也。

【点评】指出弦紧为寒疝的主脉，若伴有不同的相兼脉，则隐含不同的病机，然大法总以"下其寒"为主。

附方

外台乌头汤　治寒疝腹中绞痛，贼风入攻五脏，拘急，不得转侧，发作有时，使人阴缩，手足厥逆方见上。

注曰：此即前大乌头汤煎方也，《外台》亦用之，取其多验耳。但治症相仿，而注云贼风入攻五脏，则知此为外邪内犯至急，然未是

---

① 脉数：《脉经》作"脉浮"。
② 紧大：《脉经》作"双弦"。
③ 可下之：此后《脉经》有"宜大承气汤"五字。

邪藏肾中，但刻欲犯肾，故肾不为其所犯则不发，稍一犯之即发，发则阴缩，寒气敛切故也。肾阳不发，诸阳皆微，故手足厥逆。

外台柴胡桂枝汤方　治心腹卒中痛者。

注曰：外邪内入，与里之虚寒不同，故桂枝、柴胡汤合，则表邪之内入者，从内而渐驱之为便，故曰治腹卒中痛者，谓从表入者，从半表治也。

柴胡四两　黄芩一两半　人参一两半　半夏六枚　大枣六枚　生姜一两半　甘草一两　桂枝一两半　芍药一两

上九味，以水六升，煮取三升，温服一升，日三服。

外台走马汤　治中恶心痛腹胀，大便不通。

注曰：中恶心痛，此客忤也。腹胀不大便，是正气不复能运，此时缓治，皆不暇及。故须以巴豆峻攻，杏仁兼利肺与大肠之气，一通则无不通，故亦主飞尸鬼击，总是阴邪不能留也。

巴豆一枚，去皮心，熬　杏仁二枚

上二味，以绵缠，槌令碎，热汤二合，捻取白汁，饮之当下，老小量之，通治飞尸鬼击病。

问曰：人病有宿食，何以别之？师曰：寸口脉浮而大，按之反涩，尺中亦微而涩，故知有宿食，大承气汤主之。脉数而滑者，实也，此有宿食，下之愈，宜大承气汤。下利不欲食者，此有宿食也，当下之，宜大承气汤。方见前。

注曰：凡人不问表病里病，宿食之化不化，因乎其人之胃气，不必凡病尽有宿食，然而有者须别而治之。谓有形之邪不去，则无形之邪不能化耳。如寸口主阳，浮大阳脉也，非必主宿食，然谷气壅而盛，亦能为浮大。但饮食不节，则阴受之，阴受之，则血先伤，故按之反涩。然涩脉不专主宿食，知其宿食，涩在浮大中也。尺中尤阴之所主，阴生于阳，血中之阴，既为食伤，且中焦食阻，气不宣通，而下失化源之生，故亦微而涩。邪属有形，故宜大承气峻逐之。若数滑为阳脉，尤滑为内实，此非谷气有余而何？若下利，胃不和也，更不欲食，岂非伤食恶食而何？故不必察脉，而知宿食，皆宜大承气，总属有形，不容缓治也。

宿食在上脘，当吐之，宜瓜蒂散①。

注曰：宿食在胃中者多，然有骤食太多，而不能下，或气壅在上，则是食未下胃，在上者越之，故用瓜蒂合香豉以涌之，加赤小豆以去其阴分之滋。食伤则土郁，土郁则木气不伸，故加赤小豆以通利肝气。

瓜蒂散方

瓜蒂一分，熬　赤小豆一分，煮

上二味，杵为散，以香豉七合，煮取汁，和散一钱匕，温服之。不吐者，少加之，以快吐为度而止②。

脉③紧如转索无④常者，有⑤宿食也。脉⑥紧，头痛风寒，腹⑦中有宿食不化也。

注曰：脉紧主寒，如转索亦可谓紧之状，然如转索无常，是转之甚，类于滑矣，故曰宿食也。但不浮大而紧，其为无表可知，其所伤之为寒饮食亦可知。若脉紧，头痛风寒，此不可以验宿食。谓人身有表邪，其上焦之阳，必不能如平人之运化如常，故人病表，凡三日，即不能食，乃表邪既盛，胃阳不运，则宿食必有不化，故曰：腹中有宿食不化也。听医家临证消息，虽曰食积，令人头必痛，然此处兼脉紧风寒为言，则头痛二字，不重在验食积。盖头痛实非宿食的据，故皆不出方，示不专重去宿食也。

---

① 宜瓜蒂散：《脉经》《备急千金要方》均无此四字。
② 以快吐为度而止：此后《仲景全书·金匮要略方论》有"亡血及虚者不可与之"。
③ 脉：此前《脉经》《备急千金要方》有"寸口"二字。
④ 无：此前《脉经》《备急千金要方》有"左右"二字。
⑤ 有：此前《备急千金要方》有"脾胃中"三字。
⑥ 脉：此前《脉经》有"寸口"二字，《备急千金要方》有"寸"字。
⑦ 腹：此前《脉经》《备急千金要方》有"或"字。

张仲景金匮要略论注卷十一

携李徐彬忠可甫著　门人杨观我颖兼①父校

五脏风寒积聚病脉证治第十一
论二首　脉证十七条　方二首

肺中风者，口燥而喘，身运而重，冒②而肿胀。肺中寒，吐浊涕。肺死脏③，浮之④虚，按之弱如葱叶，下无根者，死。

注曰：大肠主津液，肺与大肠为表里。肺受邪，则大肠之气不化，故口燥。肺为气主，邪搏其呼吸，故喘，此实喘也。肺主周身之气，受邪则不能矫健如常度，故运而重。运者，如在车船之上，不能自主也。重者，肌中气滞，不活动，故重也。邪气实则清气滞，故清阳不升而冒，内外皆借气为流动，肺本受邪，而内外皆壅，壅则外肿内胀矣。寒为阴邪，阴主浊，故吐浊或涕，然吐浊则膈间亦变热，其本则寒也。肺脉本浮涩，虚则元气亏而弱，葱体空软，按之如葱叶，则上之阳不下于阴矣。甚至下无根，则元气全脱，故死。

论曰：按已上证，皆言肺本受病，则所伤在气，而凡身之借气以为常者，作诸变证如此，乃详肺中风寒之内象也。若《内经》所云：

---

①　杨观我颖兼：原作"徐之纯英可"，据扫本改。
②　冒：指头目昏眩。
③　死脏：指真脏脉。
④　浮之：指浮取。

肺风之状，多汗恶风，时咳，昼瘥暮甚，诊在眉上，其色白。此言肺感表邪之外象也。

按：《水气论》云：胃虚则肿胀。此论肺中风，亦言肿胀。盖脾气散精，上归于肺，肺邪重，不受输，而脾不得伸，胃气亦滞，故亦能为肿胀。然肺之肿胀因于风，则视胃虚之肿胀，为虚中之实矣。

【点评】关于肺死脏脉象的机制，后世有多种解释，徐氏认为是元气虚脱，较为合理。

肝中风者，头目瞤①，两胁痛，行常伛②，令人嗜甘。肝中寒者，两臂不举，舌本燥，喜太息，胸中痛，不得转侧，食则吐而汗出也。肝死脏，浮之弱，按之如索不来，或曲如蛇行者，死。

注曰：高巅之上，唯风可到，风性上摇，故头目瞤动。肝脉上贯膈，今胁肋有邪，故痛；肝主筋，风燥则筋急，故伛，犹树木受风而弯，本弱邪强，势不能御之也。后天以脾胃为本，木邪盛而土负，甘益脾，嗜甘所以自救也。《内经》曰：肝苦急，急食甘以缓之，乃缓木以济土也。四肢虽属脾，为诸阳之本，然两臂如枝木之体也，中寒则木气困，故不举。寒为阴邪，则阴受之，阴受邪而热，肝气随经上注，循喉咙之后，上入颃颡③，舌本为气脉所过，故舌本燥。且脾之脉系舌本，肝气盛，则脾之脉亦热也。胆主善太息，肝胆为表里，肝病则胆郁，郁则太息也，因而心胁痛，不得转侧，以胆之别脉，贯心循胁也。肝之脉，上行者，挟胃贯膈，病则呕逆，故食则吐，吐逆则热客之，乃少阳之气郁而汗出矣。肝居下，浮之弱是木浮之象，按之如索不来，是有其象而不能成至矣。更曲如蛇行，《内经》所谓肝不弦，无胃气也，为本脏脉见，故死。

论曰：以上言风寒所感。肝之阴受伤，则木气不能敷荣，而凡身

---

① 头目瞤(shùn 顺)：头目肌肉跳动。

② 伛(yǔ 予)：驼背。

③ 颃颡(háng sǎng 杭嗓)：后鼻道。

之借阴以为养者，作诸变证如此，乃详肝中风寒之内象也。如《内经》所云：肝中于风，多汗恶风，善悲色苍，嗌干善怒，时憎女子，诊在目下，其色青。此言肝受表邪之外象也。

【点评】从经络联系解释肝中风、肝中寒之症，令人颇易理解。

肝着，其人常欲蹈恐是"掐"字其胸上，先未苦时，但欲饮热，旋覆花汤主之。臣亿等校诸本旋覆花汤方皆同。

注曰：肝着者，如物之粘着而不流动，比风寒骤感而随时现证者不同矣。病气不移，故常欲掐胸。掐，按摩①也。先未苦时，但喜饮热者，不动之邪，伏于其中，遇热略散，气冷益凝，故喜热饮溉之。然至大苦则病气发而热，又非热饮所能胜，故曰先未苦时，旋覆花汤，即后旋覆花加葱及新绛少许也。盖旋覆花咸温，能软坚下水，故胡洽以治痰饮在两胁胀满，仲景以治寒下后，心下痞坚，噫气不除，有七物旋覆代赭汤。虽寇氏谓其冷利，大肠涉虚不用，然观仲景治半产漏下，虚寒相搏，其脉弦芤者，则知旋覆之行水下气，而通血脉，虽不可过用，然病在两胁，心下坚凝不移，虽虚非此不为功矣。其方义等不注，故阙之。

论曰：前风寒皆不出方，此独立方，盖肝着为风寒所渐，独异之病，非中风家正病故也。

【点评】肝着与前肝中风、肝中寒不同。原文中"蹈"，徐氏作"掐，按摩"解；后世有将"蹈"作"搯"，叩击意，可并参。徐注中反复引证，强调旋覆花能软坚下水，行气通血脉，针对性治疗两胁胀满、心下痞坚之症。

心中风者，翕翕发热，不能起，心中饥，食即呕吐。心中寒者，

---

① 摹：音义同"摸"。

其人苦病心如啖蒜状，剧者，心痛彻背，背痛彻心，譬如蛊①注恐是"蛀"字。其脉浮者，自吐乃愈。心伤者，其人劳倦，即头面赤而下重，心中痛而自烦，发热，当脐跳，其脉弦，此为心脏伤所致也。心死脏，浮之实如麻豆，按之益躁疾者，死。

注曰：心为君火，为五脏之主，本无为而治。风为阳邪，并之则发热翕翕，言骤起而均齐，即《论语》所谓始作翕如也。壮火食气，故不能起。饥者，火嘈也，食即呕吐，邪热不容谷也。《内经》曰：诸呕吐酸，皆属于热。然此皆风邪勾引火邪为患，以风属阳邪故也。若寒则为阴邪，外束之，则火内聚，故如啖蒜状，言其似辣而非痛也。剧则邪盛，故外攻背痛，内攻心痛，彻者相应也。邪据气道，正气反作使，故痛如相应然。譬如蛊蛀，状其绵绵不息也。若脉浮，是邪未结，故可吐而愈。其心伤者，客邪内伤神明，或正气未复，即使表邪已尽，一有劳倦，相火并之，真阴不守，而心火上炎，头面发赤。脏真既从火而上，阴之在下者，无阳以举之，则下重。其卫外之阳，不得入通于心，则发热。人之气血交相养，心虚不能运其热，则痛而烦。脏气不交，郁而内鼓，则当脐跳。其脉弦，弦者减也，正气博结而虚也。故总结之曰：心脏伤所致。心脉本如琅玕，实如麻豆，则硬矣。见之脉浮，则焰高矣，按之益躁疾，势如方盛之火，阴气已绝，故死。

论曰：生万物者火，杀万物者亦火，火之体在热，而火之用在温，故鼎烹则颐养，燎原则焦枯。以上证乃正为邪使，而心火失阳和之用，凡身之借阳以暖者，其变证如此，乃详心中风之内象也。若《内经》云：心中于风，多汗恶风，焦绝，善怒吓，病甚，则言不可快，诊在口，其色黑。《千金》曰：诊在唇，其色赤，此言心中风之外象也。

【点评】"生万物者火，杀万物者亦火，火之体在热，而火之用在温"，点明火之特性，甚妙。

---

① 蛊：原作"蛋"，乃"虫"之伪，据扫本改。

邪哭^{恐是"入"字}使魂魄不安者，血气少也；血气少者属于心，心气虚者，其人则畏，合目欲眠，梦远行而精神离散，魂魄妄行。阴气衰者为癫，阳气衰者为狂。

注曰：前心伤一段，言心因客邪而致伤，伤则证脉不同于初中也。此又就人之血气虚，因心气不足而感邪者别言之。谓邪入于身，当形体为病，何遂魂魄不安？乃有邪一入，即便魂魄不安，此因血气少，其少之故，又属于心之虚，欲人遇此证者，当以安神补心为主也。合目梦远，魂魄妄行，乃状其不安之象，精神离散，则又注妄行之本也。心为君主之官，一失其统御，而阴虚者，邪先乘阴则癫，阳虚者，邪先乘阳则狂，癫狂虽不同，心失主宰则一也。然此皆为余脏无病者言，见感邪之人，有互异不同如此，而非中风寒家正病也，故别言之。

【点评】强调正虚邪入而现诸症。

脾中风，翕翕发热，形如醉人，腹中烦重，皮目^①𥆧𥆧而短气。脾死脏，浮之大坚，按之如覆杯洁洁，状如摇者，死。^{臣亿等校。五脏各}有中风、中寒，今脾只载中风，肾中寒、中风俱不载，古文简乱极多，去古既远，无文可以补缀也。

注曰：火之用一焫即遍，故心火为风所扇，即翕翕发热，脾主周身之肌肉，故风入亦即翕翕然热遍周身，但肌肤之热发自本脏，则上输之精郁，故颓^②然如醉。腹中，脾所主也，邪胜正，正不用，故烦重，皮目𥆧𥆧，风在中也。短气者，肺赖脾精以为气，脾病则肺虚而气短矣。脾属中州，其象缓，浮之大坚是上燥而翘，反其安敦之性，所谓如鸟之喙也。按如覆杯，则如颓土矣。至状如摇，是不能成至，而欲倾圮^③之象。故其动非活动，转非圆转，非脏气垂绝而何，故

---

① 目：《脉经》作"肉"。
② 颓：原作"頽"，据陆本改。《正字通》云："頽，颓字之伪(讹)。"
③ 圮(pǐ痞)：原作"圯"(yí夷)，据文义改。圮，倒塌。

日死。

论曰：《金匮》缺脾中寒，然不过如自利腹痛，腹胀不食，可类推也。若已上脾中风诸证，则凡形体之待中土，以收冲和之益者，其变证如此，乃详脾中风之内象也。若《内经》云：脾中风状，多汗恶风，身体怠惰，四肢不欲动，色薄微黄，不嗜食，诊在鼻上，其色黄。此言脾中风之外象也。

[点评] 以上肺、肝、心、脾中风寒证皆联系《内经》以详其症。

趺阳脉浮而涩，浮则胃气强，涩则小便数，浮涩相搏，大便则坚，其脾为约，麻仁丸主之。

注曰：趺阳，脾胃脉也。脾中素有燥热，外邪入之益甚，甚则增气，故脉浮。浮者，阳气强也。涩则阴气无余，故小便数，大便坚，而以麻仁润之，内芍药养阴，大黄下热，枳实逐有形，厚朴散结气，杏仁利大肠，加之以蜜，则气凉血亦凉，而燥热如失矣。然用丸不作汤，取缓以开结，不欲骤伤其元气也。要知人至脾约，皆因元气不充所致耳，但不用参芪，恐气得补而增热也。

论曰：按仲景论历节，则曰趺阳脉浮而滑，滑则谷气实，浮则汗自出。论消渴，则曰趺阳脉浮而数，浮则为气，数即消谷而大坚，气盛则溲数，溲数即坚，坚数相搏，即为消渴。论水肿，则曰趺阳脉浮而数，浮脉即热，数脉即止，热止相搏，名曰伏。论谷疸，则曰趺阳脉紧而数，数则为热，热则消谷，紧则为寒，食则为满。论反胃，则曰趺阳脉浮而涩，浮则为虚，涩则伤脾[①]，脾伤则不磨，朝食暮吐，暮食朝吐。此论脾约，则曰趺阳脉浮而涩，浮则胃气强，涩则小便数，浮涩[②]相搏，大便则坚，其脾为约。可知数证皆关脾胃，皆是阳强阴弱，弱则邪客之，元气不能运，而与阳热为比。故挟风湿，则历

---

① 浮则为虚，涩则伤脾：原作"浮则伤脾"，误，据《金匮要略方论》改。
② 涩：原作"数"，误，据《金匮要略方论》改。

节痛而汗出，痛与汗出，风湿之体，其原由于中土不调，故气馁不足以胜肌肉之邪也。挟气则脾阴蓄热而为消渴，热结如坚石，虽水不足以济之也。因于水气相阻，则为水肿，水为气使，不能润下而为过颡①也。因于食积，寒湿相蒸则为谷疸。因于脾阴亏损，则不能磨食而反胃也。因于客风变易，则为胃强而脾约。但浮数皆气热也，滑则为有余，涩则为阴耗，故脾约丸以润燥为主。而胃反即曰难治，此则微有分耳。至于论血分受邪，寒水相搏，则曰趺阳脉伏，水谷不化，脾气衰则鹜溏，胃气衰则身肿。论气分冷，心下坚大如盘，则曰趺阳脉微而迟，微则为气，迟则为寒，寒、气不足，则手足逆冷，逆冷则荣卫不利，不利则腹满胁鸣，相逐气转。论腹满，则曰趺阳脉微弦，法当腹满。以上皆言脾胃虚寒，则为肿为满，为鹜溏，为腹鸣，其脉不外于弦伏迟微耳。趺阳之辨证，最明且切，惜乎今人略此不讲，宜仲景有按手不及足之诮②乎。

麻仁丸方

麻仁二升　芍药半斤　大黄一斤，去皮　枳实一斤，炙　厚朴一尺，去皮
杏仁一升，去皮尖熬，别作脂

上六味，末之，炼蜜和丸，桐子大，饮服十丸，日三服，渐加，以知为度。

【点评】"趺阳，脾胃脉也"，论中举出种种趺阳脉，表明诸多疾病皆与脾胃相关。注中之归纳甚有助于对趺阳脉的理解和掌握。关于脾约的病机与治疗，徐氏有其独到之见："要知人至脾约，皆因元气不充所致耳，但不用参芪，恐气得补而增热也。"

肾着③之病，其人身体重，腰中冷，如坐水中，形如水状，反不

---

① 颡（sǎng 嗓）：额部。
② 诮（qiào 窍）：责备。
③ 着：留滞附着。

渴，小便自利，饮食如故，病属下焦。身劳汗出，衣里冷湿，久久得之。腰以下冷痛，腹①重如带五千钱，甘姜②苓术汤③主之。

注曰：肾着者，言黏着不流动也。但卫气出于下焦，肾有着邪，则湿滞卫气，故身体重。腰为肾之府，真气不贯，故冷如坐水中。形如水状者，盖肾有邪，则腰间带脉常病，故溶溶如坐水中，其不用之状，微胀如水也。然反不渴，则上焦不病，小便自利，饮食如故，则中焦用命而气化，故总曰病属下焦。湿从下受之，故知其身劳汗出，衣里冷湿，久久得之，必曰因劳者，肾非劳不虚，邪非肾虚不能乘之耳。然虽曰肾着，湿为阴邪，阴邪伤阴，不独肾矣。故概曰腰以下冷痛，腹重如带五千钱，谓统腰腹而为重也。总之，肾着乃湿邪伤阴，肾亦在其中，与冬寒之直中者不同。故药以苓、术、甘扶土渗湿为主，而以干姜一味温中去冷，谓肾之元不病，其病止在肾之外府，故治其外之寒湿而自愈也。若用桂、附，则反伤肾之阴矣。

论曰：肾脏风寒皆缺。然观《千金》三黄汤，用独活、细辛治中风及肾者，而叙病状曰：烦热心乱恶寒，终日不欲饮食。又叙肾中风曰：踞坐腰痛。则知《金匮》所缺肾风内动之证，相去不远，至寒中肾即是直中，当不越厥逆下利，欲吐不吐诸条。若《内经》云：肾中风状，多汗恶风，面庞然如肿，脊痛不能正立，其色炲，隐曲不利，诊在肌上，其色黑。盖言风自表入，伤少阴经气，乃肾中风之外象也。

甘草干姜茯苓白术汤方

甘草二两　白术二两　干姜四两　茯苓四两

上四味，以水五升，煮取三升，分温三服，腰中即温。

【点评】联系《内经》与《备急千金要方》，欲补本篇所缺之肾中风及肾中寒，所论有理。对于肾着的治疗，指出"病止在肾之

---

① 腹：《备急千金要方》作"腰"。
② 姜：原为"干"，据《金匮要略方论》改。
③ 甘姜苓术汤：《备急千金要方》作"肾着汤"。

外府，故治其外之寒湿而自愈也"。然而，其云"若用桂、附，则反伤肾之阴矣"，似感偏颇。桂、附亦可温散寒湿。

肾死脏，浮之坚，按之乱如转丸，益下入尺者，死。

注曰：肾脉主石，浮之坚，则不沉而外鼓，阳已离于阴位，按之乱如转丸，是变石之体而为躁动，真阳搏激而出矣。至于益下入尺，乃按之尺后寸许，尚有脉形可见也。脉长似有余，不知肾脉本沉，平人尺下无脉形，乃上能制水，故安流于地中，今宜伏行者，反上出，是本气不固而外脱，肾欲绝矣，故死。

论曰：五脏风寒之辨，欲人于治中风中寒时，详察施治，似补中风中寒论之未备，故皆不出方，唯肝着、肾着、脾约则有方，乃病之逡巡而特异者也。

【点评】指出以上"五脏风寒之辨"，"似补中风中寒论之未备"，临证亦须留意。

问曰：三焦竭部①，上焦竭善噫，何谓也？师曰：上焦受中焦气未和，不能消谷，故能噫耳；下焦竭，即遗溺失便，其气不和，不能自禁制，不须治，久则愈。

注曰：三焦者，水谷之道路，气之所终始也。上焦在胃上口，其治在膻中，中焦在胃中脘，其治在脐旁，下焦当膀胱上口，其治在脐下一寸。内病必分三焦为治，故有部名。部者，各司其事也。竭者，气竭也。噫者，如嗳而非馊酸，微有声如意字也。但噫乃脾家证，今入上焦竭部，故疑而问，不知中气实统乎三焦，故云上焦受气于中焦。气未和，不能消谷，则胃病，病则脾不能散精，上输于脾，而上焦所受之气竭，病气乃上出而为噫矣，此噫病所以入上焦竭部也。因而论中焦不和，亦有累及下焦者，谓便溺虽下焦主之，其气不和，不

① 三焦竭部：三焦各部所属脏腑的功能衰退。

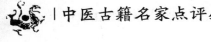

能自禁制，亦能使失其常度，而遗溺失便。然下焦实听命于中焦，使中焦气和，则元气渐复，而二便调，故曰不须治，久则愈，谓不须治下焦也。若遗溺失便，果属下焦肾虚者，亟当益火之原以消阴翳，何云不须治也。

论曰：按仲景论肺痿一证，吐涎沫而不咳，其人不渴，必遗尿，小便数，所以然者，以上虚不能制下故也，此为肺中冷云。则知此论不能禁便，亦上虚不能制下之意耳。但中焦既能致病于上下焦矣，上下之病不齐发，或为噫，或为遗溺失便，何也？岂非上焦果宗气强，则中焦不和之气，即不能侵上而单及于下，下焦实，则中焦不和之气，即不能侵下，而单及于上乎？故曰上焦竭，上亦先虚也。曰下焦竭，下亦先虚也。但非上下焦本病，故以中气不和，两申言之，以别于上下焦之自为病者。

【点评】强调三焦病变与中焦关系最为密切，因"中气实统乎三焦"。关于原文"不须治，久则愈"，后世有多种解释，徐氏之说较合乎临床。

师曰：热在上焦者，因咳为肺痿；热在中焦者，则为坚；热在下焦者，则尿血，亦令淋秘①不通。大肠有寒者，多鹜溏②；有热者，便肠垢③。小肠有寒者，其人下重便④血；有热者，必痔。

注曰：肺痿因于汗多，或消渴，或呕吐，或便闭，皆从重亡津液得之。然亡津液，则无不热，热则咳，咳久则肺痿矣。故曰上焦有热，久咳成肺痿。中焦者，脾胃所主也，气和则胃调脾健，热则气结，而为消渴，虽水不能止，血结而为便硬，虽攻不能下，皆坚之属也。下焦属阴，荣所主也，热则血不能归经，因尿而血出，气使之

---

① 淋秘：指小便淋漓涩痛不通。
② 鹜溏：即鸭溏，形容大便水粪杂下。
③ 肠垢：粪便黏滞垢腻。
④ 便：此后《脉经》《备急千金要方》有"脓"字。

也。然此但热耳，若热而加以气燥，小便滴沥而不利，则为淋，加以血枯，大便坚闭，而不通则为闭，皆以热为主，故曰亦主之。鹜即鸭也，鸭之为物，一生无干粪，必水屑相杂。大肠为传导之官，变化出焉，有寒则化气不暖，而水谷不分，故杂出溍水，如鹜溏也。肠垢者，如猪肠中刮出之垢，即俗所谓便脓也。人之肠必有垢，不热则元气为主，故传导如常，垢随便减，有热则元气消而滞，故便肠垢，言其色恶而臭秽也。小肠受盛之官，化物出焉，与心火为表里，所谓丙小肠也，挟火以济阴，而阴不滞，挟气以化血，而血归经，有寒则气不上通而下重，血无主气而妄行矣。直肠者，大肠之头也，门为肛，小肠有热，则大肠传导，其热而气结于肛门，故痔。痔者，滞其丙小肠之热于此也。

论曰：肺痿亦有吐涎沫而不咳，且遗尿及眩者，谓由肺中冷。尿血，有因心虚不足，有因胃家湿热诸不同，淋有五，闭亦有寒闭，而皆概以热者。要知数证，由于热者，其常也。仲景独言其常，谓知常则可以尽变耳。至于鹜溏，仲景言肺水，时时鸭溏，又言脾虚则鹜溏，此独主大肠有寒，可知手足太阴皆能移寒于大肠。若仲景有云：热利下重，又云：下重便脓血。此言小肠有寒，下重便血，盖血因中焦之汁，变化而赤，运于周身，小肠有火以蒸之，故血不得下，今有寒，血不及四布，而下坠矣。然但言血，则非有脓之比，脓者热所酿也。若痔多，因大肠湿热，而此独责小肠，盖小肠为火脏，主受盛，大肠不过传导所受盛之物，未有本热而末流不焦烂者矣，故曰必痔，谓即大肠有湿热，亦从小肠来也。

问曰：病有积、有聚、有蘗气，何谓也？师曰：积者，脏病也，终不移；聚者，腑病也，发作有时，展转痛移，为可治；蘗气者，胁下痛，按之则愈，复发，为蘗气。

注曰：古人病名必有义，同是三焦中之痛，而或曰积，或曰聚，或曰谷气。盖积者，迹也，恶气之属阴者也。脏属阴，两阴相得，故不移，不移者，有专痛之处，而无迁改也。聚则如市中之物，偶聚而已，病气之属阳者也。腑属阳，故相比，阳则非如阴之凝，故寒气感则发，否则已，所谓有时也，既无定着，则痛无常处，故曰辗转痛移，其根不深，故比积为可治。若榮气，榮者，谷也，乃食之气也。食伤太阴敦阜之气，抑遏肝气，故痛在胁下，病不由脏腑，故按之可愈。然病气虽轻，按之不能绝其病原，故复发，中气强，不治自愈，病最轻，故并不曰可治。

论曰：此积非癥瘕之类，亦非必有形停积。天下之物，皆从无中生有，乃气从阴结，阴则黏著也。观下文云：积在喉中，则结阴可知，不然则喉中岂能容有形之物耶。

【点评】对谷气病机的阐述甚为明了。指出文中之积未必是"有形停积"，"乃气从阴结，阴则黏著也"，可参。

诸积大法：脉来细而附骨者，乃积也。寸口，积在胸中；微出寸口，积在喉中；关上，积在脐旁；上关上，积在心下；微下关，积在少腹；尺中，积在气冲；脉出左，积在左；脉出右，积在右；脉两出，积在中央；各以其部处之。

注曰：积病坚久难治，故必详其脉与地，以示人辨证法。盖积属阴，细小而沉，阴象也，故曰诸积大法，脉来细者，荣气结，结则为积。附骨者，状其沉之甚，非谓病在骨也。寸口主上焦，胸中为上焦，故曰积在胸中。微者稍也，稍出寸口，则胸之上为喉，故曰积在喉中，如喉痹之类也。关主中焦，中焦之治在脐旁，故曰积在脐旁。上关上，为上焦之下，中焦之上，故曰积在心下。微下关，则为下焦，少腹主之，故曰积在少腹。气冲近毛际，在两股之阴，其气与下焦通，故曰尺中，积在气冲。脉出左，积在左，谓脉见左手，则积在内之左也。脉出右，积在右，谓脉见右手，积在内之右也。脉两出，两手俱见，积无两跨之理，明是中央之气，两两相应，故曰积在中央。既所在不一，则处治不同，故曰各以其部处之。

张仲景金匮要略论注卷十二

携李徐彬忠可甫著　门人吴天瑞公锡①父校

痰饮咳嗽病脉证治第十二

论一首　脉证二十一条　方十九首

问曰：夫饮有四，何谓也？师曰：有痰饮，有悬饮，有溢饮，有支饮。

注曰：饮非痰，乃实有形之水也。其所因不同，所居不同，故有悬、溢、支之分。悬者，如物空悬，悬于膈上而不下也；溢者，如水旁渍满盈，而偏溢肢体也；支者，如果在枝，偏旁而不正中也，所以《伤寒论》有支结之条。痰饮者，亦即饮与涎相杂，久留不去者，其间或凝或不凝，凝者为痰，不凝者为饮也。痰与饮本二物，合言之者，人无时不饮，中有湿痰者，日用之饮与痰并留膈中不下。故后条以利反快为欲下之征也，但人有火盛而气化者，则痰自凝，饮自下，甚者，为咳不出之燥痰。稍挟寒饮留□□□有痰盛而无饮者，有痰饮兼行者。

论曰：后人不明四饮之义，遂于四饮，加留饮为五饮。不知留饮，即痰饮也，俱在心下、膈中，但留饮者，暂留也，元气稍充，即自去。痰饮，则久住不去，甚则溢满于胃，有妨肌肉。然则有痰饮而未妨肌肉，皆止可谓之留饮，非若悬饮之水逆在上，骤而不可当，非

---

① 吴天瑞公锡：原作"韩沈达文策"，据扫本、校本改。

若溢饮之溢于周身，涣而不可下，非若支饮之偏结于肺、大肠络脉之交，有碍于气，能使阳明逆不得从其道，而不卧者，其与痰饮因同地同，但有久暂之分。既将痰饮列为四饮之一，何得另列留饮，以滋认证之惑。留饮中亦或有些少痰，未至伤正气，则不可谓痰饮也。

【点评】阐释四饮之涵义及留饮的概念，可参。对于《金匮》所论之痰饮，徐氏说是"饮与涎相杂"者，"凝者为痰，不凝者为饮"，而目前一般认为，本篇所论主要为饮，与徐氏的看法有所不同。

问曰：四饮何以为异？师曰：其人素盛今瘦①，水走肠间，沥沥有声，谓之痰饮；饮后水流在胁下，咳唾引痛，谓之悬饮；饮水流行，归于四肢，当汗出而不汗出，身体疼重，谓之溢饮；咳逆倚息，短气不得卧，其形如肿，谓之支饮。

注曰：脾胃证，有忽肥忽瘦，乃肥与瘦互换不常，非若此之一瘦不复也，故曰素盛今瘦，谓素肥盛，今忽瘦削也。肠鸣，有气虚者，有火嘈者，有寒气者，若痰饮，则实有溢下之饮，故曰水走肠间，沥沥有声，谓如微水在囊，而沥出作响也。饮后水流在胁下，此则因水多而气逆者矣，譬如倒山龙，水为气吸不能下，肺主布气，气逆则肺气不行，故咳唾，气不行，而欲行相攻击，故引痛。凡饮入于胃，游溢精气，上输于脾，脾气散精，上归于肺，通调水道，下输膀胱，水精四布，五经并行。若饮水多，水则性冷，多则气逆，逆则溢，故流于四肢，然汗出则亦散矣。不汗则身得湿气，卫气不行而重复得冷，邪与正相争而疼，此由水气骤溢，故曰溢饮。《内经》曰：肝脉软而散，色泽者，当病溢饮。盖水泛木浮而泽也，并色脉而详之矣。若饮邪偏注，停留上焦曲折之处，则肺之支脉络大肠，大肠经脉从柱骨之会上，下入缺盆，络肺下膈，有饮停之。外既不通于表，内不循于饮

---

① 素盛今瘦：痰饮患者未病前身体丰满，得病后消瘦。

食之道，而碍于肺、大肠交通之气道，肺主气，气喜顺下，碍则逆，逆则咳，息因呼吸而名，气逆而咳，则倚息矣。倚着，若有停倚而小促也，有停倚，则宗气不布而短矣。阳明之气，顺则下行，逆则上行，逆而上行则不得卧，所谓阳明逆，不得从其道也。形如肿，非肿也，气逆暂浮，喘定即平也。

论曰：悬饮、溢饮，此骤病也。悬饮主内，故痛而可下，溢饮主外，故重而可汗。若痰饮，则有微甚久暂之不同，故不必主痛重；若支饮，概不言及痛，而脉主弦。胸痹亦云喘息咳唾，短气，或不得卧，但多胸背痛而脉沉，可知胸痹与支饮之辨，全在痛与脉弦矣。盖支饮，病势偏而微，故脉弦不痛，各随现证而治；胸痹，病势虚而大，且邪结，故脉沉而且痛，治唯以开结行阳为主也。若支饮，亦有脉沉弦者，重在兼证，即非正支饮，详后各条下。

【点评】结合《内经》理论详释四饮各症之机制，并因支饮与胸痹症状类似，特作鉴别。前论胸痹时已述及二者的异同，此处再予强调，可见徐氏对病证鉴别之重视。

水在心，心下坚筑①，短气，恶水不欲饮。水在肺，吐涎沫，欲饮水。水在脾，少气身重。水在肝，胁下支满，嚏而痛。水在肾，心下悸②。

注曰：前辨四饮，现证既已划然，但人之五脏，或有偏虚，虚则病邪乘之，故皆曰在，自当随证分别为治，不得胶柱也。心主火，水逼之，故气收而筑，如相攻然，坚者凝阴之象，短气，心气抑而宗气弱，则呼气自短也。恶水不欲饮，水本为火仇，水多则恶增益矣。肺体清肃，行荣卫，布津液，水邪遏之，则气郁而涎聚，有如肺痿，所吐涎沫，然气郁而热，重亡津液，故仍引水自救。脾主肌肉，且恶

---

① 心下坚筑：因水气凌心，致心下满闷痞坚，悸动不宁。
② 心下悸：《医宗金鉴》作"脐下悸"。

湿，得水气则濡滞而重。脾精不运，则中气不足，而倦怠少气。肝与少阳胆为表里，所以主半表里者，其经脉并行于胁，水气乘之，阴寒内束，故胁下支满。而少阳气上出，故冲击而嚏，如伤风然，然相攻吊动则痛矣。支满者，胸不全满而偏满也。肾本水脏，加水则重强，故凌心不安而为悸也。悸亦有心虚者，然支饮者兼见此证，则当泻水。脏中非真能蓄有形之水，不过饮气侵之，不可泥。

论曰：水既所在不定，言脏不及腑者，腑属阳，在腑则行矣，脏属阴，水与阴为类，故久滞也。痰饮在胸，似不属脏，然虚则受邪，病各有着，故相援不去也。按此水分五脏，与《水气篇》心水、肺水五条不同，互①宜参看。盖彼处论水，通身之水也，乃脏真先有病，而使水道壅塞妄行，故以水肿为主病，而直曰心水等，谓其由心也。但水气，上下焦俱受之，而水之来有分则证别，故脾肾在下焦，则皆腹满，皆小便不利，而唯肝有续通时。心肺在上焦，则因脏气作使，渐及中下，因而由心，为身重、少气、阴肿；由肺，为身肿、鸭溏、小便难，皆浸淫脾肾之象也。此处言水内入之饮也。适五脏有偏虚，而饮气袭之，故以饮为主病，而曰水在，谓饮气及之也②。但饮虽在上焦，而水所往有异，则证殊。其在心肺者，固应是之上焦；其在肝者，肝在下，而肝之府在胁，病因腑而气流于脏，故胁满、嚏而痛也；脾在下，而脾主中气及肌肉，饮气有余，病气干脾，则为水在脾，而身重少气；肾在下，然心肾本交通，心本先虚，痰饮客之，病气干肾，则为水在肾，而陵心为悸。仲景明言水流胁下，又言饮水流行，又言水流肠间，流者自上而下也，既无在下之理，即支饮条亦言咳逆倚息不得卧，是亦在上。故知五脏水皆因上饮既盛而后乘之也②。

【点评】结合相关理论解释见症之机制，前后联系，明了类似证之异同，有助于对原文的理解，是徐氏《论注》的鲜明特色，

---

① 互：原作"王"，据陆本改。
② 也：原脱，据校本加。

值得借鉴。

夫心下有留饮，其人背寒冷如手大。留饮者，胁下痛引缺盆，咳嗽则辄已一作"转甚"。胸中有留饮，其人短气而渴，四肢历节痛。脉沉者，有留饮。

注曰：留饮者原在往来之道，可去而暂留，乃痰饮之不甚者，非若支饮之偏而不易去者也。故四饮中，不列留饮而必另言之，以示别也。观曰心下，曰胸中，则与痰饮为类可知矣。支饮似亦可谓之留饮，然观仲景注证截然不同，故知与痰饮相类而不甚也。背寒冷如掌大，此其饮之近背者，妨督脉上升之阳而为背寒，然饮气有限，故仅如掌大也。留饮不必尽痛，然胁下为肝胆之府，少阳脉由缺盆过季胁，饮近于胁，邪袭肝，侵少阳，故胁下痛引缺盆，然痛属气郁，咳嗽则少舒，故暂已。其有饮留在胸中，妨心气则气为之短，肺不行气，脾不输精，则邪聚在膈而渴。四肢历节痛者，有寒邪从表入也，而脉沉，故当责饮。

论曰：仲景叙历节，曰脉沉而弱，由汗出入水中浴，水气侵心，故黄汗出，历节痛。则知留饮中，历节痛一条乃亦为邪从表入者言之，若更加黄汗，竟当从历节治矣。水气侵心，是明有水入，要知此水不必有形，因无形而化为有形，伤寒伤风，故每多痰耳。

【点评】一般认为留饮是指水饮久留而不去者，徐氏则说留饮是"可去而暂留，乃痰饮之不甚者"，似可商榷。

膈上病痰满喘咳，吐发则寒热①，背痛腰疼，目泣自出，其人振振身瞤剧，必有伏饮。

注曰：膈有留饮，湿聚则为痰为满，射肺则为喘为咳，此其常也。乃有不时吐发，即为寒热背痛腰疼，目泣自出，其人振振身瞤剧者，盖谓因吐则诸病俱发也。寒热背痛腰疼，俱太阳表证；目泣者，

---

① 膈上病痰满喘咳，吐发则寒热：《新编金匮方论》作"膈上病痰，满喘咳吐，发则寒热"。

风气与阳明俱入，人瘦则外泻而寒，则为寒中而泣出也；振振身瞤剧者，荣气为痰所虚，表里俱不足，身体不能自主而瞤，瞤者，肉动也，剧者，变证零杂也。然必待吐乃发，则知不吐即不发，有伏而为病根者矣。故曰必有伏饮，谓初亦痰满喘咳，支饮无异，唯不即发，知其所处稍僻，故为伏也。

论曰：四饮中，悬饮、溢饮，皆猝感猝发，非逡巡难辨之证。唯痰饮、支饮，因循不已，则伏饮岂非二饮之不即发者乎。然不言留而言伏，则义有不同矣。盖痰饮深者入胃，浅者留胸中，每与中气相干，而与表气不相及；支饮袭人偏旁，既不与表气相干，亦不与中气相碍；唯伏饮，则居常能为痰满咳喘，吐则表证俱发，可知伏邪为实邪，乃在近背高处，内与中气相通，外与表气相接，故邪动即大队俱起，义如伏兵。此当从表里并治，如小青龙及木防己汤去石膏加芒硝茯苓之类，非从小便可去矣。

【点评】徐氏认为原文中之"发"是指因吐而发，此与句读不同有关；另有一说，认为由某些因素引发，如气候变化、感受外邪等，结合临床实际，当以后者更为合理。

夫病人饮水多，必暴喘满。凡食少饮多，水停心下，甚者则悸，微者短气。脉双弦者寒也，皆大下后—作"喜"虚，脉偏弦者饮也。

注曰：饮水多二条，乃悬饮之类而不成悬饮者，盖非停蓄在胁引痛，则不可谓悬耳。然病人饮水多，必喘满水逆也，暴者势骤，在欲悬未悬之界也。至食少饮多而为悸，为短气，则真痰饮之渐矣。故曰凡则知中气不强，气壅作渴之人，概须防此，欲人知饮所由来，非专液聚为涎，实有外入之水，但多则凌心故悸，水为火仇也。微则短气，心气为阳，水为阴，阳为阴所抑也。双弦者，两手皆弦，寒则卫气结也。然以上虽为饮为寒，非元气虚不至此，故又注其因曰：皆大下后土虚。若偏弦则饮无疑，以关前皆主中气，而有弦有不弦，明是饮偏而脉亦偏耳。

论曰：又有一手两条脉，亦曰双弦。此乃元气不壮之人，往往多见此脉，亦属虚边。愚概温补中气，兼化痰，应手而愈。

【点评】关注中气。

肺饮不弦，但苦喘短气。支饮亦喘而不能卧，加短气，其脉平也。

注曰：上既曰偏弦者饮，然肺与脉道远，有饮在肺本，则肺自病而为喘，阻气不布而为短气，乃肺之形病，不妨脉，故不弦。支饮属实邪而偏为喘，为不能卧，为短气，乃饮邪停膈，而阳明气逆，或不妨脉，而脉不弦，故曰平。恐人因脉不弦，而并疑喘与短气、不能卧三证，以为非饮也。饮脉本弦，故两举特异者言之。

【点评】指出痰饮之脉有弦有不弦，不可一概而论。

病痰饮者，当以温药和之。心下有痰饮，胸胁支满，目眩，苓桂术甘汤主之。

注曰：老人痰火，概多属火，乃阴气亏而火冲，胸中之清阳又不足以御之，故纠缠不已，治以清凉养阴为主。若痰饮，乃有形之饮，因循不去，湿结为痰，本挟寒湿为主病，假使中气健运，则不能容之矣，故曰当以温药和之，取其温中健脾，化气行痰也。若心下有痰饮，心下非即胃也，乃胃之上，心之下，上焦所主，唯其气挟寒湿，阴邪冲胸及胁而为支满，支者，撑定不去，如痞状也。阴邪抑遏上升之阳，而目见玄色，故眩。按《立斋医案》：头晕目眩，皆主脾气不升。苓桂术甘汤，正所谓温药也，桂、甘之温化气，术之温健脾，苓之平而走下，以消饮气，茯苓独多，任以为君也。

苓桂术甘汤方

茯苓四两　桂枝三两　白术三两　甘草二两

上四味，以水六升，煮取三升，分温三服，小便则利。

【点评】强调治疗痰饮当注重"温中健脾"，中气健运则气化痰行，苓桂术甘汤是为代表方，方中主药为茯苓。

夫短气有微饮，当从小便去之，苓桂术甘汤主之_{方见上}；肾气丸亦主之_{方见妇人杂病中}。

注曰：短气有微饮，即上文微有短气也。然支饮、留饮水在心，皆短气，总是水停心下，故曰当从小便去之。乘肺则喘，乘脾则满，两相乘则喘且满，或病气稍平，则微喘似短气。痰饮不言短气，盖痰饮势大，水走肠间，有不止于妨气者矣。苓桂术甘汤固能健胃下水，肾气丸之力尤大。盖使饮留不行，土之力弱也，似病①属水胜，不知土实借真水以滋燥化物，故曰太阴湿土，水者肾也。今以地黄养其真阴，山茱益肝，苓、药调脾，丹皮凉肝肾之气，使相火自伏，泽泻泻膀胱以通肾气，桂能化气，附益真阳以运动下焦阳气，使肾之关门，利而不壅，则脾气自调，调则健运。古人所谓脾肾之气通，则三焦俱泰者此也，故能使饮从小便去耳。然调阴阳，滋根本，实为虚损主方，驱饮又其剩技矣。

【点评】强调治疗痰饮须明脾与肾之关系，"土实借真水"，二者协调，"脾肾之气通，则三焦俱泰"也。

病者脉伏，其人欲自利，利反快，虽利，心下续坚满，此为留饮欲去故也，甘遂半夏汤主之。

注曰：仲景谓脉得诸沉，当责有水，又曰：脉沉者，为留饮，又曰：脉沉弦者，为悬饮。伏者亦即沉之意，然有饮而痛者为胸痹，彼云寸口脉沉而迟，则知此脉字指寸口矣。欲自利者，不由外感内伤，亦非药误也。利反快，饮减人爽也。然病根未拔，外饮加之，仍复坚满，故曰续坚满。虽坚满而去者自去，续者自续，其势已动，故曰欲

---

① 病：陆本作"症"。

去。甘遂能达水所而去水，半夏燥水，兼下逆气，故以为君，乘其欲去而攻之也；甘草反甘遂而加之，取其战克之力也；蜜能通三焦，调脾胃，又制其不和之毒，故加之；利则伤脾，故以芍药协甘草以补脾阴，固其本气也。

甘遂半夏汤方

甘遂大者三枚　半夏十二枚，以水一升，煮取半升，去滓　芍药五枚　甘草如指大一枚，炙，一本无

上四味，以水二升，煮取半升，去滓，以蜜半升和药汁，煎取八合，顿服之。

【点评】指出饮虽留，因自利而"其势已动"，故可用甘遂半夏汤"乘其欲去而攻之"。

脉浮而细滑，伤饮。脉弦数者，有寒饮，冬夏难治。脉沉而弦者，悬饮内痛①。病悬饮者，十枣汤主之。

注曰：细脉不专属饮，合滑则为水之象矣。浮者，客水自表入，故脉未沉也。浮而细滑，谓浮本非饮，浮而细滑，则为饮耳。不曰有饮，而曰伤饮，见为外饮所骤伤，而非停积之水也。仲景尝谓脉弦数者，当下其寒，可知弦数之脉，为阳中有阴，故曰有寒饮。病既阳中有阴，值大寒大热，病气复因时令而变，东垣所谓复病也，复病深而易感，故曰冬夏难治。难以骤治，非不可治也。脉沉为有水，故曰悬饮，弦则气结，故痛。主十枣汤者，甘遂性甘寒，能泻经隧水湿，而性更迅速直达；大戟性苦辛寒，能泻脏腑之水湿，而为控涎之主；芫花性苦温，能破水饮窠囊，故曰破癖须用芫花；合大枣用者，大戟得枣，即不损脾也。盖悬饮原为骤得之证，故攻之不嫌峻而骤，若稍缓而为水气喘急浮肿。《三因方》以十枣汤药为末，枣肉和丸以治之，可谓善于变通者矣。

───────────────

① 内痛：胸胁部牵引疼痛。

十枣汤方

芫花_熬　甘遂　大戟_{各等分}

上三味，捣筛，以水一升五合，先煮肥大枣十枚，取八合，去渣，内药末，强人服一钱匕，羸人①服半钱，平旦温服之；不下者，明日更加半钱。得快下②后，糜粥自养。

【点评】引《三因极一病证方论》改汤为丸的用法，峻药缓剂，变通之用，可资参考。

病溢饮者，当发其汗，大青龙汤主之，小青龙汤亦主之。

注曰：溢饮者，水已流行归四肢，以不汗而致身体疼重，盖表为寒气所侵而疼，肌体着湿而重。全乎是表，但水寒相杂，犹之风寒两伤，内有水气，故以大青龙、小青龙主之。然大青龙合桂麻而去芍加石膏，则水气不甚，而挟热者宜之；倘咳多而寒伏，则必小青龙为当。盖麻黄去杏仁，桂枝去生姜，而加五味、干姜、半夏、细辛，虽表散而实欲其寒饮之下出也。

论曰：观仲景论太阳中暍，谓身热疼重，而脉微弱，乃夏月伤冷水，水行皮中所致，一物瓜蒂汤主之。然曰发其汗则恶寒甚，而此独主二汤，发表为急，岂非以溢饮所犯，其源非中暍，且腠理稍固，不若夏月之易汗乎。彼在夏月，腠理本疏，又中暍在先，故主吐，然则夏月身不热，非中暍而得是证，其亦宜二汤可知也。

大青龙汤方

麻黄_{六两，去节}　桂枝_{二两，去皮}　甘草_{二两，炙}　生姜_{三两}　杏仁_{四十个，去皮尖}　大枣_{十二枚}　石膏_{如鸡子大，碎}

上七味，以水九升，先煮麻黄，减二升，去上沫，内诸药，煮取

---

① 羸人：虚弱之人。
② 下：原作"之"，据赵本改。

三升，去滓，温服一升，取微似汗，汗多者，温粉①粉之。

小青龙汤方

麻黄三两，去节　甘草三两，炙　桂枝三两，去皮　芍药三两　五味半升
干姜三两　半夏半升　细辛三两

上八味，以水一斗，先煮麻黄，减二升，去上沫，内诸药，煮取三升，去滓，温服一升。

【点评】溢饮与中暍一物瓜蒂汤证都有水行皮中的相似之处，但病机有所不同。

膈间支饮，其人喘满，心下痞坚，面色黧黑，其脉沉紧，得之数十日，医吐下之不愈，木防己汤主之。虚者即愈，实者三日复发，复与不愈者，宜木防己汤去石膏加茯苓芒硝汤主之。

注曰：膈在膜之上，比心下稍高，盖心下当胃管上口，而膈更在上，不可按之处也。曰膈间，则在肺部而非肺饮矣，然胸为肺之府，气迫肺，故亦喘。膈间清虚，如天之空，饮气乘之，故满。心下痞坚者，因误吐下，客气动膈而痞塞乃在心下也。面色黧黑者，胃之精华在面，阴邪夺其正气，故面不荣而黑，黑者阴象也，水则为沉，寒则为紧，故脉沉紧，误在吐下无疑矣。更得之数十日之久，其虚可知，故以木防己汤主之。木防己为君，通水气壅塞也；人参为佐，恐虚不能运邪也；然膈属太阳之分，非桂则气不化，故加桂枝；痞则胸中必郁虚热，故加石膏。彼汉防己能泻血中湿热，而通其壅滞，故下焦湿肿，及皮水淋涩，除膀胱积热宜之，而上焦气分热证禁用。若木防己则通湿壅，而兼主虚风，故与石膏并用以治膈。若中有实热，非硝之急暴冲散不去，石膏性寒而缓，不能除在胃之结热，故曰实者复发，复与不愈，宜去石膏加芒硝，谓实有邪热与气分虚热不同也。后己椒苈黄丸下云：口中有津液，渴者加芒硝亦然。又加茯苓导其水也。

---

① 温粉：《备急千金要方》作"煅龙骨末、煅牡蛎末各三钱，粳米粉一两"。

木防己汤方

木防己三两　石膏鸡子大，十二枚　桂枝二两　人参四两

上四味，以水六升，煮取二升，分温再服。

木防己汤去石膏加茯苓芒硝汤方

木防己二两　桂枝二两　茯苓四两　人参四两　芒硝三合

上五味，以水六升，煮取二升，去滓，内芒硝，再微煎，分温再服，微利则愈。

【点评】清楚地说明了用木防己而不用汉防己以及去石膏、加茯苓、芒硝之理。

心下有支饮，其人苦冒眩，泽泻汤主之。

注曰：支饮在心下，虽不正中而近心，则心火为水气所蚀，心者君火，为阳气为宗，所谓火明外视，阳气有权也。饮气相蚀，阴气盛而清阳阻抑，又适与气道相干，故冒眩。冒者如有物蒙之也，眩者目见黑也。肾为水之源，泽泻味盐①入肾，故以之泻其本而标自行；白术者，壮其中气，使水不复能聚也。然以泽泻泻水为主，故曰泽泻汤。

论曰：时珍以伏饮合四饮为五饮，谓伏饮在心下，则为心水，而见冒眩寒热等证云，似乎傍此一条为言。不知仲景前既曰心下有留饮，其人背寒冷如掌大，又曰心下有痰饮，其人胸胁支满，目眩，此复云：心下有支饮，冒眩。岂非留饮之近背者，则见背寒证，而位居中，故仅可谓之留饮，不得谓支饮乎。痰饮位居中而势大，故使膈胁支满而兼目眩，不得谓支饮乎。支饮之在心下者，因其近心，阻抑清阳，而证见眩冒，位稍偏，不得已留饮概之，势不甚，不得以痰饮名之乎。若谓饮在心下为伏，则留饮亦在心下，何以不言伏也，况心下

---

① 盐：当为"咸"字。

为孔道，则何可言伏。观仲景叙伏饮只一条，特以"吐发"二字别之。其为留饮而稍僻，义如埋伏然，不若支饮之偏胁可知矣。至若《千金》有大五饮丸①，主留饮、痰饮、澼饮、溢饮、流饮。其注溢饮，谓溢在膈上，流饮，谓流在大肠，名愈杂而难稽，岂若仲景之命名切确，不可移易耶。

泽泻汤方

泽泻五两　白术二两

上二味，以水二升，煮取一升，分温再服。

【点评】从脾肾着眼解释泽泻汤的作用，颇为可参。

支饮胸满者，厚朴大黄汤主之。

注曰：言支饮则必稍偏矣，然不引痛胁下，亦不言胁支满，而只胸满，是虽偏而不甚偏，故可直驱之，而用小承气，气顺则自下也。

论曰：此即小承气，治腹满之痛而闭者，即曰三物汤。盖此重散结气，故以厚朴为主，彼乃与七物汤对照言之也。

厚朴大黄汤方

厚朴一尺　大黄六两　枳实四枚

上三味，以水五升，煮取二升，分温再服。

【点评】小承气汤虽与本方组成相同，但剂量不同，功用主治也有区别。

支饮不得息，葶苈大枣泻肺汤主之方见"肺痈"中。

①　大五饮丸：远志、苦参、乌贼骨、藜芦、白术、甘遂、五味子、大黄、石膏、桔梗、半夏、紫菀、前胡、芒硝、栝楼根、桂心、芫花、当归、人参、贝母、茯苓、芍药、大戟、葶苈、黄芩各一两，恒山(常山)、薯蓣、厚朴、细辛、附子各三分，巴豆三十枚，苁蓉一两，甘草三分。上三十三味，末之，蜜和丸，梧子大，饮服三丸，日三，稍稍加之，以知为度。见《备急千金要方》卷十八《大肠腑·痰饮》。

注曰：言支饮，则非肺饮矣。然而不得息，是肺因支饮满而气闭也。一呼一吸曰息，不得息，是气既闭，而肺气之布，不能如常度也。葶苈苦寒，体轻象阳，故能泻阳分肺中之闭，唯其泻闭，故善逐水。今气水相扰，肺为邪实，以葶苈泻之，故曰泻肺；大枣取其甘能补胃，且以制葶苈之苦，使不伤胃也。

【点评】"气水相扰，肺为邪实"点出本方证之要点。

呕家本渴，渴者为欲解，今反不渴，心下有支饮故也，小半夏汤主之。

注曰：呕乃胃家病，非支饮本证，然可以验心下之有支饮者。呕家本渴，谓诸呕皆属火，又呕多则亡津液，渴乃常理。呕家必寒，为木火为标，呕至于渴，寒邪去矣，故曰：渴者为欲解。反不渴，是胃中客邪可尽，而偏旁之水饮常存，饮气能制燥也，故曰必有水饮。然饮所居，偏而不正中，故曰支饮，假使在中，与呕俱出矣。半夏、生姜，止呕去逆，燥湿下饮，故主之。曰小半夏汤者，另有人参、半夏与蜜三味，为大半夏汤，故以小字别之。

小半夏汤方

半夏一升　生姜半斤

上二味，以水七升，煮取一升半，分温再服。

【点评】详释呕与渴的机制。顺提大半夏汤之名，以示二方有别。

腹满，口舌干燥，此肠间有水气，己椒苈黄丸主之。

注曰：中脘以下曰腹，腹满自不得责上焦。口舌在上，上焦无病，何以干燥？则知腹满为大肠病，口舌干燥乃水气伤阴，大肠主津液，阴伤而津液不得上达，口舌乃干燥矣，故曰：此肠间有水气。药用防己，不言木，汉防己也，肠间为下焦，下焦，血主之，汉防泻血中湿热，而利大肠之气；椒目，椒之核也，椒性善下，而核尤能利水，葶苈泻气闭而逐水；大黄泄血闭而下热，故主之。若口中有津液，是大肠之阴不为饮伤，故阴津不亡。而胃家之津反为壅热所耗，故渴，乃热在胃，为实邪，故加芒硝急下之，以救胃耳。渴不应有津液，今津多而反渴，故知胃有实热也。先服一小丸起，尤巧，所谓峻药缓用也。

防己椒目葶苈大黄丸方

防己　椒目　葶苈熬　大黄各一两

上四味，末之，蜜丸如梧子大，先食饮服一丸，日三服，稍增，口中有津液。渴者加芒硝半两。

【点评】以"水气伤阴"释"口舌干燥"似感牵强，此乃水停气阻所致。"峻药缓用"点出仲景用药之巧。

卒呕吐，心下痞，膈间有水，眩悸者，小半夏加茯苓汤主之。

注曰：无物曰呕，有物曰吐。卒呕吐，谓原无病，猝然而呕吐也。乃有饮之人，偶为寒触，但邪尽，宜即松，仍然心下痞，是初之呕吐，因胃不受邪，若胃受邪，即作利矣。是呕吐而痞，外不因表邪，内不因胃伤，乃膈间有水，故为水逆也。至于眩、悸，阴邪不能下注而上冒，故侵于目为眩，凌于心为悸，水在膈间益明矣。故治之，不若误下之痞，而但以小半夏加茯苓，去饮下逆为主。

小半夏加茯苓汤方

半夏一升　生姜半斤　茯苓三两一云四两

上三味，以水七升，煮取一升五合，分温再服。

【点评】指出此"卒呕吐"是"初之呕吐"，"乃膈间有水"上逆致呕、眩、悸。

假令瘦人脐下有悸，吐涎沫而癫眩，此水也，五苓散主之。

注曰：瘦人则腹中原少湿也，然而脐下有悸，悸者，微动也。此唯伤寒发汗后，欲作奔豚者，有脐下悸，或心气伤者，劳倦则发热，当脐跳。今内无积湿，外无表陷，又非心气素伤，而忽脐下悸，论理，上焦有水，不宜证见于脐，乃上仍吐涎沫，甚且颠眩，明是有水在中间，故能上为涎沫，为颠眩，下为脐下悸。盖心为水逼，肾乘心之虚，而作相凌之势，故曰：此水也。因以桂、苓伐肾邪，猪苓、泽泻、白术泻水而健胃。比痰饮之苓桂术甘汤去甘草，加猪、泽，彼重温药和胃，此则急于去水耳。且云饮暖水，汗出愈，内外分消其水也。

五苓散方

泽泻一两一分　猪苓三分，去皮　茯苓三分　白术三分　桂枝二分

上五味，为末，白饮服方寸匕，日三服，多饮暖水，汗出愈。

【点评】方解简明，与苓桂术甘汤的比较亦要言不烦。

附方

外台茯苓饮　治心胸中有停痰宿水，自吐出水后，心胸间虚，气满不能食。消痰气，令能食。

茯苓三两　人参三两　白术三两　枳实二两　橘皮二两半　生姜四两

上六味，水六升，煮取一升八合，分温三服，如人行八九里进之。

注曰：此为治痰饮善后最稳当之方。心胸之间，因大吐而虚，故加参，设非大吐，无参，减枳实亦可。俗医谓用陈皮即减参之力，此不唯用陈皮，且加枳实二两，补泻并行，何其妙也。

咳家其脉弦，为有水，十枣汤主之。方见上。

注曰：《脉经》谓关上脉微为咳，又肺脉微急，为咳而唾血，脉弦为水。故曰咳家，脉弦为有水。然《脉经》又曰：偏弦为水，脉沉为留饮，洪滑多痰。则此云弦，知必偏弦，而脉之不沉，亦不滑可知

也。但咳而弦，则为有水也。十枣汤者，水饮为有形之物，故逐之不嫌骤耳。

论曰：咳嗽一条，为虚损大关头，仲景不另立门，而仅附于痰饮之后，又杂见之肺痿门，可知治咳嗽，当以清痰饮为主，但其中有挟寒挟气之不同耳。

【点评】"治咳嗽，当以清痰饮为主"实为经验之谈。

夫有支饮家，咳烦，胸中痛者，不卒死，至一百日或一岁，宜十枣汤。

注曰：夫有支饮家，乃追原之词也。谓支饮本不痛，蔓延至胸痹而痛，气上逆为咳，火上壅为烦，已有死道矣。不猝死，甚至一百日或经年之久，其虚可知，幸元气未竭也。原其病，支饮为本，病本不拔，终无愈期，逡巡不愈，正坐医家以虚故畏缩，故曰宜十枣汤，以见攻病不嫌峻，不得悠悠以待毙也。

【点评】虽有正虚亦当祛邪，"不得悠悠以待毙也"。

久咳数岁，其脉弱者可治，实大数者死；其脉虚者必苦冒，其人本有支饮在胸中故也，治属饮家。

注曰：久咳数岁三句，此概言久咳者，邪气少，则可治，邪气盛则难治也。即所谓咳脉浮软者生，浮直者死也。又古人合证而断之，云咳而羸瘦，脉形坚大者死；咳而脱形、发热，脉小紧急者死；咳而呕，腹胀且泻，其脉弦急者死。要知坚急直大，皆实大之象，邪盛也。然彼处反不言数，可知咳家所畏在坚急，则真邪盛正虚，若数则不足以尽之也，但数而合实大，则坚急可知，故曰死。数止为病脉耳。内有脉虚者，此软之类，即实之反也，使非因饮而咳，则久必脏真有伤，何以能不死，故曰：脉虚者，必苦冒，冒者，饮象也。因申言其人本有支饮在胸中，以见向来医治之误，故久病由支饮，故不死。然则虽久，岂可舍病本而图之，故曰治属饮家见亦宜十枣汤，但恐虚极，听人酌量，然终不出驱饮为治耳。

【点评】指出久咳者脉证合参，"邪气少，则可治，邪气盛则难治"。然而，病虽久，邪未去者，仍须祛邪。当然，施治时可据邪正的情势，"听人酌量"。

咳逆倚息不得卧，小青龙汤主之_{方见前}。

注曰：咳逆倚息不得卧，即前支饮的证也。不用十枣汤，而用小青龙汤，必以其挟表也。然此必病发未久，而不得卧，见势亦孔①亟②，故暂以桂、麻治表，姜、半治饮耳。

青龙汤下已，多唾口燥，寸脉沉，尺脉微，手足厥逆，气从小腹上冲胸咽，手足痹，其面翕热如醉状，因复下流阴股，小便难，时复冒者，与茯苓桂枝五味甘草汤，治其气冲。

注曰：前咳逆倚息，明知是饮邪侵肺，但使其人下实不虚，则饮去病除。设虚多，正气不足以御敌，得药，上饮未能去，而下先不堪发散，动其冲气，以致肺燥如痿而多唾，唾者，其痰薄如唾也。又口燥，燥者，觉口干，非渴也。寸脉沉，水未去也。尺脉微，下元骤虚也。虚则寒气下并，手足厥逆，于是肾邪乘心，而气从小腹上冲胸咽，自腹及胸，自胸及咽，高之至也。手足痹者，不止于厥，而直不用也。面翕然如醉状，所谓面若妆朱，真阳上浮也。然未至于脱，则阳复下流阴股，谓浮于面之阳，旋复在两股之阴，作热气也。阳复归于下，似较浮出时稍可，然不归于肾，而或上熏于面，或下征于股，是狂阳无主，故小便得其燥气而难。又复随经犯上而为冒、为眩，总是肾邪动，而龙雷之火无归，如电光之闪烁无主。故以桂、苓伐肾邪；加五味敛其肺气，恐咳甚而火愈不能辑，则冲气愈不能下也；甘草调其中土以制水也。肾邪去而气自不冲，故曰治其冲气，见初时以

① 孔：此处作副词。甚，很也。
② 亟：急速。

去饮止咳为主，既冲气发，其病大，即不得旁图以分其药力也。

桂苓五味甘草汤方

桂枝四两，去皮　茯苓四两　五味子半升　甘草三两，炙

上四味，以水八升，煮取三升，去滓，分温三服。

冲气即低，而反更咳，胸满者，用桂苓五味甘草汤去桂，加干姜、细辛，以治其咳满。

注曰：冲气即低，乃桂、苓之力，单刀直入，肾邪遂伏，故低也。反更咳满，明是肺中伏匿之寒未去，但青龙汤已用桂，桂苓五味甘草汤又用桂，两用桂而邪不服，以桂能去阳分凝滞之寒，而不能驱脏内沉匿之寒，故从不得再用桂枝之例而去之。唯取细辛入阴之辛热，干姜纯阳之辛热，以泻满驱寒而止咳也。

桂苓五味甘草去桂①加姜辛汤方②

茯苓四两　五味子半升　甘草三两　干姜三两　细辛三两

上五味，以水八升，煮取三升，去滓，温服半升，日三服。

咳满即止，而更复渴，冲气复发者，以细辛、干姜为热药也。服之当遂渴，而渴反止者，为支饮也。支饮者，法当冒，冒者必呕，呕者复内半夏，以去其水。

注曰：寒得热而消，故咳满即止。然热则津耗，津耗则渴，热伤元气，元气伤而阴乃侮阳，故冲气复发，故曰：以细辛、干姜为热药也。因而津耗胃干，当遂渴，遂者，不止也。今不应止而止，故曰反，明是素有支饮，故火不胜水。但支饮必有的据，故曰：支饮者，法当冒，冒者必呕，呕者，有水故也。故复纳半夏以去之。同是冲气，而此不用桂枝者，盖冒而呕，则重驱饮，以半夏为主，桂枝非所急也。

论曰：此亦冲气，前何独郑重而专治之？盖前乃肺之客寒未去，

---

①　去桂：原脱，据赵本补。

②　桂苓五味甘草去桂加姜辛汤方：《新编金匮方论》作"苓甘五味姜辛汤方"。

药峻而寒邪乘肾，逼迫真阳浮出，上下狂奔，不能复返，故须以桂之至阳者入阴而伐之。若此之复发，乃肺被热伤，而元气不能御阴，况有支饮以援之，故亦相冲，然无面热等证，则非真阳上浮之比矣，故专去其水而冲自止，谓水去而肺肾当自调耳。

桂苓五味甘草去桂加干姜细辛半夏汤方

茯苓四两　甘草二两　细辛二两　干姜二两　半夏半升　五味子半升

上六味，以水八升，煮取三升，去滓，温服半升，日三服。

水去呕止，其人形肿者，加杏仁主之。其证应内麻黄，以其人遂痹，故不内之。若逆而内之者，必厥。所以然者，以其人血虚，麻黄发其阳故也。

注曰：形肿谓身肿也。肺气已虚，不能遍布，则滞而肿，故以杏仁利之，气不滞则肿自消也。其证应内麻黄者，《水气①》篇云：无水虚肿②者，谓之气。水，发其汗则自已。发汗宜麻黄也。以其人遂痹，即前手足痹也，咳不应痹而痹，故曰逆。逆而内之，谓误用麻黄，则阴阳俱虚而厥。然必厥之意尚未明，故曰所以必厥者，以其人因血虚不能附气，故气行涩而痹，更以麻黄阳药发泻其阳气，则亡血复汗，温气去而寒气多，焉得不厥。正如新产亡血复汗，血虚而厥也。

苓甘五味加姜辛半夏杏仁汤方

茯苓四两　甘草三两　五味子半升　干姜三两　细辛三两　半夏半升
杏仁半升去皮尖

上七味，以水一斗，煮取三升，去滓，温服半升，日三服。

若面热如醉，此为胃热上冲熏其面，加大黄以利之。

注曰：面属阳明，胃气盛，则面热如醉，是胃气之热上熏之也。既不因酒而如醉，其热势不可当，故加大黄以利之。虽有姜、辛之热，各自为功而无妨矣。

---

① 气：原作"肿"，据后文与本书篇名改。
② 肿：赵本作"胀"。

论曰：前既云以干姜、细辛为热药故也，本方止加半夏，不去姜、辛，及形肿又不去姜、辛，及面热又不去姜、辛，何也？盖支饮久渴①之人，胸中之宗气久为水寒所蚀，故极易咳满，逮咳满而借姜、辛以泻满止咳，则姜、辛自未可少，谓饮气未即去，则肺之寒侵，刻刻须防之也。至面热如醉，与首条翕热如醉不同，前因冲气，病发在下，此不过肺气不利，乃滞外而形肿，滞内而胃热，故但以杏仁利其胸中之气，复以大黄利其胃中②之热耳。

苓甘五味加姜辛半杏大黄汤方

茯苓四两　甘草三两　五味半升　干姜三两　细辛三两　半夏半升　杏仁半升　大黄三两

上八味，以水一斗，煮取三升，去滓，温服半升，日三服。

先渴后呕，为水停心下，此属饮家，小半夏加茯苓汤主之方见前。

注曰：饮有久暂不同，此云先渴后呕，渴必多饮，从无呕证，而忽于渴后见之，其为水饮无疑矣，故曰此属饮家，暂时伤饮也。小半夏，止呕专方，加茯苓，则水从小便出矣。不用止渴及健脾药，水去即无病，倘凉之则伤阳，燥之则伤胃也。

【点评】对于服小青龙汤后的变化及随证施治的机制解释得颇为透彻。

---

① 渴：疑为"咳"之误。
② 中：原作"阴"，误，据文义改。

张仲景金匮要略论注卷十三

携李徐彬忠可甫著　门人张勋康舆①父校

消渴小便不利淋病脉证治第十三脉证九条　方六首

厥阴之为病，消渴②，气上冲心③，心中疼热，饥而不欲食，食即吐，下之不肯止。

注曰：厥阴之为病消渴七字，乃消渴病之大原。盖消渴者，善消而大渴也，然或单渴不止，或善食而渴，或渴而小便反多，后人乃有上消、中消、下消之分，不知上、中、下，虽似不同，其病原总属厥阴。盖肝之脉为厥阴，厥阴者，风木之脏也，与风相得，故凡风病必先中肝。然风善行而数变，故在经络，在血脉，在肌肉，各各不同。而又有郁于本脏者，则肝得邪而实，因而乘其所胜，阳明受之，乘其所生，足少阴受之。于是上中下，或有偏胜，现证稍殊，皆为消渴，皆有厥阴风郁火燔，故曰：厥阴之为病消渴。《内经》亦有"风消"二字，消必兼风言之，亦此意也。肝既邪实，木气喜上扬，故气上冲心，心受邪逼，故疼且热。肝得热而燥，于是子盗母气，则肾亦病，故饥不欲食，食则吐者，上受邪气之冲，且肝主呕逆也。下之不肯

---

① 张勋康舆：原作"周發升闻"，据扫本、陆本改。
② 消渴：此指渴饮无度之症。
③ 冲心：《仲景全书·伤寒论》作"撞心"。

止，乃病不由于胃实，而反攻胃，故仍不肯止也。

论曰：《内经》谓二阳结，谓之消。此独主厥阴，似乎互异，不知邪气浸淫病深，肠胃气聚不散，故曰结。其使肠胃之气不能健运而成三消，则厥阴实为病之本，如果病专肠胃，则下之为中病，消渴宜无不止矣。然多食而饥不止为中消，此又云饥不欲食，则知消渴之病，亦有不欲食者。但能食而渴者，全重二阳论治，饮一溲二，重在肾虚论治，其不能食而气冲者，重在厥阴论治，此又临证时，微细之辨乎。

【点评】紧扣"厥阴之为病"，指出消渴与肝关系密切，进而会累及肾。

寸口脉浮而迟，浮即为虚，迟即为劳；虚则卫气不足，劳则荣气竭。趺阳脉浮而数，浮即为气，数即为消谷而大①坚。气盛则溲数，溲数即坚，坚数相搏，即为消渴。

注曰：此段论消渴之脉，当从寸口趺阳合而证之也。此与水气不同，是寸口脉浮而迟，趺阳脉浮而数，与证迥异，可悟合证论脉之法。病消渴者，虽非形病，然中气不纯，运化促急，元气不厚，荣卫自虚，故寸口脉浮而迟，浮不因表，是属气不敛矣，故曰浮即为虚。迟不因寒，是属荣不充盛矣，故曰迟即为劳，劳者，犹言罢劳也。凡渴属热，故知不因寒也。气既不敛，则不能并力内入而循运度之常，故曰虚则卫气不足。荣不充盛，则不能辅气健运，而见迟慢之状，故曰劳则荣气竭。盖消渴症，本属热边，而寸口脉但见虚状，不见数脉，可知消渴为结热在下，不必见之寸口脉也。若趺阳则专主二阳之脉，乃浮而数，浮则为气鼓不下，故曰浮则为气，数则脾强而约，谷易消而热愈坚，故曰数即为消谷而大坚。溲者溺也，气有余即是火，火性急速故溲数，溲数而阴气耗，阳亢无制故坚，坚者热结甚也。热不为溲解，阳亢阴亡，故曰相

---

① 大：《医宗金鉴》云"大"之下当有"便"字。

搏，阴亡而阳愈亢，故曰即为消渴。此言消渴之病，结在二阳，脉当全责趺阳也。然前云饥不欲食，此言消谷，则似与邪结厥阴者，微有虚实之不同矣。

【点评】从消渴之脉论消渴之病机。

男子消渴，小便反多，以饮一斗，小便一斗，肾气丸主之_{方见产后①}。

注曰：阴不能制阳，而肾失开阖之权，故便多无制，然非真阳有余，实邪气亢甚，所谓气盛而溲数也。故既以六味丸料，壮水之主以制阳光，仍借桂、附以复其真阳，则爝②火息而阴阳平耳。

【点评】病机阐释与方义之解似不合拍。

脉浮，小便不利，微热消渴者，宜利小便、发汗，五苓散主之_{方见痰饮}。

注曰：脉浮、微热是表未清也，消渴、小便不利是里有热也。故以桂枝主表，白术、苓、泽主里，而多以热水，助其外出下达之势，此治消渴之浅而近者也。按：此与上条同是消渴，上条小便多，知阴虚热结；此条小便不利而微热，即为客邪内入，故治法迥异。然客邪内入，非真消渴也，合论以示辨耳。

【点评】处处注重鉴别。指出此条所述消渴"非真消渴也"，乃是"客邪内入"所致之渴。

渴欲饮水，水入则吐者，名曰水逆，五苓散主之。

注曰：因渴饮水，水太多而骤，以致水入即吐，此病中之病也。故不复重其消渴，而但曰水逆，见当急治其新病，然药亦不过五苓，

---

① 方见产后：赵本为"方见脚气中"，较妥。
② 爝(jué 爵)：小火。

五苓固主双解表里，而下水之功尤速也。

【点评】徐氏认为此证为"病中之病"，即消渴病中的表现，"故不复重其消渴"。其实此处是消渴症，而非消渴病。

渴欲饮水不止者，文蛤散主之。

注曰：渴欲饮水，此里有热也，不止，则其热之结坚矣。文蛤性盐，而为至阴之物，能软坚，能润燥，能除热，故主之。然只一味，取其专而下入，以清中下焦之燥热也。已上治消渴三方，药皆以治中下焦为急，可知消渴之病，本有厥阴，甚则二阳结而累及于肾，治不宜轻动其上焦矣。

论曰：渴欲饮汤与渴欲饮水不同。渴欲饮汤，乃胃家燥热；渴欲饮水，乃是气壅阴燥。故有水，似不宜渴，而反渴欲饮水，则治法迥别。今人见渴，即混同论治，所误多矣。观仲景前后治法，不晓然乎。又人有夜卧则唇口干燥，坐起阳升，即口中津润，唯阴燥，故得阳而气化，则干燥即止也，但比日间亦渴欲饮水者，不甚耳。

文蛤散方

文蛤五两

上一味，杵为散，以沸汤五合，和服方寸匕。

【点评】归纳仲景治疗消渴之病的特点，指出"以治中下焦为急"，"不宜轻动其上焦矣"。

淋之为病，小便如粟状，小腹弦急①，痛引脐中。趺阳脉数，胃中有热，即消谷引饮，大便必坚，小便即数。淋家不可发汗，发汗则必便血。

注曰：此三条总论淋证。首一段，谓淋之为病，全在下焦，故前

---

① 弦急：即拘急。

十一卷内，言下焦有热，亦主淋闭不通。此言小便如粟状，粟者，色白而滴沥，甚则如米屑也。然气血不同，故后人有五淋之名。小腹气不和，失其浑厚之元，则弦急矣，热邪上乘，则痛引脐中矣。趺阳一段，是言淋之病，虽不必尽由于胃，而有趺阳脉数者，乃属胃中有热，即另见消谷引饮、大便坚、小便数之证，此淋病之近于消渴者也。淋家一段，谓淋为下焦内症，故以汗为戒，误汗则便血，发其阳则动血也。不出方者，淋病，下焦主之，而胃热则近消渴，肾热则类小便不利，前后方，可相通酌用耳。

【点评】关于"趺阳脉数"条，后世多认为是论胃热气盛之消渴，而徐氏将其归为淋证，似觉不妥。

小便不利者，有水气，其人若渴①，栝蒌瞿麦丸主之。

注曰：小便不利，此膀胱有热也。膀胱通周身之水道，既艰涩难出，则水停而逆，故曰有水气。然使不渴，则热止膀胱，若渴，是气化之原亦热。故以瞿麦、茯苓逐水；而以栝蒌根清上焦之热；脾肾之元气不可不养，故以山药培其本；膀胱虽热，由肾实虚而开阖失职，故以附子补其元阳，且膀胱既为湿热所困，气馁不行，故须附子大力，为瞿麦、茯苓之先锋耳。

栝蒌瞿麦丸方

薯蓣三两　栝蒌根二两　瞿麦一两　附子一枚炮　茯苓三两

上五味，末之，炼蜜为丸，梧子大，饮服三丸，日三服，不知，增至七八丸，以小便利、腹中温为知。

【点评】方解中称附子"为瞿麦、茯苓之先锋"颇有创意，阳通则气化水行。

---

① 若渴：《医统正脉》作"苦渴"。

小便不利，蒲灰散主之；滑石白鱼散、茯苓戎盐汤并主之。

注曰：蒲灰，即蒲席烧灰也，能去湿热，利小便；滑石能通九窍，去湿热，故主之；白鱼能开胃下气，去水气；发为血余入阴，故合滑石，则阴分之湿热去，而小便利也。若茯苓戎盐汤，内有白术健脾，茯苓渗湿，戎盐出山坡阴土石间，不经煎炼，入肾除阴火，兼清热，故以为使，然此方较前二方，则补养多矣。

蒲灰散方

蒲灰半斤　滑石一斤①

上二味，杵为散，饮服方寸匕，日三服。

滑石白鱼散方

滑石一斤　乱发一斤，烧　白鱼一斤②

上三味，杵为散，饮服方寸匕，日三服。

茯苓戎盐汤方

茯苓半斤　白术二两　戎盐弹丸大二枚③

上三味，先将茯苓、白术煎成，入戎盐再煎，分温三服。

【点评】滑石白鱼散中的白鱼，徐氏所注为水中之鱼，能开胃下气，去水气。目前认为该方中的白鱼又名衣鱼、蠹鱼，即衣帛或书纸中的蠹虫，具有行血消瘀、利尿之功。蒲灰，后世多认为是蒲黄。

渴欲饮水，口干舌燥④者，白虎加人参汤主之方见"暑门"。

注曰：此亦消渴之类也。但渴欲饮水而口干燥，则肺气既热，更阳虚而阴燥见于外，其热浮，故以白虎汤治其火，清其热，复以人参

---

① 蒲灰半斤　滑石一斤：赵本作"蒲灰七分　滑石三分"。
② 滑石一斤　乱发一斤，烧　白鱼一斤：赵本此三味均作二分。
③ 二枚：赵本作"一枚"。
④ 口干舌燥：原作"口干燥"，据赵开美《金匮要略方论》改。

补其虚，与专治中下焦，而散其结热者迥异。

【点评】此证肺胃热盛、津气两伤，何云"阳虚而阴燥"？

脉浮发热，渴欲饮水，小便不利，猪苓汤主之_{方见卷首。}

注曰：此即五苓散，而以滑石、阿胶易去桂、术也。谓脉浮发热，热似在表，渴欲饮水，小便不利，内热复甚，则已衰之表热不足虑，而阴热水停，变将无穷。故既以苓、泽导水，而加阿胶、滑石，则滋阴荡热为急耳。然独以猪苓名汤，盖猪苓善去胃中水饮，则知此方以去水饮为主也。

张仲景金匮要略论注卷十四

携李徐彬忠可甫著　门人吴成弘可士父校

水气病脉证并治第十四 论七首　脉证五条　方九首

师曰：病有风水，有皮水，有正水，有石水，有黄汗。

注曰：《内经》止有水胀及石水二条，仲景特列五条，示人水病有浅深，欲人因名思义，而处治无误耳。《水气》篇无一字及痰饮，可知肿胀症见痰饮症即须慎，考《痰饮》篇却及五脏水，然通篇无一肿胀字，可知有先病痰饮而后变水气者，有先病水气而渐有痰饮者，当分重轻施治矣。故以水从外邪而成，其邪在经络者，别之曰风水，谓当从风治也。或水虽从外邪而成，其邪已渗入于皮，不在表不在里者，别之曰皮水，谓在皮而不脱于风也。其有不因风，由三阴结而成水者，别之曰正水，谓当正治其水也。其阴邪多而沉于下者，别之曰石水，谓病全在下也。其有亦因风邪或水邪，虽为外邪内伤于心，热郁而为黄汗，状如风水，而脉不浮者，别之曰黄汗，谓病邪同水，而所入在心也。

【点评】指出风水、皮水、正水、石水、黄汗命名之所由。

风水，其脉自浮，外证骨节疼痛，恶风；皮水，其脉亦浮，外证胕肿，按之没指，不恶风，其腹如鼓，不渴，当发其汗；正水，其脉沉迟，外证自喘；石水，其脉自沉，外证腹满不喘；黄汗，其脉沉迟，身发热，胸满，四肢头面肿，久不愈，必致痈脓。

注曰：凡水病相去不远，故《内经·水胀篇》概曰：目窠上微肿，如新卧起之状，其颈脉动，时咳，阴股间寒，足胫肿，腹乃大，水已成矣。以手按其腹，随手而起，如裹水之状。而不分别为言。然而病因不同，则治法迥异。故仲景先从脉别之，则浮者为风，风邪相薄①则骨节疼痛，风尚在表则恶风，合三者，他证所不能同，故以此主风水之辨。若脉浮为风，而身胕肿，胕者，浮也。甚且按之没指，其浮何如，是邪已去经而在皮间。去经故不恶风，在皮间故腹皮如鼓。《千金》"胕"字竟易"浮"字，正水即里水也，里水中有石水，故以正字别之。《千金》此下尚有"不满"二字，乃外虽似胀，而病不在内，故不满也。风在皮，内不燥，故不渴。治之亦宜从风，故曰当发其汗。是皮水与风水，脉不异而证异也。证虽异，治仍不异，风未入里也。若正水，则三阴结而非风，结则脉沉，水属阴故迟。三阴结，而下焦阴气不复，与胸中之阳相调，故水气格阳在上而喘，即《内经》"颈脉动喘疾咳曰水"也。其目窠如蚕，两胫肿，腹大不问可知。然与石水相辨不在此，故只举喘言之。若石水脉亦沉，但不迟，《内经》曰：阴阳结邪，多阴少阳，曰石水，少腹肿。则知此所谓腹满乃少腹肿也。病专在下焦，非全体病，故不喘。其颈脉动，咳，目窠如蚕，亦或与正水等，微甚不同可知矣。石水病在下，未伤中气，中未虚冷，故脉不迟。若黄汗，乃从汗出入水，水邪伤心，或汗出当风所致。汗与水总属水气，因其入内而结，结则热郁而黄，故脉亦沉迟。水属阴，阴寒在上，故脉迟。心受邪郁，故身发热。伤在上，故胸满。阳部之邪从阳，故走四肢，并头面肿。若久不愈，邪气侵阴，荣气热，故凝滞而为痈脓。

【点评】详释四水与黄汗的主要脉症及病机。

---

① 薄：迫也。

脉浮而洪，浮则为风，洪则为气。风气相搏，风强①则为隐疹，身体为痒，痒者为泄风②，久为痂癞③，气强④则为水，难以俯仰。风气相系"系"字一云"击"，身体洪肿，汗出乃愈，恶风则虚，此为风水；不恶风者，小便通利，上焦有寒，其口多涎，此为黄汗。

注曰：此段详风之所以成水，并与黄汗分别之。因谓脉得浮，而洪浮为风是矣，洪乃气之盛也。风气相搏，是风与气，两不相下也。其有风稍强者，则风主其病，故侵于血为瘾疹，因而火动则痒，然风稍得疏泄，故曰泄风。久则荣气并风而生虫，为痂癞厉风之属，不成水也。若气强则风为气所使，不得泻于皮肤，逆其邪乘阴分，以致阴络受病而为水，难以俯仰者，成水后，肿胀之状也。然气虽强，风仍不去，故曰相系，风气无所不到，故身体洪肿，洪肿者，大肿也。汗出则风与气皆泻，故愈。恶风为风家本证，既汗而仍恶风，则当从虚，而不当从风，故补注一句曰：恶风则虚，而总结之曰此为风水，谓水之成，虽由于气，而实源于风也。其有不恶风者，表无风也。小便通利者，非三阴结也。更口多涎，是水寒之气缠绵上焦也。此唯黄汗之病，因汗出而伤水，则内入于胸膈，故即别之曰：上焦多寒，其口多涎，此为黄汗，不脱前黄汗证中胸满之意也。

【点评】从风、气到水寒分别阐述瘾疹、泄风、痂癞、水气及黄汗形成的机制，颇为清晰。

寸口脉沉滑者，中有水气，面目肿大，有热，名曰风水。视人之目窠⑤上微拥⑥，如蚕⑦新卧起状，其颈脉动，时时咳，按其手足上，

---

① 风强：风邪盛。
② 泄风：风邪外泄而有皮疹身痒之症。
③ 痂癞：化脓结痂如癞疾。
④ 气强：水气盛。
⑤ 目窠：《仲景全书·金匮要略方论》作"目裹"。
⑥ 微拥：即微肿。
⑦ 蚕：《脉经》《备急千金要方》《外台秘要》中无此字。

陷而不起者，风水。

注曰：此二段，从风水中之变异者，而仍正其名以示别也。谓风水脉本浮，今沉滑，是中有水气相结，似属正水。然而面目肿大有热，高颠之上，唯风可到。风为阳邪，故热，是脉虽沉，不得外风而言之，故仍正其名曰风水。若目窠微拥如蚕，而且颈脉动咳，此正水之征也。乃按手足上陷而不起，则随手而起者水也，今不起，知非正水而为气水矣。风气必相击，故亦正其名曰风水。

【点评】注中所云"气水"为古病名。《中藏经·论水肿脉证生死候》："气水者，其根在大肠，其状乍来乍去，乍盛乍衰者是也。此良由上不下通，关窍不利，气血痞格，阴阳不调而致之也。"

太阳病，脉浮而紧，法当骨节疼痛，反不疼，身体反重而酸，其人不渴，汗出即愈，此为风水。恶寒者，此为极虚，发汗得之。渴而不恶寒者，此为皮水。身肿而冷，状如周痹①，胸中窒，不能食，反聚痛，暮躁不得眠，此为黄汗，痛在骨节。咳而喘，不渴者，此为脾恐是"肺"字胀，其状如肿，发汗则愈。然诸病此者，渴而下利，小便数者，皆不可发汗。

注曰：此一段，言风水中，有类太阳脉，而不出太阳证者；又有相似而实为皮水者；有相似而实为黄汗者；有相似而并非皮水、黄汗，实为肺胀者。如太阳病脉浮紧，在法当骨节疼痛，所以前叙风水，亦曰外证骨节疼痛，此反不疼，又太阳病不重，今得太阳寒脉，身体反重而酸，却不渴，汗出即愈。明是风为水所柔，故不疼而重，风本有汗，乃因自汗而解，故正其名曰：此为风水。然既汗不宜恶寒，复恶寒，明是人为汗虚，故曰此为极虚，发汗得之。若前证，更有渴而不恶寒者，渴似风水，然不恶寒，则非风水矣，故又别之曰：

_____

① 周痹：以全身游走性疼痛为特征的病证。

此为皮水。但皮水身不热，故又注其的证曰：身肿而冷，状如周痹。周痹之状，寒凝汁沫，排分肉而痛。周痹者，通身皮肤，受邪而不用，即前所谓外证胕肿，按之没指也。若前证更有胸中窒，不能食，反聚痛，暮躁不得眠者，明是入水以伤心，致胸中受邪而窒，邪高妨食，又邪聚而痛，又心烦而暮躁不得眠，此唯黄汗证都在胸，故曰此为黄汗。若前证之脉浮紧而骨节仍痛，且咳而喘，但不渴，则类于皮水，然而不甚胕肿，又非皮水，故曰：此为肺胀。乃肺主气，受邪而咳，其状如肿，实非肿也，此亦风之淫于肺者旧本"脾"字，然下承曰：发汗则愈。在脾无汗之理，故知是"肺"字，故总曰发汗则愈，见证异而治宜同也。诸病此者四句，谓证虽不同，似皆可发汗，然遇有渴者、下利者、小便数者，即为邪气内入，即非一汗所能愈，故曰：皆不可发汗。

【点评】从"发汗则愈"推断"脾胀"当为"肺胀"，可参。

里水①者，一身面目黄肿②，其脉沉，小便不利，故令病水。假令小便自利，此亡津液，故令渴。越婢加术汤主之。

注曰：此言正水而兼色黄为异者，以其别于风水、皮水之在外，故曰里水。然水病多面目鲜泽，此独一身面目黄瘴③，则久郁为热矣。又水病，小便必难，不渴，或郁久而津亡，热壅为渴，小便反自利，热在上焦气分，故以越婢行阳化热，加术以胜其水。

【点评】此条之"里水"后世多作皮水解。徐氏未能指出"越婢加术汤主之"系倒装文法，故对"假令小便自利，此亡津液，故令渴"的解释亦颇感牵强。

跌阳脉当伏，今反紧，本自有寒，疝瘕，腹中痛，医反下之，即

① 里水：《脉经》作"皮水"。
② 黄肿：《脉经》作"洪肿"。
③ 瘴：足肿。

胸满短气。趺阳脉当伏，今反数，本自有热，消谷，小便数，今反不利，此欲作水。

注曰：此二条，言水病人，别有宿病，人各不同，当从趺阳脉，与其旧疾见证别之。谓人有水病，水寒相搏，趺阳脉当伏，今犯水病，趺阳脉反紧，此因本自有寒，疝瘕，腹中痛病，故脉加紧，治当兼顾其寒，而医反下之，则元气受伤，水病未除，寒邪上乘，胸中之宗气弱，不能御之，为胸满、为短气矣。或趺阳脉当伏，今反数，此因本自有热，应消谷，小便数，今反不利，是有热而健运之人，因水而气反不化，知其邪结三阴矣，故曰此欲作水。

寸口脉浮而迟，浮脉则热，迟脉则潜，热潜相搏，名曰沉；趺阳脉浮而数，浮脉即热，数脉即止，热止相搏，名曰伏；沉伏相搏，名曰水；沉则脉络虚，伏则小便难，虚难相搏，水走皮肤，即为水矣。

注曰：此段论正水所成之由也。谓人身中健运不息，所以成云行雨施之用，故人之汗，以天地之雨名之，人之气，以天地之疾风名之。故寸口脉主上，犹之天道，必下济而光明，故曰阴生于阳。趺阳脉主下，犹之地轴，必上出而旋运，故曰卫气起于下焦。今寸口脉浮而迟，浮主热，乃又见迟，迟者元气潜于下也。既见热脉，又见潜脉，是热为虚热，而潜为真潜，故曰热潜相搏，名曰沉，言其所下济之元气沉而不复举也。今趺阳脉浮而数，浮主热，乃又见数，数者卫气止于下也。既见热脉，又见止脉，是于客气为热，而真气为止，故曰热止相搏，名曰伏。言其宜上出之卫气，伏而不能升也，从上而下者，不返而终沉，从下而上者，停止而久伏，则旋运之气，几乎熄矣，熄则阴水乘之，故曰沉伏相搏，名曰水。见非止客水也，恐人不明沉伏之义，故又曰络脉者，阴精阳气所往来也，寸口阳气沉而在下，则络脉虚。小便者，水道之所从出也，趺阳真气止而在下，气有余即是火，火热甚，则小便难，于是上不能运其水，下不能出其水，又焉能禁水之胡行而乱走耶？故曰：虚难相搏，水走皮肤，即为水矣。水者，即身中之阴气合水饮而横溢也。沉伏二义，俱于浮脉见之，非真明天地升降阴阳之道者，其能道只字耶，此仲景所以为万世师也。

【点评】以气之升降解释水气为病之理。

寸口脉弦而紧，弦则卫气不行，即恶寒，水不沾流①走于肠间。

注曰：此言水病将成之脉，有挟弦紧者，以明水不循故道之由。谓紧脉属寒，弦而紧，乃即弦状如弓弦，按之不移者，弦则卫气为寒所结而不行，外无卫气，所以恶寒，不能运水，故随其所至，不复沾流走于肠间，水既不直走于肠间，自不能不横出于肌肤矣。

少阴脉紧而沉，紧则为痛，沉则为水，小便即难。

注曰：此言水气已成，亦或于少阴脉见之也。少阴者，尺脉也，紧而沉，紧属寒，故主痛，沉为阴结，故属水。小便即难，言因肾病水，而小便即为之不利，非小便难，故成水病也。

【点评】上二条分别论水气病将成与已成之脉。

脉得诸沉，当责有水，身体肿重。水病脉出②者死。

注曰：此除风水及皮水言之也。谓水属阴，沉脉亦属阴，故脉得诸沉，当责有水。然亦必合身体肿重而断之，诸云者，言脉部不同，则病原异，然概以沉为断耳。水病脉既沉，则浮出为阳气上脱，故主死。

夫水病人，目下有卧蚕，面目鲜泽，脉伏，其人消渴。病水腹大，小便不利，其脉沉绝者，有水，可下之。

注曰：此为正水言之。谓凡水病人，脾胃为水气所犯，故目之下包曰窠，胃脉之所至，脾脉之所主，病水，则有形如卧蚕，水气主润，故面目鲜华而润泽，不同于风燥也。脉伏即沉也。其人消渴，水

① 沾流：流通输布之意。
② 脉出：脉暴出而无根，为阴盛阳越、真气涣散之象。

在皮肤，内之真气耗，耗则渴，然非骤至之热，故直消渴，不若偶渴。病水也，在下则必腹大，小便不利，盖非痞塞，则不能成水耳。至于脉沉绝，则沉之甚也，水病不尽可下，沉甚则水甚，故可下之，以去其标。水病可下，惟此一条，"沉绝"二字妙。

【点评】"盖非痞塞，则不能成水耳"，提示小便不利是水气病的重要因素与见症。并指出下法是水甚时的治标之法。

问曰：病下利后，渴饮水，小便不利，腹满因肿①者，何也？答曰：此法当病水，若小便自利及汗出者，自当愈。

注曰：此言下利后，有可以成水而易愈者。谓下利后渴，液暴脱也，以土弱而气不化，小便反不利，又恣饮水以伤脾土，因而有入无出，腹为之满，气浮为肿，然水入不出，满乃常事，肿则可疑，故问。咎在饮水，利后饮汤，则与胃相得，何至不化。不知胃气既虚，水乃侮土，土主肌肉，土虚水溢，则未有不肿者，故曰：此法当病水。然在下利后，非三阴结之比，故小便通而汗即自愈也。

【点评】下利后饮水是否成肿关键在于脾胃之气虚与不虚。

心水者，其身重而少气，不得卧，烦而躁，其人阴肿。肝水者，其腹大，不能自转侧，胁下腹痛，时时津液微生，小便续通。肺水者，其身肿，小便难，时时鸭溏。脾水者，其腹大，四肢苦重，津液不生，但苦少气，小便难。肾水者，其腹大，脐肿腰痛，不得溺，阴下湿如牛鼻上汗，其足逆冷，面反瘦。

注曰：此亦为正水者，微细分别以为治疗地也。谓人病水，久则相传而概病，然其初，有心独虚而致者，水自心，即为心水。心为君火，主一身之阳，水困之，则君火不申，而通身之阳无所禀，故不能矫健而重。火为气之原，火困则少气，水逆卫气，不得入于阴，则不

---

① 因肿：《脉经》作"阴肿"。

得卧，君火愈郁，则阴火愈动，故烦而躁。心肾本相交，今心为水所抑，不能交于肾，所交者，即心外之余湿，故阴肿即势①肿也。有肝独虚而致者，水自肝，即为肝水。木不能泻水以助土，故阴盛而腹大。木气上扬，病则横肆而强直，故不能自转侧。肝之府在胁，而气连小腹，故胁下腹痛。大肠主津液，肝木侮土，则土衰而水浊且涩，然非大肠本病，肝气少舒，舒则阳明气畅，津液微生，而小便续通。以肝主疏泄，此其独异于肺脾肾者也。有肺独虚而致者，水自肺，即为肺水。肺主气，以运于周身，病则正气不布，故身肿，小便必因气化而出，气不化，故小便难。肺气病，则不能受脾气之上输，肺脾交困而鸭溏，鸭溏者，如鸭粪之清而不实也。有因脾虚而致者，水自脾，即为脾水。脾为至阴主腹，故脾病则腹大。四肢属脾，脾困故苦重。脾为太阴湿土，得湿而化生，又恶湿而喜燥，今水以困之，则土郁而津液不生，但苦少气。脾土不能制水，则水横溢而不遵故道，故小便难。有因肾独虚而致者，水自肾，即为肾水。肾原为水之主，病水则为重阴而腹大。身半以下，肾主之，故脐肿腰痛。肾病，则开合无权，清浊不分，且心火无制，金伤不能化气，故不得溺。肾中有真火，而脏真属寒，水湿困之，则龙火郁而逼寒外出，故阴下湿如牛鼻上汗，冷湿无有干时也。然肾阴实虚，故足逆冷。肾气为水所遏，不得上荣，故不若他脏之水病面目鲜泽，而反独瘦。肾水为石水之类，多阴少阳，在下，故前曰不喘，此曰独瘦。《千金》云：小肠水，腹满暴肿如吹，口苦燥干。大肠水，乍虚乍实，上下来去膀胱，石水，四肢瘦，腹肿，胃水，四肢肿，腹满。

【点评】详释五脏水见症之机制。联系前述水气病分类，认为心水、肝水、肺水、脾水属正水，肾水则为"石水之类"。

师曰：诸有水者，腰以下肿，当利小便；腰以上肿，当发汗乃愈。

---

① 势：指男性生殖器。

注曰：前水证，既分内外表里，此复从上下分之，要知肿之所至，即水之所至，故以内外分治，不若以上下分治，尤为确切。故曰诸有水者，不复分风水、正水等名，腰以下肿，当利小便者，腰以下，阴为主用，故以洁净府为急；腰以上肿，当发汗者，腰以上，阳为主用，故以开鬼门为急耳。谓不可轻下也。

【点评】"肿之所至，即水之所至"，认为治疗水气病"以内外分治，不若以上下分治"为确切，可参。

师曰：寸口脉沉而迟，沉则为水，迟则为寒，寒水相搏。趺阳脉伏，水谷不化，脾气衰则鹜溏，胃气衰则身肿。少阳脉卑①，少阴脉细，男子则小便不利，妇人则经水不通，经为血，血不利则为水，名曰血分。

注曰：此言正水之偏于下焦者。谓前寸口脉浮而迟，既为热潜相搏而为沉矣，此乃沉而迟，沉即为水，迟即为寒，水寒相搏，趺阳脉自郁而伏，因而阴寒用事，不能化谷，然微有分焉。脾气主里，故脾气衰则鹜溏。胃气主表，故胃气衰则身肿。兼之少阳脉卑，少阳者，左关胆脉也。少阴脉细，少阴者，左尺肾脉也。卑则低而弱，细则微而损，肝肾主下焦，故男子则小便不利，妇人则经水不通。经者，血也，男子亦属血，唯妇人有经可征，故知因血分不利而积渐阻滞，则水病乃成，谓证脉俱在下焦，下焦主阴主血，故曰血分，男妇一体也。前云气强则为水，故以此之属血分者，别言之以示辨。况肝脉之血□□□。

【点评】指出血分不单指女性，"男子亦属血"，"故曰血分，男妇一体也"，皆可"因血分不利而积渐阻滞"致成水病。

问曰：病者苦水，面目身体四肢皆肿，小便不利，脉之不言水，

---

① 脉卑：脉沉而弱，为营血不足之象。

反言胸中痛，气上冲咽，状如炙肉①，当微咳喘。审如师言，其脉何类？师曰：寸口脉沉而紧，沉为水，紧为寒，沉紧相搏，结在关元，始时当微，年盛不觉，阳衰之后，营卫相干，阳损阴盛，结寒微动，肾气上冲，咽喉塞噎，胁下急痛。医以为留饮而大下之，气击不去，其病不除。后重吐之，胃家虚烦，咽燥欲饮水，小便不利，水谷不化，面目手足浮肿。又与葶苈丸下水，当时如小差，食饮过度，肿复如前，胸胁苦痛，象若奔豚，其水扬溢，则咳喘逆。当先攻击冲气令止，乃治咳，咳止，其喘自差。先治新病，病当在后。

注曰：此言正水之成，有真元太虚，因误治成水，又误治而变生新病，然当先治其新病者。谓水病至面目身体四肢皆肿，而小便不利，水势亦甚矣。乃病者似不苦水，反苦胸痛气冲，疑水病中所应有之变证，故问脉形何类？不知水气中，原不得有此证。其先寸口脉必沉而紧，沉主有微水，紧主有积寒。但紧而沉，是积寒挟微水搏结在关元，初时水与寒皆微，壮年气盛，邪不胜正，故不觉阳衰，则所伏之邪稍稍干于荣卫，阳日就损，阴日加盛，而所结之寒微动，能挟肾气上冲，不独相干已也。唯其挟肾，于是肾脉之直者，上贯膈，入肺中，循喉咙，挟舌本。其支者，从肺出络心，注胸中，乃咽喉塞噎，胁下急痛，彼时温肾泻寒，病无不去，乃以为留饮而大下之，不治其本，病气不服，故相系不去，重复吐之，是诛伐无过，伤其中气矣。胃家乃虚而烦，吐伤上焦之阳，而阴火乘之，故咽燥欲饮水，因而脾胃气衰，邪留血分，致小便不利，水谷不化，胃气不强，水气乘肺，面目手足浮肿。又以葶苈丸下水，虽非治本之剂，然标病既盛，先治其标，故亦能小差，小差者，肿退也。食欲不节而复肿，又加胸胁痛如奔豚，则肾邪大肆，且水气扬溢，咳且喘逆矣。然咳非病之本也，病本在肾，故曰先当攻击冲气，令止，如《痰饮门》苓桂味甘汤是也。咳止，喘虽不治而自愈矣。此乃病根甚深，不能骤除，故须先去暴

---

① 状如炙肉：指咽中有异物感，如烤肉阻塞咽中。

病，则原病可治，故曰先治新病，病当在后。要知冲气咳喘等，皆新病也，病当在后，病字指水气言，然关元结寒，则又为水病之本矣。

【点评】强调"急则治其标，缓则治其本"的思想。

风水，脉浮身重，汗出恶风者，防己黄芪汤主之。腹痛者加芍药。

注曰：首节论风水，有骨节疼痛，此处出方，反无骨节疼，而有身重汗出，何也？前为风字，辨与他水不同，故言骨节疼，谓正水、皮水、石水，皆不能骨节疼也。然骨节疼痛，实非水之证也，故前推广风水，一曰风气相击，身体洪肿；一曰面目肿大有热；一曰目窠微肿，颈脉动咳，按手足上，陷而不起；一曰骨节反不疼，身体反重而酸，不渴汗出，总不若身重为确。而合之脉浮汗出恶风，其为风水无疑，前所推广之证，或兼或不兼，正听人自消息耳。药用防己能去风湿，黄芪直达肌肉，白术、甘草调其内气，而去湿之本，姜、枣以行荣卫，而宣上焦之气。腹痛加芍药，脾虚，故以此补之也。风水宜汗，反只用防己，可知防己能发表，不欲大发其汗，故不用桂，且成水之后汗出，知热浮，桂非□□①也，故下章悉肿，即用石膏。

防己黄芪汤方②

防己一两　黄芪一两一分　白术三两三分　甘草五钱，炙

上剉，每服五钱，生姜四片，大枣三枚，水盏半，煎八分，温服，良久再服。

【点评】就"骨节疼痛"一症，联系诸相关条文，以证其为风水"或兼或不兼"之症，颇有说服力。此法可取。

风水恶风，一身悉肿，脉浮不渴，续自汗出，无大热，越婢汤

---

① □□：疑为"所宜"。
② 防己黄芪汤方：此后《医统正脉》注有"方见湿病中"小字，可从。

主之。

注曰：前证身重则湿多，此独一身悉肿，则风多气强矣。风为阳邪，脉浮为热，又汗非骤出，续自汗出，若有气蒸之者然，又外无大热，则外表少而内热多，故以越婢汤主之。麻黄发其阳，石膏清其热，甘草和其中，姜、枣以通荣卫，而宣阳气也。此方剂独重，盖比前风多气多，则热多，且属急风，故欲一剂铲之。若恶寒，知内虚，故加附子，《古今录验》加术，并驱湿矣。

越婢汤方

麻黄六两　石膏半斤　生姜三两　大枣十五枚　甘草二两

上五味，以水六升，先煮麻黄，去上沫，内诸药，煮取三升，分温三服。恶风者加附子。风水，加术四两《古今录验》。

【点评】点明此方为治风水之重剂，意图速效，因其证"风多气多，则热多，且属急风，故欲一剂铲之"。

皮水为病，四肢肿，水气在皮肤中，四肢聂聂动者，防己茯苓汤主之。

按：前皮水所注，证皆不列，谓挈皮水二字，即概之也。又特揭言四肢肿，聂聂动，以申明水气在皮肤中之状，而后皮字义晓然矣。药亦用防己黄芪汤，但去术加桂、苓者，风水之湿，在经络近内，皮水之湿，在皮肤近外，故但以苓协桂，渗周身之湿，而不以术燥其中气也。皮水无汗，反用桂枝，无汗则荣热不浮，故以桂行阳，合防、苓以化水。不用姜、枣，湿不在上焦之荣卫，无取乎宣之耳。用药之意，只要扫皮中之湿，故不复求之脾胃与荣卫耳。

防己茯苓汤方

防己　黄芪　桂枝各三两　茯苓六两　甘草二两

上五味，以水六升，煮取二升，分温三服。

【点评】从防己黄芪汤之药物变化释防己茯苓汤之方义，以说明治疗风水与皮水的区别。唯过于强调"皮水之湿，在皮肤近外"，"而不以术燥其中气"，未免偏颇。

里水，越婢加术汤主之，甘草麻黄汤亦主之。

注曰：里水即前一身面目黄肿，脉沉而渴，正水也。越婢方解见前。又甘草麻黄汤亦主之者，麻黄发其阳，甘草以和之，则阳行而水去，即有里热，不治自清耳。且以防质弱者，不堪石膏也。水已成，则气壅而肺热，故里水与风水俱有用石膏者。不用桂枝，可知麻黄无桂枝，不全发表，大能通彻荣中之气，故用以治火耳。

甘草麻黄汤方

甘草二两　麻黄四两

上二味，以水五升，先煮麻黄，去上沫，内甘草，煮取三升，温服一升，重覆，汗出，不汗再服，慎风寒。

【点评】徐氏认为此条"里水"为正水，而目前认为当作皮水。

水之为病，其脉沉小，属少阴；浮者为风；无水虚肿"肿"字，一本是"胀"者，为气；水，发其汗即已。脉沉者宜麻黄附子汤；浮者宜杏子汤。

注曰：按仲景前于风水、皮水、里水皆出方，独所云石水不出方。观前所出之方，似乎责之手足太阳、手足少阴。里水与急风，兼责阳明而用石膏。此独另揭，言水之为病，脉沉小者，属少阴。后即承之曰：脉沉者，宜麻黄附子汤，然则此方，或即所谓石水之主方耶？正水之下寒多者，似亦可用。又即承麻黄附子甘草方而曰：脉浮者，宜杏子汤。既脉浮，不与前风水、皮水方相同，岂非杏子方乃正水、石水而间有脉浮者，宜用此方耶？盖麻黄附子甘草方，即麻黄、甘草二味耳，以少阴而加附子，发其龙火之真阳，协力麻黄甘草，以开久蚀之阴。杏子汤，因金囚不能运水，故以脉浮责肺金之热而泻气，以泄其水之实耳。若无水虚肿，此即所谓风气相搏，气强即为水，风之属也，故亦主发汗。

麻黄附子汤方

麻黄三两　甘草二两　附子一枚炮

上三味，以水七升，先煮麻黄，去上沫，内诸药，煮取二升半，温服八合，日三服。

杏子汤林亿曰：未见，恐是麻黄杏仁甘草石膏汤。

【点评】此注有不得要领之感。

厥而皮水者，蒲灰散主之方见消渴。

注曰：按皮水，前有其脉亦浮等正文，又有推广不恶寒而如周痹之说，又有四肢聂聂动之文，总归防己茯苓方。此又言厥而皮水者，盖此段承脉沉者为少阴之义，故言皮水本属皮肤，如厥，则似病本于肾，故另出蒲灰散方以主之。或用扇蚊芭蕉蒲扇，亦颇验。盖蒲灰散，乃蒲席灰合滑石，取其解利凉滑以泻肾邪，专为少阴水之兼皮水，而不堪过温者言耳。正如少阴病之有猪苓汤也。

论曰：皮水本为风之入皮者，此因厥而次于论少阴水之后。里水即非风水，则是正水矣。乃以风入里而非石水之比，亦非风水之比，特易其名为里，即其属词命名。其辨证之妙，岂不了如悬镜哉。至其用药，其于妊娠之有水气、身重、小便不利、洒淅恶寒、起即头眩者，用葵子茯苓汤，似亦正水、石水所可用，而不主之。谓至肌肉肿胀，势极燎原，非区区渗滑可济事耳。如后贤灸水分穴，及禹余粮丸，又车牛八味丸，为善后计，皆百发百中，可谓补前人所不逮。但当水势横决，正如天地陆沉，不可拘以常理，故子和有神佑丸、导水丸，以之侥幸万一。每唇黑伤肝，缺盆平伤心，脐突伤脾，背平伤肺，足下平满伤肾，五伤不治，亦间有愈者，然岂可仗以为主用耶。仲景但有脉沉绝者，可下之一句。子和善用，故或效，然非治水正法也。故仲景于临证危急时，险峻之剂，未必不用，而著书出方，概不及焉，立法谨严矣。

【点评】徐氏认为"厥而皮水"病涉少阴，似未明此条之"厥"乃湿盛阳郁所致，用蒲灰散意在清利湿热以通阳气。仲景论少阴相关的水气后言此实有鉴别之意。

问曰：黄汗之为病，身体肿一曰"重"，发热汗出而渴，状如风水，汗沾衣，色正黄如柏汁，脉自沉，何从得之？师曰：以汗出入水中浴，水从汗孔入得之，宜黄芪芍药桂酒汤①主之。

注曰：此段正言黄汗病因与治法也。谓身肿似皮水，发热汗出而渴，如风水，则脉不宜沉而自沉，使非风湿相搏，何以有此，故问所从得，度有不止于风者也。所以仲景答：汗出入水中浴，水从汗孔入得之。谓②汗出则腠③疏，客水之气，从毛孔而伤其心，故水火相蒸而色黄，水气搏结而脉沉。此证亦有从酒后汗出，当风所致者，盖虽无外水所出之汗，因风内反，亦是水也，但此只就入水浴者言之，其理当参会耳。药用芪、芍、桂、酒，盖桂、芍乃驱风圣药，得芪、酒而遍走肌肉，不治湿而湿去，风能胜湿也。然心得补气热药，当暂烦，病去方解，故曰当心烦，至六七日乃解，然非增病，故但曰苦酒阻故也。

黄芪芍药桂酒汤方

黄芪五两　芍药三两　桂枝三两

上三味，以苦酒一升，水七升，相合，煮取三升，温服一升，当心烦，服至六七日乃解。若心烦不止《千金》无"不止"二字者，以苦酒阻故也一方以美酒醯代苦酒。

【点评】从风湿相搏的病机推测，"此证亦有从酒后汗出，当风所致者"，可谓隔反也。

---

① 黄芪芍药桂酒汤：《新编金匮方论》作"黄芪芍药桂枝苦酒汤"。
② 谓：陆本作"因"，扫本、校本作"甬"。
③ 腠：原作"凑"，据文义改。

　　黄汗之病，两胫自冷；假令发热，此属历节。食已汗出，又身常暮—本"暮"字上有"卧"字盗汗出者，此营①气也。若汗出已，反发热者，久久其身必甲错。发热不止者，必生恶疮。若身重，汗出已辄轻者，久久必身瞤，瞤即胸中痛，又从腰以上汗出—本"汗"字上有"必"字，下无汗，腰髋弛痛，如有物在皮中状，剧者不能食，身疼重，烦躁，小便不利，此为黄汗，桂枝加黄芪汤主之。

　　注曰：此段论黄汗中，变证零杂，同归于黄汗，其治大同而小异也。谓黄汗病，由水气伤心，故热聚心胸，君火不能下交于肾，每两胫自冷，自者真气不下，非足下另受邪也。假令发热而足胫亦热，是风寒历于肢节而痛，故曰此属历节。其汗出之期，乃心火为水湿所伤，不能生土，中气虚馁，心主血，荣分虚热，于是食已，胃劳火动，则汗当暮，阴虚则汗，故曰此荣气也。乃又设言汗与发热，及身重相并之际，以尽病态，曰假若汗出已，宜身凉，今因内邪盛而反热，则皮肤之阴气，为汗所烁，久久必甲错；更发热不止，荣气热胕，则生恶疮。假若身本重，湿也，汗出已辄轻，是表湿为汗所衰，但暂轻而不能终止其重，则内气愈虚，内虚，则肌肉瞤瞤动也。胸中痛，气不运也。又或元气上下不能贯串，则腰以上汗，下无汗，于是元气不能及下，则腰髋弛痛，弛如脱也。如有物在皮中状，不便捷也，其剧而危者，胸中之元气伤，则不能食。周身之阴气窒，则身疼。气壅则烦躁，心火郁胃，而热气下流，则溺涩。然皆积渐所至，其原总由水气伤心，而病日深，故曰：此为黄汗。药用桂枝加黄芪者，调和荣卫而畅其气，则补正即所以驱邪耳。较防己黄芪汤，不用防己，谓黄汗病肌表之湿原不多也；较芪芍桂酒汤，去酒加姜、枣、甘草及粥，和调其胸中之内气，以补为攻，而无取酒力之迅速也；比治血痹，桂枝黄芪五物汤，多生甘草，取其泻入心之邪也。

---

　　① 营：《新编金匮方论》作"劳"。

桂枝加黄芪汤方

桂枝三两　芍药三两①　甘草二两　生姜三两　黄芪二两　大枣十二枚

上六味，以水八升，煮取三升，温服一升，须臾，饮热稀粥一升余，以助药力，温服取微汗；若不汗，更服。

【点评】上两条之注皆认为黄汗病之成因"总由水气伤心"。

师曰：寸口脉迟而涩，迟则为寒，涩为血不足。趺阳脉微而迟，微则为气，迟则为寒。寒气不足②，则手足逆冷；手足逆冷则营卫不利；营卫不利，则腹满胁鸣相逐，气转膀胱，荣卫俱劳；阳气不通即身冷，阴气不通即骨疼；阳前通③则恶寒，阴前通则痹不仁；阴阳相得，其气乃行，大气④一转，其气乃散；寒恐是"实"字则失气，虚则遗尿，名曰气分。

注曰：此段非黄汗证。乃因黄汗证之脉迟，上下荣卫不相通彻，及久而胸中痛、腰髋痛、身疼重之发于气分，故推类而及于虚寒证，气血不足原于气分者，详其病之所以得、所以愈、所以同、所以异者，以启人认证之聪。谓寸口脉主荣卫，迟而涩，迟为阳亏，寒也。涩为阴亏，血不足也。趺阳脉主脾胃，微则胃之元气衰，则虚气反痞，故曰微则为气，迟亦寒也。前云洪则为气，气盛也。此云微则为气，气虚也。合而言之，寒也，气也，血不足也，是气血大虚，而加之以寒。手足为诸阳之本，真气不到，则逆冷。阳气起于四肢，以贯周身而调荣卫，逆冷则荣卫不利，不利则真气乏，而虚气横溢，反似有余，乃腹满胁鸣相逐气转，而膀胱荣卫，无真阳以统之，皆疲劳困乏，故曰俱劳。于是膀胱之太阳无主，则阳气不通而身冷，荣卫之阴气大虚，则阴气不通而骨疼。其或饮食之气道开，而阳气前通，则一身之阳气仍

---

① 三两：原作"二两"，据赵本改。
② 寒气不足：阴寒内盛而气血不足。
③ 前通：意为不流通。"前"假借为"剪"，断也。
④ 大气：指胸中的宗气。

阻而恶寒，其或饮食之滋养润，而阴气前通，则一身之阴气仍稿①而痹不仁。总由阴阳相瞬，闭塞成痞，倾痞之道，岂有外于调元，以成资始资生之用，故曰：阴阳相得，其气乃行，大气一转，其气乃散。此即由乾健，而元亨利贞之理也。气既痞塞，则实者失气，邪从大便而泻，虚者遗尿，邪从小便而泻。其原虽亦血不足，而病之所以成，所以散，实一气主之，故曰气分。

论曰：仲景于论正水后，结出一血分，于论黄汗后，结出一气分，何也？盖正水由肾受邪，发于下焦，下焦血为主用，故论正水而因及于经血不通。黄汗由心受邪，发于上焦，上焦气为主用，故因黄汗而推及于大气不转。唯上下焦之气血阴阳不同，此仲景治黄汗以桂枝为君主，取其化气；而治正水以麻黄为君主，取其入荣也；石水以附子为主，取其□②阴也。审其立言之次第，则立方之意，不晓然耶！

【点评】"于论正水后，结出一血分，于论黄汗后，结出一气分"乃因"下焦血为主用"，"上焦气为主用"，从条文前后顺序及有关内容看血分、气分，倒也别为一说。

气分，心下坚，大如盘，边如旋杯③，水饮所作，桂甘姜枣麻辛附子汤④主之。

注曰：黄汗发于上焦气分，故前节，因黄汗而推及于气分病者。此即言气分病，而大气不转，心下坚大如盘者，其证实心肾交病不止，如黄汗之专在上焦矣。盖心下固属胃口之上，宜责上焦，然肾为胃关，假使肾家之龙火无亏，则客邪焉能凝结胃上而坚且大耶。边如旋杯，乃形容坚结而气不得通，水饮俱从旁漉转，状如此也。唯真火不足，君火又亏，故上不能降，下不能升。所以药既用桂、甘、姜、

① 稿：劳也。假为"槁"，木枯也。
② □：疑为"入"字。
③ 边如旋杯：此后赵本有"水饮所作"四字。
④ 桂甘姜枣麻辛附子汤：《新编金匮方论》作"桂枝去芍药加麻辛附子汤"。

枣以和其上，而复用麻黄、附子、细辛少阴的剂，以治其下，庶上下交通而病愈，所谓大气一转，其气乃散也。

桂甘姜枣麻辛附子汤方

桂枝　生姜各三两　甘草二两　大枣十二枚　麻黄二两　细辛二两①

附子一枚炮

上七味，以水七升，先煮麻黄，去上沫，内诸药，煮取二升，分温三服，当汗出，如虫行皮中，即愈。

【点评】言气分病"上不能降，下不能升"，故治疗一则"和其上"，一则"治其下"，意在上下交通，大气得转。

心下坚，大如盘，边如旋杯一作"盘"，水饮所作，枳术汤主之。

注曰：前方既心肾交治，然此证，亦有中气素虚、痰饮骤结者。则此之心下坚，实由水饮所作，当专治其饮，故以枳术汤，一补一泻。但病状既同，何从辨其水饮，度久暂形气之间，必有不同者耳。若盘字乃即杯字，偶误勿泥。盖坚大如盘，上之取义在大，边如旋杯，下之取义在圆，不应又取大字义耳，合言之，总是坚大而圆也。此条不复冠以气分二字，要知推广病状相同，而实不同者言之，此非前二条之积虚而气分病矣。

枳术汤方

枳实七枚　白术二两

上二味，以水五升，煮取三升，分温三服，腹中软即当散②也。

【点评】此证"中气素虚，痰饮骤结"，与前有所不同，"当专治其饮"。

---

① 二两：原作"三两"，据赵本改。
② 散：原脱，据赵本补。

附方

外台防己黄芪汤　治风水，脉浮为在表，其人或头汗出，表无他病，病者当下重，从腰以上为和，以下当肿及阴，难以屈伸_{方见前}。

注曰：前仲景立风水方，既以脉浮身重、汗出恶风为正则，而主防己黄芪汤，又出一急风、一身悉肿者为变证，而主越婢汤矣。然而人身上下，更有风湿偏胜者，或阳分为汗解，而阴分无汗，则或头汗而上和，下重而阴肿，此仍当从风湿缓治，则亦主防己黄芪汤，不得如急风之用越婢矣。故特补《外台》方论，以详风水之变态云。

张仲景金匮要略论注卷十五

槜李徐彬忠可甫著　门人吴元培元夫父校

黄疸病脉证并治第十五 论二首 脉证十四条 方七首

寸口脉浮而缓，浮则为风，缓则为痹。痹非中风，四肢苦烦，脾色必黄，瘀热以行。

注曰：此总言黄疸，初时由风兼挟寒湿，后则变热也。其先辨之寸口脉若浮而缓，浮缓亦专主风，然浮，风也，自黄者言之，缓则挟湿，故曰痹。湿热相蒸而肌痹也。《内经》曰风寒湿合而为痹，则风不足以概病，故曰痹非中风。然热为病情，风为病因，风热乃阳邪，阳邪入阳，四肢为诸阳之本，邪入而苦烦，烦者风热也，四肢又属脾，脾属土，土色黄，故曰脾色必黄。见疸病所因虽不同，必内伤于脾也。脾色必黄，不独四肢，然脾气行四肢，故脾郁则烦，先见四肢而黄随之也。然至于黄，则热反不坚结于内，故曰瘀热以行，此言黄疸之病，概由热郁而外蒸也。

论曰：仲景首揭黄疸之脉，主之以风，而推及于痹，是明言黄疸之病，风寒湿兼有之矣。故后言风寒相搏，又曰黄家所得，从湿得之，然观其后所出方，虽有谷疸、女劳疸、酒疸、正黄疸之别，未尝专于治风，专于治寒，专于治湿。唯清热开郁，而为肺为胃，为脾为肾，分因用药，绝不兼补，岂非治黄疸法以清热开郁为主？虽亦有汗下之说，而破气与温补，大汗及大下，皆非所宜乎。

【点评】指出黄疸与风寒湿热皆相关，清热开郁是重要治法，"破气与温补，大汗及大下，皆非所宜"。

趺阳脉紧而数，数则为热，热则消谷，紧则为寒，食即为满。尺脉浮为伤肾，趺阳脉紧为伤脾。风寒相搏，食谷即眩，谷气不消，胃中苦浊，浊气下流，小便不通，阴被其寒，热流膀胱，身体尽黄，名曰谷疸。

注曰：此段言谷疸病，脉证相因之理也。谓肌肉者，脾胃所主，黄则由脾胃有伤，趺阳者，脾胃主脉也，故责之。若紧而数，数为热，热故消谷，挟紧是本寒而标热矣。本先受寒，寒则为满，言谷虽易消，而时满也。此虽胃病，然肾为胃关，其使胃不能消谷，则肾必先伤，故龙火不能上升腐熟五谷，于是推原于寸口之浮，浮在尺则伤肾，又趺阳脉见紧则伤脾，脾肾俱伤，则风寒相搏，脾不能输精于肝肺，而病气随经上注于目，故食即眩。《千金方》连旋转言。脾既不能输精而上干，其谷气自然不消，于是胃中清阳之气不升而苦浊。小便者，气化所从出，升降废，而浊气下流，小便无气以化，反有郁热相干，渐乃不通，若是者何也？脏阴被寒之伤，而客热流入膀胱也，膀胱为太阳，统一身肌表之阳，寒热相郁则一身尽黄矣。此虽病本风寒，伤兼脾肾，假使谷气消，则正足以胜邪，今不消而胃浊，胃浊而致黄，是谷非致黄之因，而实主黄之媒也，故曰谷疸，以别于病黄疸，而与谷不相妨者耳。

【点评】认为谷疸"病本风寒，伤兼脾肾"。

额上黑，微汗出，手足中热，薄暮即发，膀胱急，小便自利，名曰女劳疸，腹如水状不治。

注曰：此言黄虽必由于脾伤，而致伤之原，有因肾者。其证必额上黑，盖额者心之部也，肾邪重，则水胜火，黑为水色，而见于火部矣。手劳宫属心，足涌泉属肾，肾虚而水火不相济，则热中者概言手足也。人之呼吸，昼行阳二十五度，夜行阴二十五度，一日五十度周于身，而日暮则交于酉，酉主肾，因原有虚热，卫气并之，即发于手足而热矣。膀胱，肾之腑也，肾脏阴虚，则外腑自急。然虽急而水出高原，非热流膀胱之比，故小便不碍而自利。后女劳方下，尚有日晡发热，反恶寒，少腹满，身尽黄等证，而皆不列。要知发热恶寒、腹满身黄，他证可有，此则肾病所独异也。故见此数证，名女劳疸，谓房事过当，而致女劳也。然腹如水状，则脾精不守，先后天俱绝，故不治。

【点评】从心、肾的角度对"额上黑""手足中热"进行解释，颇有其理。

心中懊恼而热，不能食，时欲吐，名曰酒疸。

注曰：此言黄虽脾色，有因于酒者，酒多湿而性阳，故伤在上焦，心为湿热所困，则热而懊恼不安；热气病胃，邪不杀谷，则不能食；食不化而气上逆，则时欲吐，后注谷疸条下，亦有心胸不安句，然此数证，皆不因食谷后发，故知为酒疸。

【点评】指出酒疸不仅与脾胃相关，而且也影响到心。

阳明病，脉迟者，食难用饱，饱则发烦头眩，小便必难，此欲作谷疸。虽下之，腹满如故，所以然者，脉迟故也。

注曰：此言谷疸，有偏于寒者。谓谷疸本阳明腑病，假如人有病阳明，而身热汗出，不恶寒，或内食不大便，脉不宜迟而迟，迟则胃虚，寒郁胃病，故稍能食而不堪饱；饱则不运，故火聚而发烦，湿热干目而头眩；浊气下流而为小便难；然此乃阴被其寒，寒胜热，热未流于膀胱，而有渐致之势，故曰欲作谷疸。此言阳明病之夹寒者，能变谷疸，微有不同，其辨全在脉。本非胃实，故下之腹满如故。假令胃不虚寒，水谷自化，疸何由成，故曰：所以然者，脉迟故也。

【点评】认为谷疸与胃虚寒、水谷不能自化有关。

夫病酒黄疸，必小便不利，其候心中热，足下热，是其证也。酒黄疸者，或无热，靖恐是"清"字言了了，靖言句，似有误，候参。腹满欲吐，鼻燥，其脉浮者先吐之，沉弦者先下之。酒疸，心中热，欲吐者，吐之愈。酒疸下之，久久为黑疸，目青面黑，心中如啖蒜薤状，大便正黑，皮肤爪之不仁，其脉浮弱，虽黑微黄，故知之。

注曰：酒性热属阳，上焦先受之。故前注黄疸，以懊侬而热、不能食、时欲吐为的证。然其相因为病者，不止于上也，水出高原，岂有上焦湿热既甚，而小便反利者，故曰必小便不利。心中固热，而足下者，肾之部也，湿热下溜，则肾受之，亦足下热，故曰是其证也。但从心中热来，是不得等于谷疸之小便不通，女劳疸之足下热耳。然酒疸变证，亦有热去于心，而无热，且清言了了，其邪竟注于阳明，而腹满、欲吐、鼻燥者，邪苟近上，脉必浮，宜吐之；邪苟近下，脉必沉弦，宜下之。盖治阳明唯有吐下两法也，曰先者倘有未尽之病，再消息也。然酒疸心中热，方恶其结热不行，假使欲吐，正热邪欲出之机，故曰吐之愈。又酒疸，有因误下而变证杂出，如女劳疸者，但心中与脉，及黑色中之黄，必微有辨。故曰：酒疸下之，久久为黑疸。谓酒本伤上，脉未及沉，是下未热也。误下而阳明病邪，从支别入少阴，则积渐而肾伤，伤则为黑疸。乙癸同源，故肝亦病而目青，肾气上乘而面黑，然其心中仍如啖蒜薤状，则下虽病而酒热未除也；大便正黑，肾邪乘土也；皮肤不仁，土伤则痹也；但肾邪虽盛，正气实虚，故脉浮弱；若是则竟类女劳疸，何以辨其为酒疸？谓虽脾伤而黄，又误下伤肾，然实因酒而脉终浮，则黑色中，必不如真女劳而微黄，曰虽黑微黄，故知之，示人以微细之辨也。

【点评】指出酒疸误下所致的黑疸与女劳疸有相似之处，可从脉症、疸色细辨之，二者病因病机也有区别。

师曰：病黄疸，发热烦喘，胸满口燥者，以病发时火劫其汗，两热所得。然黄家所得，从湿得之。一身尽发热而黄，肚热，热在里，当下之。

注曰：此除谷疸、女劳疸、酒疸，概言黄疸。有因误火得之者，又辨其从湿得之者，为黄疸之常，热在里者，为热黄之变，以使人分别论治也。谓黄疸病虽不必专在上焦，乃有发热而烦喘，胸满口燥，热燥俱在上焦者。此以表病无汗，火劫其汗，寒变之热，火劫之热，两相并则气郁，故肌肉不堪而黄。然燥火不能遽使人黄也，凡黄必因湿郁，故又概言黄家所得，从湿得之，谓火不与湿并，不能作黄耳。假令一身尽发热而黄，又见肚热，是发热似表，而肚热则里证多矣。故又言热在里，当下之，谓不得先攻其上焦之火热也。

脉沉，渴欲饮水，小便不利者，皆发黄。腹满，舌①痿黄，燥不得睡，属黄家。"舌痿"疑作"身痿"。

注曰：此言黄疸病，有先见一二标证，而可必其为黄疸者。谓沉，阴脉也，乃有脉得沉而反渴，小便不利，非热郁而何，热郁焉得不发黄。腹满，里证也，乃有腹满而加身痿黄，躁不得睡，瘀热外行，此发黄之渐也，故曰属黄家。见当图治于将成，不得俟既成而后药之也。

【点评】指出应据证预判黄疸之发病趋势而予以早治，避免"俟既成而后药之"。

黄疸之病，当以十八日为期，治之十日以上瘥，反剧为难治。

注曰：此言黄疸若既成，则其病由浅而深，当速治。故谓黄疸之病，过三候而气一变，五日为一候，十五日为一气，若十五日，又加三日，则为十八日，一气有余，未满四候，愈则竟愈，故曰为期。否则根渐深而难拔，故曰治之十日以上瘥，言至十日外，必宜瘥，不瘥

---

① 舌：《古今医统正脉全书·金匮玉函要略方论》作"身"。

而剧，则又不若初治之可取必矣，故曰难治。

疸而渴者，其疸难治，疸而不渴者，其疸可治。发于阴部，其人必呕；阳部，其人振寒而发热也。

注曰：治黄疸，内外阴阳之辨，最为吃紧，故特拈出渴呕寒热以别之。谓疸色黄，郁热外蒸之象，渴则内热更甚，内外交病，故难治。不渴则热从外宣，内之正气自运，故可治。阴主内气，故呕从内出，知阴部逆郁。阳主外卫，寒热发于肌表，故病在阳部，则振寒而发热。然二条辨法，凡病皆然，不独疸也，唯疸为自内及外之证，故浅深多少，尤宜详之。

【点评】点出诊治黄疸"内外阴阳之辨，最为吃紧"。

谷疸之病，寒热不食，食即头眩，心胸不安，久久发黄为谷疸，茵陈蒿汤主之。

注曰：谷疸之名，似乎谷为病也，然其原仍由外感，故前首章，虽不言发热，特揭风寒相搏四字，而寒热者亦有之，不食、食即头眩，是言头眩为谷疸第一的据也。谷疸虽为胃病，心胸在胃口上，浊气上熏则心胸不安矣。但病未甚，则热亦不甚，郁久则热甚，而遍于肌表，故曰：久久发黄，为谷疸。药用茵陈、栀子、大黄，乃以开郁结热为主，非发表，亦非攻里也。盖茵陈性苦辛寒，善开肌肉之郁，栀子轻浮性凉，能解内郁，而降屈曲之火，大黄虽为攻下之品，然从栀子、茵陈，则取其相佐以开郁解热，所以茵陈最多，而大黄少也。

论曰：前第一段论谷疸，不言寒热，而有小便不通；第二段论谷疸，不言心胸不安，而有小便必难，此独不言及小便。盖谷疸证，亦有微甚不同。前所云小便不通，此势之甚急者也。所云阳明病脉迟者，小便必难，乃既见阳明证，而因脉迟挟虚，以致不运，此表病中之间有者也。若此云寒热，则非二三日之病矣。不食、食即头眩，则虽眩，而食未尝断可知矣，故曰久久发黄。见迟之又久，乃相因为病，其势渐而缓，则小便亦未至不通耳。然观方下注云：一宿腹减。

此亦必小便不快，而腹微胀可知，但不必专责之耳。谷疸三证，止出一方，盖阳明病一至发黄，则久暂皆宜开郁解热，故此方实为主方。若阴黄，则后人以附子合茵陈，乃此方之变也。按心胸不安，与酒疸之心中懊侬亦不同，彼因心中热，至有无可奈何之象，此言不安，仅微烦也，即阳明脉迟证，所谓发烦头眩耳。

茵陈蒿汤方

茵陈蒿六两　栀子十四枚　大黄二两

上三味，以水一斗，先煮茵陈，减六升，内二味，煮取三升，去滓，分温三服。小便当利，尿如皂角汁状，色正赤。一宿腹减，黄从小便去也。

【点评】联系谷疸相关条文，归纳其常见之症，紧扣郁热之病机，阐述茵陈蒿汤之作用，颇为可参。

黄家日晡所发热，而反恶寒，此为女劳得之。膀胱急，少腹满，身尽黄，额上黑，足下热，因作黑疸。其腹胀如水状，大便必黑，时溏，此女劳之病，非水也，腹满者难治，消矾散①主之。

注曰：此详辨女劳疸证。其初亦未遽黑，故与诸黄相类，而曰黄家。但日晡所发热而反恶寒，谓彼骤然表证，或发热恶寒并见，而无定时；至于疟则发热即不恶寒，恶寒即不发热，亦无定时。脾胃劳热，则但热不恶寒，每于日昃②时。若此独专于日晡，日晡即申时，此时气血注膀胱，然前曰薄暮，此曰日晡，乃统申酉时言之。酉时气血注肾也，以发热，知阴虚生热；以恶寒，知肾中虚极，不任客寒；以日晡所发，知卫气并肾与膀胱，而肾虚又不任热，故曰：此为女劳得之。然肾主下焦，以膀胱为腑，故膀胱急，小腹满，足下热，必兼见之。额虽在上，水盛有过额之势，故火受水克，而额见肾色，黑色

---

① 消矾散：《新编金匮方论》作"消石矾石散"。
② 日昃（zè 仄）：太阳开始偏西，约未时，即下午2点左右。

者，肾色也。然曰身尽黄，其初亦不即黑也。病势浸淫，正愈亏，则邪愈肆，故曰：因作黑疸。言肾邪遍于周身，不独额上也。因而腹胀如水状，水肆则土败也。因而大便黑，肾邪遍于肠胃，又不独身躯也。时溏泄者，土败则淖泽而不坚也。然腹胀似水，而非真水，下焦本寒，水实不结，而小便自利，故曰：此女劳之病，非水也。又兼腹满土败，则肾邪愈难制，故曰难治。硝矾散主之者，硝能散虚郁之热，为体轻脱，而寒不伤脾。矾能却水，而所到之处，邪不复侵，如纸既矾，即不受水渗也。合而用之则散郁热，解肾毒，其于气血阴阳、汗下补泻等治法，毫不相涉，所以为佳。

消矾散方

消石　矾石_{烧，等分}

上二味，为散，大麦粥汁和服方寸匕_{合大麦粥，取调中补虚、消积进食也①}，日三服。病随大小便去，小便正黄，大便正黑，是其候也。《千金》用滑石、石膏等分，亦麦粥和服，功用同。

【点评】未能言明此为权宜之治，而非治本之法。

酒疸，心中懊恼或热痛，栀子大黄汤主之。

注曰：前酒疸正条，尚有不能食、欲吐，后各变证，如小便不利、足下热、腹满不一。此独举心中懊恼为酒疸第一的据也。热而至痛，更甚矣。药用栀子大黄汤，盖酒热，气血两伤，欲速逐之。故以枳实佐大黄，_{痛属气胜，故枳实独多}。气下而血分之热解；以豆豉佐栀子，清膈而使气分之热散；酒必挟湿，因其阴大伤，故不用燥药以耗其津，亦不用渗药以竭其液，谓热散则湿不能留也。则凡治病之湿热而兼燥者，于此可悟矣。

栀子大黄汤方

栀子_{十四枚}　大黄_{一两}　枳实_{五枚}　豉_{一升}

---

① 补虚、消积进食也：原作"以益土胜水"，据扫本改。

上四味，以水六升，煮取二升，分温三服。

【点评】"气下而血分之热解""热散则湿不能留"，可供临床体悟。

诸病黄家，但利其小便；假令脉浮，当以汗解之，宜桂枝加黄芪汤主之。方见"水气病"中。

注曰：此以下，皆正黄疸方也。故言诸病黄家，不论从何而得，黄概属气郁，小便为气化之主，故但利其小便。下窍气通，则诸窍之气自不能久闭，然有病气全滞表分者，则外出之气，强利小便无益，故脉浮，以桂枝汤解肌发表，黄芪内托之，稀粥助其正，则邪自不能留也。

论曰：黄疸家，不独谷疸、酒疸、女劳疸有分别，即正黄疸，病邪乘虚，所着不同。予治一黄疸，百药不效，而垂毙者，见其偏于上，另服鲜射干一味，斤许而愈。又见一偏于阴者，令服鲜益母草一味，数斤而愈。其凡有黄疸初起，非系谷疸、酒疸、女劳疸者，辄令将车前根叶子合捣，取自然汁，酒服数碗而愈。甚有卧床不起者，令将车前一味，自然汁数盂①置床头，随意饮之而愈。然则汗下之说，亦设言以启悟，其可无变通耶。

【点评】"黄概属气郁，小便为气化之主"以释利小便为治黄之大法，确有其理，但黄疸与湿蕴之关系密切，却并未言及，实乃缺憾。"下窍气通，则诸窍之气自不能久闭"之言颇有启迪。论中徐氏的临床经验亦可参考。

诸黄，猪膏发煎主之。

注曰：此为黄疸之谷气实者设也。肾为胃关，胃家谷气实，则气闭而肾燥，故以猪膏润肾燥，发灰利阴血，合而服之，则胃燥和而郁

---

① 盂：疑为"盉"字之讹。

解。仲景于妇人胃气下泄，阴吹而正喧者，亦用此方。注曰：此谷气之实也，以猪膏发煎导之。但彼用导法，此煎服为异耳。乃利阳明之阴，以泻谷气之实也。然此之谷气实，又非谷疸之比。盖谷疸，原由风寒不能消谷，此则真谷气过实，热而闭耳。予友乐天游黄疸，腹大如鼓，百药不效，用猪膏四两，发灰四两，一剂而愈，仲景岂欺我哉。

猪膏发煎方

猪膏半斤　乱发如鸡子大三枚

上二味，和膏中煎之，发消药成，分再服，病从小便出。

【点评】此方今已少用，徐氏所举验案其效甚佳，颇可深究。

黄疸病，茵陈五苓散主之。

注曰：此表里两解之方。然五苓中有桂术，乃为稍涉虚者设也，但治黄疸不贵补，存此备虚证耳。

茵陈五苓散方 五苓散见痰饮中

茵陈蒿末十分　五苓散五分

上二味和，先食饮方寸匕，日三服。

【点评】因有桂、术，即判其证"涉虚"，有失偏颇。五苓散为化气行水之方，桂、术在方中起温通祛湿作用，并非作为补虚之品。此方为五苓散加茵陈，以增强利湿退黄之功。

黄疸腹满，小便不利而赤，自汗出，此为表和里实，当下之，宜大黄硝石汤。

注曰：此为黄疸之有里无表者言之。谓疸色黄见于表矣，乃腹满、小便不利且赤，里热可知。黄疸最难得汗，乃自汗，则表从汗解，故曰此为表和里实。实者邪也，有邪则宜去，故主大黄硝石汤。大黄、硝石，解气血中之实热，黄柏苦寒，主下焦，栀子虽轻浮在上，然能使里热从上而下，故以为使，且轻浮则与郁结相宜也。

大黄硝石汤方

大黄四两　黄柏四两　硝石四两　栀子十五枚

上四味，以水六升，煮取二升，去滓，内硝，更煮取一升，顿服。

【点评】治黄疸当分清病位之表里。此方治表和里实之证。

黄疸病，小便色不变，欲自利，腹满而喘，不可除热，热除必哕，哕者，小半夏汤主之。方见痰饮中。

注曰：此言黄疸中有真寒假热者。谓内实小便必赤，今色不变，加自利，虚寒也。虽腹热能满，虚亦满；实症有喘，虚亦喘。误以为热而攻除之，则虚其胃而哕，哕由胃虚而气逆，逆则痰壅，故曰：哕者，小半夏汤主之。谓哕非小故，唯姜、半能行痰下逆而调胃，胃调，然后消息治之，非小半夏即能治黄疸也。

【点评】"非小半夏即能治黄疸也"，说明此为应变之方。

诸黄，腹痛而呕者，宜柴胡汤。必小柴胡汤，方见呕吐中。

注曰：邪高痛下，此少阳证也。是黄虽脾胃之伤，实少阳郁热，故以小柴胡汤，仍去其本经之邪，但小柴胡主和解，此必黄之不甚，而亦未久者也。

【点评】此条"柴胡汤"后世有大、小之争，未必定是小柴胡汤，当视具体情况而定。

男子黄，小便自利，当与虚劳小建中汤。方见虚劳中。

注曰：既无表证，而又小便自利，是表里无邪，然发黄，此中气不壮旺，以致上焦气郁。全当治其虚，虚得补，则气畅而郁开，郁开则黄去矣。故曰宜虚劳小建中汤。盖桂、芍、甘、姜、枣，能调和荣卫，而饴糖大补其中也。然单言男子，谓在妇人则血分有热，正未可知，又当另自消息耳。

【点评】小建中汤健运中土，使气血外荣则虚黄可退。徐氏从虚而致郁阐述也有其理。至于男子、妇人之论则不可从。

附方

瓜蒂汤　治诸黄。方见暍病中。

注曰：瓜蒂能解上焦郁热，故黄疸之由上焦郁者宜之，且瓜蒂主吐，吐亦有发散之义，故附此以见治黄疸，亦有用吐法者耳。

千金麻黄醇酒汤　治黄疸。

注曰：此为黄疸之因寒，而郁热在荣分者言。谓麻黄能发荣中之阳，加之以醇酒，则彻上彻下之阴邪，等于见睍①，故附此以备荣热之治。

麻黄三两

上一味，以美酒五升，煮取二升半，顿服尽。冬月用酒，春月用水煮之。

---

①　睍（xiàn 现）：日光。

张仲景金匮要略论注卷十六

槜李徐彬忠可甫著　门人颜胤元鲤庭①父校

惊悸吐衄下血胸满瘀血病脉证治第十六

脉证十二条　方五首

寸口脉动而弱，动即为惊，弱则为悸。

注曰：前奔豚章，既言有惊怖，有火邪，皆从惊发得之，此又另揭惊悸言之。非详其病所从得，乃谓病有惊狂不安者，有只心悸不宁者。惊乃邪袭于心，在实边，故其寸口脉动，动者有粒如豆也。悸乃神不能主，在虚边，故其寸口脉弱，弱者脉来无力也。动而弱者，有邪袭之，而心本原虚也，故惊悸并见。然而脉仍分属，动则惊气之发，弱者悸气所形，故曰动即为惊，弱则为悸。

【点评】指出惊与悸的区别与联系。

师曰：尺脉浮，目睛晕黄②，衄未止；晕黄去，目睛慧了，知衄今止。

注曰：衄为清道之血，从督脉，由风府贯顶，下鼻中，此肝肾热郁，火冲阳经，而经血妄出。故云衄者其尺脉浮，以尺主下焦，肝肾

---

① 颜胤元鲤庭：原作"吴烈云章"，据扫本改。
② 目睛晕黄：指视物昏黄不清，或指患者黑眼珠周边有黄晕。

有热而虚，则尺浮，故前曰：尺脉浮为伤肾。目睛属肝，阳明热气乘之，则目睛晕黄，乙癸同源，故尺浮晕黄，其邪正盛，衄为未止。晕黄去，则热已衰，更目睛慧了，慧了者，清爽也，知肾热已解，则肝血无恙，血乃阴属，无热迫之，则衄从何来，故曰知衄今止。

【点评】"肝肾有热而虚"是衄血的重要因素。

又曰：从春至夏衄者太阳，从秋至冬衄者阳明。

注曰：衄者阳经之血，从火上炎，则妄出于鼻窍。春夏之阳在外，今衄为势迫，知从太阳来，以太阳主经络之阳也。秋冬之阳在内，是外无热迫，知从阳明来，以阳明主中土之阳也。足阳明起于鼻，交頞中，旁纳太阳之脉，则阳明本与太阳相通，故冬则从内起。若是者何也？衄既为阳经清道之血，总非阴经所主也。若足少阳经脉起目锐眦，上抵头，循角下耳后，行手少阳之前，手少阳支者，亦止能入耳中，上耳角，不能从督脉由风府贯顶下鼻中矣。故以太阳阳明，分属四时耳。

衄家不可汗，汗出必额上陷，脉紧急，直视不能眴①，不得眠。

注曰：衄既为阳经病，似可从外解，不知汗乃血液，心主之，衄家亡血过多，若又汗，则重亡其阴，而阳气为之馁。额为心部，阴亡阳馁，则必陷矣，陷者如物之不坚满也。脉属心，血不能荣，则失和缓之气，而为紧急矣。目得血而能视，久衄复汗，阴脱而直视不能转眴矣。心血亏而虚阳扰，扰则火逆不能眠矣。

病人面无色②，无寒热，脉沉弦者，衄；浮弱，手按之绝者，下血；烦咳者，必吐血。

注曰：此条"面无色"三字是主。盖人身中阴阳相维，而阴实统于阳，血者阴也，故阳能统阴，则血无妄出。今面无色，知其阳和不足。阳和不足，则阴火乘之，假令脉平，则如贫人无事，亦可支持。

---

① 眴(shùn 顺)：目动。

② 病人面无色：《脉经》《诸病源候论》作"病人面无血色"。

若既无色，又非有寒热表邪，而脉沉弦，沉则卫气伏，弦则卫气结，真阳衰而燥气有余，血随燥火，走于清道，则血上溢而为衄矣。若浮弱，浮则与阴不交，弱则虚阳无力，阳虚而上浮，甚至手按即绝，则下焦之阴无元阳以维之，而血下漏矣。烦咳条不言脉，"浮弱"二字揭之也。面无色，其人阳气既亏，阴火乘之，忽见烦咳证，烦属心，咳属肺，心肺病，而胸中之阳不能御阴火，血随虚火涌于浊道，则从口出矣。以上三条，皆起于真阳不足，血无所统。故血证人，大概苦寒不如甘温，而补肺不如补肾，何也？然欲行阳气，和荣卫，交心肾，非桂枝加龙骨牡蛎汤不可。肾得补而真阳自生，此肾气丸，为虚损之宝也。又补肾不如补脾，何也？脾得补而中气健运，此建中汤，为《金匮》所重也。

【点评】以上诸条皆结合脏腑经络阴阳加以阐述，并提出治疗血证以补脾、补肾为重。

夫吐血，咳逆上气，其脉数而有热，不得卧者，死。

注曰：凡吐血，先由阳虚，后乃阴虚，至阴虚而火日以盛，有烁阴之火，无生阴之阳，咳则肺气耗散，逆而上气，则肝挟相火上乘，脉数有热则无阴，不得卧，则夜卧血不归肝，而木枯火然，君火变为燥火，阴阳俱亏，凶证相并，有立尽之势，故曰死。

夫酒客咳者，必致吐血，此因极饮过度所致也。

注曰：此言吐血，不必尽由于气不摄血，亦不必尽由于阴虚火盛。其有酒客而致咳，则肺伤已极，又为咳所击动，必致吐血，此非内因也，故曰极饮过度所致，则治之，当以清酒热为主可知。

【点评】吐血多由阴虚火盛或酒热内蕴所致。

寸口脉弦而大，弦则为减，大则为芤，减则为寒，芤则为虚，寒虚相搏①，此名曰革，妇人则半产漏下，男子则亡血。

---

① 寒虚相搏：《金匮玉函经二注》作"寒虚相击"。

注曰：此段言下血之脉，非言吐衄之脉也。谓脉之弦者，卫气结也，故为减为寒。脉之大者，气不固也，故为芤为虚。至弦而大，是初按之而弦，弦可以候阳，稍重按之而大，大可以候阴，不问而知其上为邪实，下为正虚，故曰寒虚相搏，此名曰革，谓如皮革之上有下空也。下既虚，则无阳以统之，血不循行经络而下漏，男女一体，故曰妇人则半产漏下，男子则亡血，血下遗如亡也。

亡血不可发其表，汗出则寒栗而振。

注曰：此言亡血家虽有表邪，不可发汗，汗则因亡血而元阴本虚，又因汗而虚其表中之阳，则内无以守，外无以固，故虚极如冷而寒栗，无阳自卫也。振者，虚不能自主也。

【点评】阐明亡血不可发汗之理。

病人胸满，唇痿①舌青，口燥，但欲漱②水，不欲咽，无寒热，脉微大来迟，腹不满，其人言我满，为有瘀血。病者如有热状，烦满，口干燥而渴，其脉反无热，此为阴伏，是瘀血也，当下之。

注曰：此二条，言平人表里无病，而有瘀血，其证脉不相应如此也。谓胸为上焦，受气于中焦，唇口舌皆脾胃所主，故《千金》云：口为戊，唇舌为己，循环中宫，荣华于舌。今因中宫有瘀，中气不清，热气熏上焦而为胸满，循于肌窍而为唇痿，为舌青，为口燥，且欲漱水，血气燥也，不欲咽，胸中未尝有热也。无寒热，既非由表入里，况乃脉微，近于大虚也，来迟亦虚而无热也。三焦胀，应气满于皮肤，今腹外皮肤不满，自觉气胀不快，而曰我满，有滞也，非瘀血而何？故曰为有瘀血。若病者如有热状，乃郁闷之象，即下所谓烦满，口干燥而渴也。如果里有热，则脉应数，反无热，谓不见洪数之脉也，岂非有阴物伏于内，而致阴火干于上乎？故曰：此为阴伏。阴

---

① 唇痿：口唇不华。
② 漱：原作"嗽"，据赵本改。下同。

者何？瘀血也，瘀属有形，非下之不可，故曰：当下之。此三字，似总结上二节，然上节云胸满，云不欲咽水，云脉来迟，不独瘀血，内或寒多，则寒下之药即不可用，去瘀之法，当更酌量，故不概曰可下也。

论曰：仲景论妇人有瘀血，以其证唇口干燥，故知之。则此所谓唇痿口燥，即口干燥，足证瘀血无疑矣。然前一证，言漱水不欲咽，后一证，又言渴，可知瘀血症不甚，则但漱水，甚则亦有渴者，盖瘀久而热郁也。

【点评】指出"瘀属有形，非下之不可"，但亦须考虑具体病情，"不概曰可下也"，可见治病不可拘执。论中认为唇口干燥，甚者口渴，属"瘀久而热郁也"，为瘀血一外症。

火邪者，桂枝去芍药加蜀漆牡蛎龙骨救逆汤主之。

注曰：此方治惊，乃治病中之惊狂不安者，非如安神丸、镇惊丸等之镇心为言也。《奔豚气》篇中，虽有惊怖等四部病，皆从惊恐得之句，然病由虚声所惊，可以镇浮而愈，若因灸炳，且热且惊，以致邪结胸中，惊狂不安，则必驱散其胸中之邪为主，故标之为火邪者。见胸中者，清阳之所居，乃火邪亡阳，致神明散乱，故以桂、甘、姜、枣宣其上焦之元阳，则郁火自熄；惊则必有瘀结，故加常山苗蜀漆破血，疗胸中结邪；而以龙骨之甘涩平，牡蛎之酸盐寒，一阳一阴，以交其心肾，而宁其散乱之神。若桂枝汤去芍，病不在肝脾，故嫌其酸收入腹也。此汤仲景《伤寒论》以治伤寒脉浮发热，火劫亡阳，惊狂，卧起不安者。

论曰：惊悸似属神明边病，然仲景以此贯于吐衄下血及瘀血之上，可知此方，重在治其瘀结，以复其阳，而无取乎镇坠，故治惊，全以宣阳散结、宁心去逆为主。至于悸，则又专责之痰，而以半夏、麻黄发其阳、化其痰为主，谓结邪不去，则惊无由安，而正阳不发，则悸邪不去也。

桂枝救逆汤方

桂枝三两，去皮　甘草二两，炙　生姜三两　牡蛎五两，熬　龙骨四两
大枣十枚　蜀漆三两，洗去腥

上为末，以水一斗二升，先煮蜀漆，减二升，内诸药，煮取三升，去滓，温服一升。

心下悸者，半夏麻黄丸主之。

注曰：悸与惊，大不同矣。惊有结邪，神明不能堪，故脉动；悸则为阴邪所困，而心气不足，故脉但弱。阴邪者，痰饮也，故以半夏主之，而合麻黄，老痰非麻黄不去也。每服三丸，日三服，以渐去之，静伏之痰，非可骤却耳。然悸有虚损而悸者，此无别虚证，故专责痰，此正《痰饮门》所谓微者短气，甚者则悸也。

半夏麻黄丸方

半夏　麻黄等分

上二味，末之，炼蜜和丸，小豆大，饮服三丸，日三服。

【点评】上述惊与悸虽有区别，但都有邪结。前者用桂枝去芍药加蜀漆牡蛎龙骨救逆汤"宣阳散结"，后者用半夏麻黄丸"发其阳，化其痰"。由此条而联系到前《痰饮咳嗽病》篇原文"微者短气，甚者则悸"，可拓展认识。

吐血不止者，柏叶汤主之。

注曰：此重"不止"二字，是诸寒凉止血药，皆不应矣。吐血本由阳虚，不能导血归经，然血亡而阴亏，故以柏叶之最养阴者为君，艾叶走经为臣，而以干姜温胃为佐，马通导火使下为使。愚意无马通，童便亦得。按本草载此方，乃是柏叶一把，干姜三片，阿胶一挺，炙，合煮，入马通一升。未知孰是，候参。

柏叶汤方

柏叶三两　干姜三两　艾三把

上三味，以水五升，取马通汁一升，合煮取一升，分温再服。马通乃马屎绞汁也，如干屎以水和绞之。

【点评】方中柏叶当是侧柏叶，为凉血止血之品，而并非"最养阴者"。此解似不妥。童便代马通倒是可取。

下血，先便后血，此远血也，黄土汤主之。

注曰：下血较吐血，势顺而不逆，此病不在气也，当从腹中求责。故以先便后血知未便时，血分不动，直至便后努责，然后下血，是内寒不能温脾，脾元不足，不能统血，脾居中土，自下焦而言之，则为远矣。故以附子温肾之阳，又恐过燥，阿胶、地黄壮阴为佐，白术健脾之气，脾又喜凉，故以黄芩、甘草清热，而以经火之黄土，与脾为类者，引之入脾，使暖气于脾中，如冬时地中之阳气，而为发生之本，真神方也。脾肾为先后天之本，调则荣卫相得，血无妄出，故又主吐衄。愚谓吐血自利者，尤宜之。

黄土汤方亦主吐衄。

甘草三两　　地黄三两　　白术三两　　附子三两炮　　阿胶三两　　黄芩三两
灶中黄土半斤

上七味，以水八升，煮取三升，分温二服。

【点评】注文"脾又喜凉，故以黄芩、甘草清热，而以经火之黄土，与脾为类者，引之入脾，使暖气于脾中"，其中既言"脾又喜凉"，又言"使暖气于脾中"，前后似有矛盾。

下血，先血后便，此近血也，赤小豆当归散主之。方见"狐惑"中。

注曰：先血后便，则知虽未便，而血已先聚于肛为近，故曰此近血也。然下焦，乃肾膀胱所主，水府也，使下无留湿与血相混，则便溺如常，血自归经，何得溢出。故以赤小豆为主，去其阴分之湿，而当归导血归经，其势甚便，不若远血之伤在脾肾，温凉补泻，多其委曲也。赤小豆最通肝气，为通乳神药，故合归用之，亦取其通畅肝分之血，而和调之也。

心气不足①，吐血，衄血，泻心汤主之。

注曰：吐血有因病久上热，烦咳而致者，有因极饮过度者。若因心虚，虚则热收于内，而火盛烁阴，涌血上逆，出于清道为衄，出于浊道为吐，则主心气不足论治。谓不得同诸阴虚，及极饮者之积渐而致也。故以芩、连清其热，大黄下其瘀，而曰：泻心汤，谓病既侵心，恐因循则酿祸也。昔人尝曰：心极须大黄。

泻心汤方 亦治霍乱。

大黄二两　黄连一两　黄芩一两

上三味，以水三升，煮取一升，顿服之。

【点评】泻心汤证之吐、衄血解释为因心虚"热收于内，而火盛烁阴，涌血上逆"所致，并不明确。原文"心气不足"《备急千金要方》作"心气不定"，意为心烦不安；《金匮要略心典》认为"心气不足者，心中之阴气不足也"；《医宗金鉴》则云"不足"当为"有余"。后世一般认为此吐衄血的病机当属实火。

---

① 心气不足：《备急千金要方》《外台秘要》作"心气不定"，即心烦不安之意。

张仲景金匮要略论注卷十七

携李徐彬忠可甫著　门人包景辰舍章①父校

呕吐哕下利病脉证治第十七

论一首　脉证二十七条　方二十三首

夫呕家有痈脓，不可治呕，脓尽自愈。

注曰：呕家之因不同，客寒伤胃，或痰壅气逆，气有余即是火，故《内经》曰：诸呕吐酸，皆属于热，故行痰、降逆、清火、温中皆可。若有痈脓，则荣分热，而非气分热矣，因而亦呕，此毒盛也，以治呕法治之，行痰降逆，固为无益，而积热成毒，尚堪温热乎？故曰：不可治呕。然即不治，呕不因气，由于荣分热毒，则脓尽而邪衰，邪衰而呕止，故曰：脓尽自愈。

先呕却渴者，此为欲解；先渴却呕者，为水停心下，此属饮家；呕家本渴，今反不渴者，以心下有支饮故也，此属支饮。

注曰：此二条言呕、渴必相因，故可于先后辨其水，于反不渴知其饮，示人治呕中有辨饮之法也。此以下，注疏呕因之不同，治法迥异也。谓先呕者，内有恶涎也，涎尽而渴，病气已解。若先渴则必多饮，饮多即同恶涎，因而呕，知水停心下，乃骤至之病，未必在偏僻处矣，故但曰此属饮家。然多呕则必伤津，故渴为呕家必然之理。今反不渴，

①　包景辰舍章：原作"唐可成□□"，据扫本改。

198

若非心下原有偏着之饮气润其燥火，则渴何能免，但饮果在中之孔道，岂有不与呕俱出，则知此饮不在孔道矣。故曰此为支饮，支者，偏旁而不在正中也。

问曰：病人脉数，数为热，当消谷引食，而反吐者，何也？师曰：以发其汗，令阳微，膈气①虚，脉乃数，数为客热，不能消谷，胃中虚冷故也。脉弦者虚也，胃气无余，朝食暮吐，变为胃反。寒在于上，医反下之，令脉反弦，故名曰虚。

注曰：此论呕吐之脉，从误汗来，则初脉或见数，误下则反弦也。谓数脉不外君相二火。所以寸数，咽喉口舌生疮，或吐红咳嗽、肺痈。两关数，则胃火或肝火。尺数，则阴虚或相火。故曰数为热，当消谷引饮，而反吐为疑，以数脉必主于热也。不知虚亦能使脉数，况见吐症，吐为一时膈病，而脉数则非君相二火明甚。因推其致病之由，曰以发其汗，汗则伤阳而阳气微，人身唯真阳气足，如太阳中天，令人温和调适，阳虚则燥火乘之，故曰：膈气虚，脉乃数。数既非本然之阳和，则为客热，客热则病胃，何能助胃消谷，名曰热，其实无阳不能运之使下，故曰：胃中虚冷故也。若脉更见弦，是胃中之阳气不充而结，故曰胃气无余，无余者，胃气无余力胜谷气也，因而朝食暮吐。见胃未尝不受谷，受不能消，则变为胃反，其原由寒在上焦，本当温胃助其消导，又误下之，则阳之微者反见弦状，所谓弦则卫气结，故曰虚也。

【点评】通过辨析数脉，指出胃反之脉"数"乃为客热之象，其病机实是胃中阳气不充，无余力胜谷气。

寸口脉微而数，微则无气，无气则荣虚，荣虚则血不足，血不足则胸中冷。

注曰：此段推原胃中虚冷之故，故于寸口脉证之。谓寸口主上

① 膈气：指胸中宗气。

焦，微则胸中少元阳之气，荣气随卫气者也，血即荣之成流者也，无
气以引满其荣气而荣虚，虚则血少，不能如平人之充盛，而不足矣。
虽阴火炎而见数象，胸中之荣卫实虚，元阳大亏，焉得不冷。

跌阳脉浮而涩，浮则为虚，涩①则伤脾，脾伤则不磨，朝食暮
吐，暮食朝吐，宿谷不化，名曰胃反。脉紧②而涩，其病难治。

注曰：吐乃胃家病，脾气通于胃，跌阳者，脾胃脉也，故复以跌
阳诊之。谓跌阳脉浮而且涩，土主中州，不沉不浮，今太浮则知其虚
矣。盖虚则脾胃气不交，而脾阴伤，不能固结其气，故脉浮涩。正既
虚则失酝酿之本，故不磨，因而朝暮之间，不能容谷，宿而不化，此
胃反之由。然其脉不紧，则胃气尚能胜邪，若又加紧而涩，紧为寒
邪，涩为液竭，正不胜邪，故曰难治。

【点评】胃反与脾的运化功能密切相关，不仅因胃阳不足，而
且脾阴亦亏。

病人欲吐者，不可下之。

注曰：此因上文论吐，故推及之。治病之法，贵因势利道③，故
《内经》曰：在上者越之，在下者引而竭之。言病欲上吐，不可强之
使下，凡病皆然。故曰：病人欲吐者，不可下之。是概言，非止反
胃，而反胃在其中。

【点评】"治病之法，贵因势利导"，推而广之，"凡病皆然"。

哕而腹满，视其前后，知何部不利，利之即愈。"哕"字恐是"呕"字。

注曰：以下数条，皆论呕，此首条恐亦是论呕。谓呕乃中上焦
病，不应与腹满并见，然而腹满明是积滞在腹，上蒸于胃，不安而

---

① 涩：原作"虚"，据赵本改。
② 脉紧：此前《备急千金要方》有"跌阳"二字。
③ 道：引导之意。

呕，邪在腹则宜下。故曰视其前后部。前后者，大小便也。因不利而利之，则病随利减而愈。此与上条照看，吐呕本相类，吐者禁下，呕而腹满，则又宜利矣。

【点评】治疗呕吐哕皆可"因不利而利之"，但原文为"哕"，而徐氏却说是"论呕"，未有明确依据。

呕而胸满者，茱萸汤主之。

注曰：胸乃阳位，呕为阴邪，使胸之阳气足以御之，则未必呕，呕亦胸中无恙也。乃呕而胸满，是中有邪乘虚袭胸，不但胃不和矣，虚邪属阴，故以茱萸之苦温，善驱浊阴者为君，人参补虚为佐，而以姜、枣宣发上焦之正气也。

茱萸汤方

吴茱萸一升　人参三两　生姜六两　大枣十二枚

上四味，以水五升，煮取三升，温服七合，日三服。

干呕，吐涎沫，头痛者，茱萸汤主之。方见前。

注曰：干呕者，有声无物也，物虽无而吐涎沫，仲景曰：上焦有寒，其口多涎。上焦既有寒，寒为阴邪，格阳在上，故头痛，比胸满而呕，似有在上在下不同，然邪必乘虚，故亦用茱萸汤，兼温补以驱浊阴，谓呕有不同，寒则一也。

【点评】指出吴茱萸汤之功效是以温补驱浊阴为主。

呕而肠鸣，心下痞者，半夏泻心汤主之。

注曰：呕本属热，然而肠鸣则下寒，而虚痞者，阴邪搏饮，结于心下，即《伤寒论》所谓胃中不和，腹中雷鸣也。故主半夏泻心汤，用参、甘、枣以补中，干姜以温胃泻满，半夏以开痰饮，而以芩、连清热，且苦寒亦能泻满也。亲见一乳母，吐呕五日，百药不能止，后服干姜、黄连二味立止，即此方之意也。

【点评】点出辛开苦降、补泻兼施之方义。

半夏泻心汤方

半夏半斤洗　黄芩三两　干姜三两　人参三两　黄连一两　大枣十枚
甘草三两炙

上七味，以水一斗，煮取六升，去滓，再煮取三升，温服一升，日三服。

干呕而利者，黄芩加半夏生姜汤主之。

注曰：《伤寒论》芩、甘、枣、芍四味，为黄芩汤，治太阳少阳合病。盖太少之邪，合而内入，则协热而利，故以黄芩为主也。然邪既内入，或有复搏饮者，呕多，此其明证矣，故加半夏、生姜。

黄芩加半夏生姜汤方

黄芩三两　甘草二两　芍药一两①　大枣十二枚　半夏半斤　生姜三两

上六味，以水一斗，煮取三升，去滓，温服一升，日再夜一服。

诸呕，谷不得下者，小半夏汤主之。方见痰饮中。

注曰：呕固属火，然使胃中无痰，则食可稍进，至谷不得下，非痰凝之而何，痰必由于气逆，故以半夏、生姜降逆开痰。

【点评】由上可见，半夏、生姜主治饮停而呕。

呕吐而病在膈上，后思水者，解，急与之。思水者，猪苓散主之。

注曰：呕吐兼心腹等证，原非呕吐本证也。以常言之，其病在膈上，大约邪热搏饮，至于思水，则饮邪去，故曰解，急与之，恐燥邪不堪也。然元阳未复，正须防停饮再发，故以猪苓去水为君，茯苓、白术以培其正气，不用姜、半，其呕已止，恐宣之反动虚气，即降逆消痰亦非急务也。

---

① 一两：赵本作"二两"。

猪苓散方

猪苓　茯苓　白术各等分

上三味，杵为散，饮服方寸匕，日三服。

【点评】猪苓散扶正去水治疗停饮之呕。

呕而脉弱，小便复利，身有微热，见厥者，难治，四逆汤主之。

注曰：此舍标治本之法也。谓呕而有微热，乃表邪欲出之象，然而脉弱则内虚矣。小便利，知非下焦有热，甚且见厥，是少阴之寒邪复重矣。则前之呕与热，乃有表而甚微者，若更兼治其火与饮，则下益寒，故曰难治。而以四逆汤主之，竟从少阴病治法，铲其本寒，则真阳得助，而微表自解，故附子生用，有发散之义也。

四逆汤方

附子一枚生用　干姜一两半　甘草二两炙

上三味，以水三升，煮取一升二合，去滓，分温再服。强人可大附子二枚，干姜三两。

【点评】本条实乃阳虚阴盛、阴盛格阳之证治，而非表里同病的情况。

呕而发热者，小柴胡汤主之。

注曰：前章热微见厥，是寒重，故责少阴。若不见厥，而发热不微，则少阳证，原有呕，竟从少阳治矣。故主小柴胡以和解之，内有半夏、生姜，亦治呕也。

小柴胡汤方

柴胡半斤　黄芩三两　人参三两　甘草三两　半夏一升①　生姜三两
大枣十二枚

---

①　一升：《伤寒论》《古今医统正脉全书·金匮玉函要略方论》均作"半升"。

上七味，以水一斗，煮取六升，去滓再煎，取三升，温服一升，日三服。

【点评】小柴胡汤原可治呕，邪犯少阳，见柴胡证便可用之。

胃反呕吐者，大半夏汤主之。《千金》治胃反不受食，食入即吐者。《外台》治呕，心下痞硬者。

注曰：以前皆论呕，即或兼言吐，不过饮食之后，或吐些少出来耳。若食久即尽出，此乃胃虚不能消谷，因而上逆，故使胃反，反后火逆，呕吐兼挟燥矣。故以半夏降逆、下痰涎为主，加人参以养其正，白蜜以润其燥，而且扬水二百四十遍，以使速下。《千金》治不受食，《外台》治呕而心下痞硬。要知不受食，虚也。痞硬，亦虚也。

大半夏汤方

半夏二升洗　人参三两　白蜜一升①

上三②味③，以水④一斗二升⑤，和蜜扬之二百四十遍⑥，煮药取二升半，温服一升，余分再服。

【点评】胃反的特点与前述诸呕不同，为"食久即尽出"，是胃虚不能消谷而上逆所致。

食已即吐者，大黄甘草汤主之。《外台》又治吐水。

注曰：食已即吐，非复呕病矣，亦非胃弱不能消，乃胃不容谷，食已即出者也。明是有物伤胃，荣气闭而不纳，故以大黄通荣分已闭之谷气，而兼以甘草调其胃耳。《外台》治吐水，大黄亦能开脾气之

---

① 升：此后《备急千金要方》有"白术一升，生姜四两"。
② 三：《备急千金要方》作"五"。
③ 味：此后《备急千金要方》有"㕮咀"两字。
④ 水：《外台秘要》作"泉水"。
⑤ 一斗二升：《备急千金要方》作"五升"。
⑥ 二百四十遍：《备急千金要方》作"二三百遍"。

闭，而使散精于肺，通调水道，下输膀胱也。

大黄甘草汤方

大黄_{四两}　甘草_{一两}①

上二味，以水三升，煮取一升，分温再服。

【点评】认为大黄不仅通腑，"亦能开脾气之闭"。

胃反，吐而渴欲饮水者，茯苓泽泻汤主之。

注曰：此即五苓散去猪苓，加甘草、生姜也。五苓散原为太阳表邪袭入膀胱之腑，致燥渴引饮，中宫留湿，设此为两解表里之方。此以胃反，吐则水从吐出，中无水气而渴，故去猪苓，但以苓、泽、桂、术，双解表里虚邪，加生姜、甘草和中以止吐也。

茯苓泽泻汤方《外台》治消渴脉绝，胃反者，有小麦一升

茯苓_{半斤}②　泽泻_{四两}　甘草_{二两}③　桂枝④_{二两}⑤　白术_{三两}　生姜_{四两}⑥

上六味，以水一斗，煮取三升，内泽泻，再煮去滓，取二升半，温服八合，日三服。

【点评】此条之"胃反"乃指水饮所致的反复呕吐，与前大半夏汤证之"胃反"不同，徐氏未能充分阐明。

吐后，渴欲得水而贪饮者，文蛤汤主之。兼主微风，脉紧，头痛。

注曰：此即前之渴欲饮水也。贪饮是水不足以止其燥，况在吐

---

① 一两：《备急千金要方》《外台秘要》载甘草均为"二两"。
② 半斤：《外台秘要》作"八两"。
③ 二两：《外台秘要》作"一两"。
④ 桂枝：《外台秘要》作"桂心"。
⑤ 二两：《外台秘要》作"三两"。
⑥ 四两：《外台秘要》作"三两"。

后，而非必胃反者，则虚少热多。故以文蛤之盐寒，清热散结为主，而以麻、杏、甘、石疏其气分之热，姜、枣以宣其上焦之郁，然麻黄发其阳，故亦主微风，但方似以清热为主。设脉紧，紧为寒，格火在上，故头痛。赘此一句，以示壅热贪饮之人，脉紧头痛在所或有，正与前干呕吐涎沫条中注头痛相等也。然不吐涎沫，胸寒少，故麻、杏可愈。

文蛤汤方

文蛤五两　麻黄三两　甘草三两　生姜三两　石膏五两　杏仁五十枚①
大枣十二枚

上七味，以水六升，煮取二升，温服一升，汗出即愈。

干呕，吐逆，吐涎沫，半夏干姜散主之。

注曰：此比前干呕吐涎沫头痛条，但少头痛而增"吐逆"二字，彼用茱萸汤，此用半夏干姜散②，何也？盖上焦有寒，其口多涎一也。然前有头痛，是浊阴上逆，格邪在头，故疼，与浊阴上逆，格邪在胸故满相同，故俱用人参、姜、枣助阳，而以茱萸之苦温，下其浊阴；此则吐逆，明是胃家寒重，以致吐逆不已，故不用参，专以干姜理中，半夏降逆。谓与前浊阴上逆者，寒邪虽同，有高下之殊，而未至格邪在头，在胸则虚亦未甚也。

半夏干姜散方

半夏　干姜各等分

上二味，杵为散，取方寸匕，浆水一升半，取七合，顿服之。

病人胸中似喘不喘，似呕不呕，似哕不哕，彻心中愦愦然无奈者③，生姜半夏汤主之。

注曰：喘、呕、哕俱上出之象，今有其象，而非其实，是膈上受

---

① 五十枚：原作"十十个"，校本作"十一个"，陆本作"十个"，据赵本改。
② 散：原作"汤"，据本条原文改。
③ 彻心中愦愦然无奈者：胸胃烦闷，无可奈何之感。

邪，未攻肺，亦不由胃，故曰胸中。又曰彻心中愦愦无奈，彻者通也，谓胸中之邪既重，因而下及于心，使其不安，而愦愦无可奈何也。生姜宣散之力，入口即行，故其治最高，而能清膈上之邪，合半夏，并能降其浊涎，故主之。与茱萸之降浊阴、干姜之理中寒不同。盖彼乃虚寒上逆，此唯客邪搏①饮于至高之分耳。然此即小半夏汤，彼加生姜煎，此用汁而多，药性生用则上行，唯其邪高，故用汁而略煎，因即变其汤名，示以生姜为君也。

生姜半夏汤方

半夏半升　生姜一斤

上二味，以水三升，煮半夏，取二升，内生姜汁，煮取一升半，小冷，分四服，日三夜一。呕止，停后服。

【点评】与吴茱、干姜、小半夏汤进行比较，有助于准确掌握辨证与用药遣方。

干呕，哕，若手足厥者，橘皮汤主之。

注曰：呕兼哕言，则以哕为重矣。彼有因元气败而哕者，此肾虚欲绝也。若从干呕来，虽手足厥，明是胃家寒气结，不行于四肢，故以橘皮温胃为主，而合生姜以宣散其逆气也。

橘皮汤方

橘皮四两　生姜半斤

上二味，以水七升，煮取三升，温服一升，下咽即愈。

【点评】哕有虚实之辨，此处之哕，非元气败、肾气绝，而是胃寒气闭所致，以橘皮汤温胃降逆。

哕逆者，橘皮竹茹汤主之。

---

① 搏：原作"搏"（抟），据文义改。

注曰：此不兼呕言，是专胃虚而冲逆为哕矣。然非真元衰败之比，故以参、甘培胃中元气，而以橘皮、竹茹，一寒一温，下其上逆之气，<small>逆由胆火，故用竹茹。哕字即故哕字。</small>亦由上焦阳气，不足以御之，乃呃逆不止，故以枣、姜宣其上焦，使胸中之阳渐畅而下达，谓上焦固受气于中焦，而中焦亦秉承于上焦，上焦既宣，则中气自调也。<small>姜、枣能和营卫而宣发阳气也。</small>

橘皮竹茹汤方

橘皮<small>二斤</small>　竹茹<small>二升</small>　大枣<small>三十枚</small>　生姜<small>半斤</small>　甘草<small>五两</small>　人参<small>一两</small>
上六味，以水一斗，煮取三升，温服一升，日三服。

【点评】治哕不一味强调降逆，提出"上焦既宣，则中气自调也"，宣发上焦，有助于中焦之升降，颇可启迪思路。

夫六腑气绝于外者，手足寒，上气，脚缩；五脏气绝于内者，利不禁，下甚者，手足不仁。

注曰：此言凡病危笃，必脏腑之气先绝，而脏尤主利也。谓人有利虽久，而起居如平人，脏腑之气未绝故也。知六腑气先绝于外，则六腑为阳，阳所以温手足，御三焦。气既绝于外，则手足无阳以运而寒，胸中无阳以御下焦之阴而上气，脚下之阳道不行，则有阴无阳，而脚缩不能伸。五脏气先绝于内，则肾不能为胃关，而利不禁，不禁之极，为下甚，手足因无阴以维阳，而脏气不相统摄，则为不仁。不仁者，伸缩皆不能也。

【点评】"脏腑之气"的存亡决定疾病之预后。

下利脉沉弦者，下重①；脉大者，为未止；脉微弱数者，为欲自止，虽发热不死。

注曰：下利者，里有邪也，而上下轻重不同，皆于脉别之。假令

---

① 下重：里急后重。

脉沉则为寒，弦为气结，沉而弦，则为病邪结于下焦，故下体之阳道不行而重。脉大主虚，主邪盛，故大则为未止。微弱者邪衰，正亦衰也，数为阳脉，于微弱中见之，则为阳气将复，故知欲自止。下利热不止者，死，谓阳亡于外，阴亡于内也。脉既微弱数，则邪去，邪去而发热，则虽有余邪，正将胜之，故曰不死。

【点评】从脉象推测下利的病机及预后。

下利手足厥冷，无脉者，灸之不温，若脉不还，反微喘者，死。少阴负趺阳者，为顺也。

注曰：此言下利之死，必先肾绝，未绝而弱，则又常理也。谓下利至手足厥冷，是脾中阳气久亏，而肾中真阳下脱，故如中寒者，手足厥冷而无脉，则生生之气，几乎熄矣。然此时正气欲绝，而邪气亦绝。故灸之以接其肾中之阳。若手足仍不温，脉不还，是正脱已尽，且微喘，是既亡之真阳上出，少阴已绝，而反露有余之象，明是灯欲灭而复明，故死。然下利证，乃是土邪乘水，少阴脉主水，趺阳脉主土，故少阴负趺阳，以脉证相对，而反为顺。负者失也，互相克贼，名曰负也。

下利有微热而渴，脉弱者，令自愈。下利脉数，有微热汗出，令自愈；设脉紧，为未解。下利脉数而渴者，令自愈；设不差，必圊脓血，以有热故也。下利脉反弦，发热身"身"恐"自"，是。汗者，愈。下利气者，当利其小便。下利，寸脉反浮数，尺中自涩者，必圊脓血。

注曰：前章既言下利脉微弱数，为欲自止，虽发热不死，此六条，即前意。而言脉证或有参差，其内邪喜于外出则一理也。但变热者，必见血耳。故谓下利本客寒伤里，苟非直中阴证，必阴阳互胜，阴胜难愈，阳胜易愈。假令微热，是邪出表也。而渴是胸中阳胜也，且脉弱则在内之邪气少矣。虽不治之，邪去正自复，故令自愈，不必喜功生事也。若既有微热，脉不弱而数，数亦阳胜也，更汗出，则热从外泻矣，故亦令自愈。设脉数中兼紧，则寒邪尚坚，为未解矣。若数脉与渴并见，亦是阳胜，故令自愈。设不瘥，则寒既退而病不退，不宜责寒矣。乃热多，必反动其血，故曰必圊脓血，以有热故也。若发热而汗，与上同，更脉弦，则里症见弦为阳脉，是阳胜也，阳胜则愈。乃有下利而失气不已，此气滞而乱，又在寒热之外，故但利其小便，小便利则气化，气化则不乱也。若下利果属寒，脉应沉迟，反浮数，其阳胜可知，而尺中自涩，涩为阳邪入阴，此亦热多，故曰必圊脓血。

论曰：下利之因多端，不可不详。有热伤而便肠垢者，臭秽之甚，且色黄也；若黄非焦黄，只淡黄色者，立斋云：黄为脾家正色，不能结而散，乃脾虚之甚也。有误下而协热利者，必脐下热，或大孔热也；有燥粪结而利者，必谵语也；有直下水者，此伤食而滞肠中之气，使泌别失职也；有利清水，色纯青，心下必痛，口干燥者，此少阴病，又兼客热内攻肝肾，至急宜下之证也；有少阴病，欲吐不吐，心烦但欲寐，五六日自利而渴者，属少阴，更小便色白益确，以下焦有寒，不能制水，故令色白也；有惯晨泻者，此肾泻也；有泄泻数年者，此谓之水土同化，乃脾泄也；有或泻或不泻者，此湿泻，必兼微胀也；有间泻，泻反快者，此饮泻也；有痰壅肺气，使大肠虚而下利者，必两寸滑也；有完谷不化者，此伤风餐泻也；有溏粪者，此湿胜也；有鸭溏者，此清水中有屑细如鸭之屎，乃肺虚，或大肠有寒也；有非水、非完谷、非肠垢，但色不黄，而臭不甚，泻而不实者，此下利清谷也。若本文数段，正所谓下利清谷耳。清谷谓食已化而不实，比欲愈之溏，则有水杂之也。

【点评】举出种种下利之见症，意在提示"下利之因多端"，诊治时不可不详。注中有"不必喜功生事"一语，亦启示对某些有自愈倾向者当避免过度治疗。

下利清谷，不可攻其表，汗出必胀满。

注曰：此不因误下而自利者。乃既有表，内寒复甚，故兼见此，当以攻表为戒。若攻其表，则阳虚而阴愈盛，盛则胀满，故曰汗出必胀满。

下利脉沉而迟，其人面少赤，身有微热，下利清谷者，必郁冒，汗出而解。病人必微厥①，所以然者，其面戴阳，下虚故也。

注曰：此言下利中，有里多而表少者。然邪终不能胜正，故虽变证多端，而病可解，总由于虚，而非不可治之证也。谓下利脉沉迟，沉则为寒，迟则为虚，不待言矣。然其面稍赤，微阳也，身有微热，邪走于表也。但表少而下利清谷后，必郁冒汗解，而且微厥，何也？盖郁冒属虚寒，微厥亦虚寒，因身有微热，则正稍胜，故可必其汗解，而不能保其不郁冒，并保其不厥。因复推原，其先时见面少赤之证，所谓戴阳，由于下虚故耳。

下利后脉绝，手足厥冷，晬时②脉还，手足温者生，脉不还③者死。

注曰：此言下利至脉绝，手足厥冷，乃至危证，然脉还手足温，是正渐复，故生。假令手足温，而脉不还，仍死。见当以脉为主也。

【点评】以上数注皆强调正气对下利转归及治疗的重要性。

下利腹胀满，身体疼痛者，先温其里，乃攻其表。温里宜四逆汤，攻表宜桂枝汤。四逆汤方见前。

注曰：《内经》云：胃寒生满病。况下利，则寒尤确，但身体疼痛，犹之身热，有表无疑。奈一时并发，是当以内为急，故曰：先温其里，乃攻其表。欲人知先后之序耳。若方主四逆、桂枝。四逆乃干姜、甘、附，必用生附，温里中有发散之义焉。桂枝内有甘、芍，亦兼有固里之意也。

---

① 厥：赵本作"热"。
② 晬时：一昼夜。
③ 脉不还：《备急千金要方》作"不还不温"。

桂枝汤方

桂枝三两，去皮　芍药三两　甘草三两，炙　生姜三两　大枣十二枚①

上五味，咬咀，以水七升，微火煮取三升，去滓，适寒温，服一升，服已须臾，啜稀粥一升，以助药力，温覆令一时许，遍身**漐漐**②微似有汗者益佳③，不可令如水淋漓。若一服汗出病差，停后服。

【点评】言四逆汤"温里中有发散之义"，说桂枝汤"兼有固里之意"，细思确有其理。

下利三部脉皆平，按之心下坚者，急下之，宜大承气汤。下利，脉迟而滑者，实也，利去欲止，急下之，宜大承气汤。下利，脉反滑者，当有所去，下乃愈，宜大承气汤。下利已差，至其年月日时复发者，以病不尽故也，当下之，宜大承气汤。方见"痉病"中。

注曰：此言下利有实邪者，不问虚实久暂，皆当去之，不得迁延养患也。但实邪何以别之？如下利三部脉皆平，不应胸中有病，然按之心下坚，此有形之物，横于其中，未动气血，不形于病，而病气所侵，渐将及脉，故急下之以杜渐。若下利脉迟，似乎真气亏，而脉之循行不能如期，然又见滑，滑乃有形之脉，明是有邪，而见迟滞之象，故曰实也。实者邪实，利何肯止，故宜急下以逐贼。若下利脉更不迟，而单见滑，便知有形相阻，故曰当有所去，乃愈。若下利已愈，至年月日时复发，岂有应时感邪之理，明是病根不拔，先时脏气于此日受伤，则脏气至此日亦怯，怯则邪复自动相乘，故曰：以病不尽故也，当下之以绝根。以上俱用大承气者，枳、朴、硝、黄走而不守，去病即止，不若消积等药，脏腑反有损削之忧耳。

【点评】实邪为病当除邪务尽，邪不除则病难愈，故云"有实

---

① 十二枚：原作"十枚"，据赵本改。
② **漐漐**(zhí 执)：出汗的样子。
③ 佳：原脱，据赵本补。

邪者，不问虚实久暂，皆当去之，不得迁延养患也"。除下利外，余亦准此。

下利谵语者，有燥屎也，小承气汤主之。

注曰：此条与前心下坚，同是胃中有物也。然此独谵语，则其屎已燥，燥热气蒸，脏真受伤，则芒硝之急暴，反不能涤其邪，故只用枳、朴、大黄，意谓胃既燥热，当攻之以渐也。比结胸谵语，加下利，则热少燥多耳。

小承气汤方

大黄四两　　枳实三枚，炙　　厚朴三两，炙

上三味，以水四升，煮取一升二合，去滓，分温二服，得利则止。

下利，便脓血者，桃花汤主之。

注曰：下利便脓血，此由寒郁转为湿热，因而动血也。然利至侵血，是先伤中气，后伤血分。故以干姜散本寒，劫标热，合粳米以调中，而以赤石脂之甘酸温涩，入血分而收湿固脱也。《本草》谓其能养心血，亦取其入血分而调之耳。

桃花汤方

赤石脂一斤，半斤全用，一半筛末　　干姜一两　　粳米一升

上三味，以水七升，煮米熟，去滓，温服七合，内赤石脂末方寸匕，日三服，若一服愈，余勿服。

【点评】此注有误。桃花汤为温中涩肠固脱之方，所治当为脏气虚寒，久利滑脱之证，如何能治所谓"寒郁转为湿热"之下利？

热利下重者，白头翁汤主之。

注曰：热利下重，此热伤胃之阴气，故陷下而重也。陷下则伤肾，故用四味之苦寒者以坚之，然白头翁清阳明血热，黄连清心脾，秦皮和肝，黄柏安肾，则有交相致之功矣。既下重，而不用一味调气

升气之药，病已侵血分，不专在气耳。按：《伤寒论》此方，亦主下利欲饮水者，解云有热故也。谓饮水与渴不同，渴但津干，欲饮水则是阴分为火热所烁，故亦须苦寒清下者以涤之，与辛凉以解上焦之渴不同耳。

白头翁汤方

白头翁三两　黄连三两　黄柏三两　秦皮三两

上四味，以水七升，煮取三升，去滓，温服一升。不愈，更服。

【点评】颇为强调此证邪热影响阴血。

下利后，更烦，按之心下濡者，为虚烦也，栀子豉汤主之。

注曰：虚实皆有烦，在下利已属虚也，更按之心下濡，则非痞结痛满之比，故以栀豉轻涌之，以彻其热。盖香豉主烦闷，亦能调中下气，而栀子，更能清心肺胃大小肠郁火也。云后是利已止，则下无病，故轻涌其邪，然不用人参，此本去邪之剂，无取补也。即虚不下焦与中焦虚者不同耳，彼虚烦亦有用参者，此中焦虚也。

论曰：仲景又云：若旧有微溏，服此汤不能上涌，反为下泄。此于下利后之烦，偏主此汤，盖旧微溏乃素来脾气弱也。此所云下利，乃客邪乘里，非脾气素弱，且按之濡，故知烦为膈虚，乃太阳有余邪，而力不能驱之使出，所以轻涌而宣扬之，斯为妙耳。

栀子豉汤方

栀子十四枚，剥　香豉四合，绵裹

上二味，以水四升，先煮栀子，汤二升半，内豉，煮取一升半，去滓，分二服，进一服，得吐则止。

【点评】指出栀子豉汤所治虚烦乃邪热内扰，非实邪结聚之证。

下利清谷，里寒外热，汗出而厥者，通脉四逆汤主之。

注曰：屎水杂出，而色不大黄，此所谓下利清谷，乃客寒入里，而肠胃不调也。然或元气尚强，而正气日充，邪气自泻，绝不现寒证者有之。若里寒外热，而外汗内厥，是阴寒格阳于外，本应先治其里，而阴阳不调，致外内如吴越，则病气牵制难愈。故以通脉为主，而曰通脉四逆，即四逆汤之姜、附、甘草也，但干姜多加一半。且《伤寒论》中，更设加减法为异耳。面赤，加葱九茎，腹痛去葱加芍，呕加生姜，咽痛去芍加桔梗，利止脉不出，去桔梗加人参。此虽不全载，亦不可不知，盖观"通脉"二字之义，合加减法，不止于温内也。

通脉四逆汤方

附子<small>大者一枚，生用</small>　干姜<small>三两，强人可四两</small>　甘草<small>二两，炙</small>

上三味，以水三升，煮取一升二合，去滓，分温再服。

【点评】指出通脉四逆汤"不止于温内"，亦当知"通脉"的涵义。

下利肺痛，紫参汤主之。

注曰：下利肺痛，此气滞也。紫参性苦寒，能通血气，《本草》主心腹积聚，寒热邪气，而好古谓治血痢。故以此散瘀止痛耳，然太苦寒，故以甘草调之，即补虚益气矣。

紫参汤方

紫参<small>半斤</small>　甘草<small>三两</small>

上二味，以水五升，先煮紫参，取二升，内甘草，煮取一升半，分温三服。

气利，诃梨勒散主之。

注曰：前既云下利气者，当利其小便，此云气利，似即下利气也，又主诃黎勒。盖气利由于气壅，气壅由于涩聚，诃黎勒能开涩，而性涩又能固气，故主之。<small>气利非止下利气也，乃别于邪伤荣分，而色红下重者言耳。</small>

诃梨勒散方

诃梨勒_{十枚，煨}

上一味为散，粥饮和，顿服。

【点评】徐氏言本条气利与前述下利气类似，但未讲清二者的区别。前述下利气为湿郁气滞之实证，须利小便以祛湿；而本条之气利为气虚滑脱之虚证，故用诃梨勒散温涩固气。

附方

千金翼小承气汤　治大便不通，哕数谵语。

注曰：此方似为下利中，有哕而谵语者，乃属胃实，故附此方，以备病机之辨。今曰大便不通，恐有误。

外台黄芩汤　治干呕下利。

注曰：前呕证中，既云干呕而利，主黄芩汤加半夏、生姜，以黄芩汤为太少合病主方，因呕而加姜、半也。然此症有属胃虚，而太少之邪在中不得散者，故以黄芩、半、枣为主，而加人参、干姜以温中气。中气不运，邪无从出，又加桂枝以逐太少相合之邪，而不用甘、芍、生姜，谓既温补中气，不必更宣膈而和脾也。

外台黄芩汤方

黄芩_{三两}　人参_{三两}①　干姜_{三两}　桂枝_{一两}　大枣_{十二枚}　半夏_{半升}

上六味，以水七升，煮取三升，温分三服。

---

① 三两：原作"二两"，据赵本改。

张仲景金匮要略论注卷十八

携李徐彬忠可甫著　弟徐榗用可父校

疮痈肠痈浸淫病脉证并治第十八

论一首　脉证三条　方六首

诸浮数脉，应当发热，而反洒淅恶寒，若有痛处，当发其痈。师
曰：诸痈肿，欲知有脓无脓，以手掩肿上，热者为有脓，不热者为
无脓。

注曰：诸疮痈之发，初时有类外感，然察其证，则与表脉相反。
故浮数本为风热之脉，风热即应发热，而反洒淅恶寒，且有痛处，明
是内有壅结之毒，致卫气为内热所搏，不行于表，而外发洒淅恶寒。
自当发散结气，则痈自开。若既有痈肿，不热则脓未成，热则毒聚，
故以手掩肿处，热为脓，不热无脓。然不出方，痈者壅也，通其壅则
愈，故以一"发"字尽之。

【点评】疮痈之初有类外感，须鉴别，并指出治当发散结气。

肠痈之为病，其身甲错，腹皮急，按之濡，如肿状，腹无积聚，
身无热，脉数，此为肠内有痈①，薏苡附子败酱散主之。

_____

① 痈：赵本作"痈脓"。

注曰：前节概论疮痈，乃荣气热胕，非表间病，而为驱壳间病，故于脉数不热，反洒淅恶寒别之。此论肠痈，乃肠胃之病，似宜只腹痛而不及外，不知痛乃血脉间病，肠为阳明，阳明主一身肌肉，故必其身甲错。甲错者，如鳞也。观《金匮》凡三言甲错，肺痈曰胸中甲错，肺虽主周身之气，不主周身之血，唯胸中为肺之府，热过于荣，伤其血脉，故甲错；又五劳有干血，曰肌肤甲错，盖干血者，败血也，败血伤血，况干血所贮，非肠则胃，俱属阳明，故亦主肌肤甲错，但劳病必先伤阴，故多两目黯黑；肠痈之病，毒在肠，肠属阳明，阳明主肌肉，故其身甲错，腹为肠之府，故腹皮急，毒热之气上鼓也。气非有形，故按之濡，然皮之急，虽如肿状，而实无积聚也。腹皮急是寒征，身无热、腹无积聚是无热之征，按之濡是无积聚之征。病不在表，故身无热。热虽无而脉数，痈为血病，脉主血也，故曰此为肠痈。薏苡寒能除热，兼下气胜湿，利肠胃，破毒肿，故以为君；薏苡亦主补，肺得补而气壮，则内气之壅可通也。败酱善排脓破血，利结热毒气，故以为臣；附子导热行结，故为反佐。

薏苡附子败酱散方

薏苡仁十分　　附子二分　　败酱五分，即苦菜

上三味，杵为末，取方寸匕，以水二升，煎减半，顿服，小便当下。

【点评】归纳《金匮》之"三言甲错"，提示脏腑等内在之病于肌表也会有所表现。

肿①痈者，少腹肿痞，按之即痛如淋，小便自调，时时发热，自汗出，复恶寒。其脉迟紧者，脓未成，可下之，当有血。脉洪数者，脓已成，不可下也。大黄牡丹汤主之。

注曰：肿痈者，最苦在肿，不比肠痈之腹皮急，故即以肿名之。

---

① 肿：赵本作"肠"。

少腹痞者，内实而不濡也，按之即痛，有形之血为病故也。如淋者，血分热则不通快，血分病而气不病，故小便仍自调。然少腹虽主下焦，而不见膀胱与肾之证，正《内经》所谓：开阖不得，寒气从之，陷脉为瘘也。但彼肠痈，热毒留腹中，故身无热。此独时时发热者，乃阳经荣热，故潮热自汗，唯热结在下，外热内寒，故复恶寒，但脉迟紧，是血未尽败，脉未变热，故迟滞而紧敛。知其脓未成，可下其毒气，毒气已在血之近下者，故当有血。若脉洪数，则毒热之气，弥漫不收，是脓已成，必须从皮肉间，抉去有形之败浊，不可内消，故曰不可下。大黄牡丹汤，乃下方也。牡丹、桃仁泻其血络，大黄、芒硝下其结热，冬瓜子下气散热，善理阳明，而复其正气。下取杀热毒，脓已成，反不可下，正气已虚，下之无益也。然此方虽为下药，实内消药也，故稍有脓，则从下去；无脓，即下出血之已被毒者，而肿消矣。

大黄牡丹汤方

大黄四两　牡丹一两　桃仁五十个　瓜子半升，即冬瓜子　芒硝三合

上五味，以水六升，煮取一升，去滓，内芒硝，再煎沸，顿服之，有脓当下；如无脓，当下血。

【点评】徐氏认为，大黄牡丹汤"虽为下药，实内消药也"，"稍有脓"及"无脓"都可用。现代研究表明，该方有促进肠运动恢复、减少术后肠管水肿、减少炎症介质的分泌、促进组织的修复、消退脓肿等作用。临床当灵活运用，不必为有脓、无脓所拘。

问曰：寸口脉浮①微而涩，法当亡血，若汗出，设不汗出者云何？曰：若身有疮，被刀斧所伤，亡血故也。

注曰：此条乃详应汗出而不汗出之故。谓寸口为阳，浮似阳盛，然微则为阳微，是浮乃火盛，非阳盛也。浮微而涩，血亏阴热，阴热

———————————

① 浮：《脉经》无此字。

则血为火搏，津为热脱，故当亡血。若汗出，乃有见是脉，而汗反不出，故疑浮非因亡血。观其身有疮痕，知为刀斧所伤，则先已亡血也。血夺者无汗，故汗不出耳。不出方者，重在辨脉与汗，不主论治也。

病金疮，王不留行散主之。

注曰：此非上文伤久无汗之金疮方，乃概治金疮方也。故曰：病金疮，王不留行散主之。盖王不留行，性苦平，能通利血脉，故反能止金疮血，逐痛；蒴藋亦通利气血，尤善开痹；周身肌肉，肺主之，桑根白皮，最利肺气，东南根向阳，生气尤全，以复肌肉之主气，故以此三物甚多为君。甘草解毒和荣尤多为臣；椒、姜以养其胸中之阳，厚朴以疏其内结之气，芩、芍以清其阴分之热为佐。若有风寒，此属经络客邪，桑皮止利肺气，不能逐外邪，故勿取。

王不留行散方

王不留行十分，八月八日采　蒴藋细叶①十分，七月七日采　桑东南根白皮十分，三月三日采　甘草十八分　黄芩二分　川椒三分，除目及闭口者，去汗　厚朴二分　干姜二分　芍药二分

上九味，桑皮以上三味，烧灰存性，勿令灰过，各别杵筛，合治之为散，服方寸匕。小疮即粉之，大疮但服之，产后亦可服。如风寒，桑东根勿取之。前三物皆阴干百日。

排脓散方

注曰：鸡子黄、芍药以和阴气，枳实合桔梗，以通达周身之气，则脓自行也。人知枳实能下内气，岂知合桔梗，则能利周身之气而排脓耶。或以桑皮、赤芍为消毒之主。谓周身之气，肺主之，肺气畅而毒自消，可悟此二方之意。

枳实十六枚　芍药六分　桔梗二分

---

① 蒴藋(shuò diào 硕掉)细叶：忍冬科蒴藋的全草或根，又名陆英。《长沙药解》："行血通经，消瘀化凝"。

上三味，杵为散，取鸡子黄一枚，以药散与鸡黄相等，揉和令相得，饮和服之，日一服。

排脓汤方

注曰：甘、桔以开提肺气，姜、枣以和中上焦之荣卫，使内气通利，而脓不凝也。以上两方，乃为疮痈不能散者，概治之方，不独为肠痈、肿痈设也。

甘草二两　桔梗三两　生姜一两　大枣十枚

上四味，以水三升，煮取一升，温服五合，日再服。

【点评】从肺主气、通利气机以阐述疗疮排脓之理，颇有见地。

浸淫疮，从口流向四肢者，可治；从四肢流来入口者，不可治。浸淫疮，黄连粉主之。方未见。

注曰：浸淫疮者，疮之浸淫不已，虽属肌肉之病，实随脏腑为流转者也。故前仲景引为自脏入腑，自腑入脏，可治、不可治之喻。而此以黄连粉主之，盖此本热毒邪气，自外而渐深，故以黄连清其邪热为主。因原方失传，故不载，然愚意度之，不过黄连一味耳，故曰粉。

张仲景金匮要略论注卷十九

携李徐彬忠可甫著　弟徐善敬可父校

跌蹶①手指臂肿转筋狐疝蛔虫病脉证治第十九
论一首　脉证一条　方五首

师曰：病跌蹶，其人但能前，不能却，刺腨②入二寸，此太阳经伤也。

注曰：人身阳明脉络在前，太阳脉络在后，故阳明气旺无病，则能前步，太阳气旺无病，则能后移。今倾跌③之后致蹶，而不能如平人，能前步不能后却。必须刺腨肠入二寸者，盖腨肠者，太阳脉之所过，邪聚于太阳脉之合阳、承筋间，故必刺而泻之，谓伤止在太阳经也。然太阳经甚多，而必刺腨肠者，盖腨肠即小腿肚，本属阳明，太阳脉过此，故刺之，使太阳与阳明之气相通，则前后如意耳。

病人常以手指臂肿动④，此人身体𥆧𥆧者，藜芦甘草汤主之。方未见。

注曰：人身四肢属脾，然肌肉之气统于阳明，但足属足阳明，手属手阳明，若手指臂常肿动，乃手阳明有痰气壅闭，更身体𥆧𥆧，是

---

① 跌蹶：是足背僵直、行走不便之病。跌，足背；蹶，僵也。
② 腨(shuàn 涮)：小腿肚子。
③ 跌：疑为"跌"。
④ 肿动：肿胀抽动。

肌肉间阳明之气不运，而肌肉眲动也。藜芦能吐风痰，甘草能安中气，故主之，全方未见，故阙。

【点评】结合经络阐释上下肢体的疾病，于理可通。

转筋之为病，其人臂脚直，脉上下行，微弦。转筋入腹①者，鸡屎白散主之。

注曰：转筋之病，大概是土不能安木，至于臂脚直，则风淫于脾矣。脉上下行、微弦，是有痉之意，仲景云：夫痉家，脉伏坚，直上下。又曰：脉伏而弦。总是风入之象。此更转筋入腹，则是肝邪直攻脾脏，此时如贼犯王城，无暇缓治。故以鸡屎白之下气消积，捷于去风安脾者，先靖其内乱，而后徐图安辑耳。

鸡屎白散方

鸡屎白为散，取方寸匕，以水六合，和，温服②。

【点评】谓此方乃应急之用。

阴狐疝气者，偏有小大，时时上下，蜘蛛散主之。

注曰：痛连少腹，皆谓之疝，故古有心疝、肝疝等名。此名狐疝者，因其独见于外肾，偏有小大，而又上下不时，故特名阴狐气，以状其病之阴阳闪烁而不定也。药用蜘蛛散，蜘蛛有攻毒之能，而抽丝结网，皆在少腹，故用为向导，而加桂枝，以伐肾邪，使阳道行，则阴气自消也。

蜘蛛散方

蜘蛛十四枚，熬焦　桂枝半两

上二味，为散，取八分一匕，饮和服，日再服。蜜丸亦可。

---

① 转筋入腹：经脉牵急，从两下肢牵引小腹。
② 和，温服：《外台秘要》《肘后方》均作"煮三沸，顿服之，勿令患者知"。

问曰：病腹痛有虫，其脉何以别之？师曰：腹中痛，其脉当沉，若弦，反洪大，故有蛔虫。

注曰：腹痛不必皆有虫，因虫而痛亦有之，其初时，当必凭脉以别之。故谓腹痛，概由寒触其正，所谓邪正相搏，即为寒疝也。寒则为阴，脉必沉，卫气必结故弦。乃洪大，是反得阳脉，脉不应病，非因外矣，故曰有蛔虫。然未详蛔虫本证之痛状，此段单重在辨脉也。

蛔虫之为病，令人吐涎，心痛，发作有时，毒药不止，甘草粉蜜汤主之。

注曰：此论蛔病之不因脏寒者也。故其证独心痛吐涎，而不吐蛔，然其痛发作有时，谓不恒痛也，则与虚寒之绵绵而痛者异矣。毒药不止，则必治气治血，攻寒逐积之药，俱不应矣。故以甘草、粉、蜜主之。白粉杀虫，蜜与甘草，既以和胃，又以诱蛔也。

甘草粉蜜汤方①

甘草二两　　粉一两　　蜜四两

上三味，以水三升，先煮甘草，取二升，去滓，内粉、蜜，搅令和，煎如薄粥，温服一升，差即止。

【点评】未说清楚白粉为何物，何以杀虫。关于方中之粉，后世有两说，一为铅粉，可杀虫；一为米粉，意在甘缓。究为何物，似可酌情而定。

蛔厥者，当吐蛔，令病者静而复时烦，此为脏寒，蛔上入膈，故烦，须臾复止，得食而呕，又烦者，蛔闻食臭出，其人当自吐蛔。蛔厥者，乌梅丸主之。

注曰：蛔虫之为病，脏寒、脏燥，皆能使之不安，故上条粉蜜甘草，乃杀虫与润燥之方也。若蛔厥，厥者逆也，此与脏厥相类。脏厥由无阳，蛔厥亦因脏寒不能自安而上入，但邪有浅深，故脏厥，则烦

---

① 汤方：原作"主之"，据赵本改。

无暂安，蛔厥，则须臾得止。故首言当吐蛔，以见因寒而蛔不安，致蛔上入膈，非无蛔而竟烦之比也。唯因蛔，则动静不常，故既烦复止，及复食而呕且烦者，闻食臭而蛔欲得食，则更上而吐出也。其原由寒，故类聚辛热以温之，兼以黄柏，而加乌梅、黄连以安其蛔，参、归以补其虚也。

论曰：黄连之苦，可以安蛔，则前甘草与蜜，何以亦能安蛔也。不知上条之蛔，因燥而上入，致使心痛，则为攻心之贼，故以白粉杀蛔为主，而加甘、蜜以润其燥。若蛔厥，未尝攻心，且蛔因脏寒，不得已而上入其膈，故以乌梅、黄连伏之为主，而加辛热以逐脏寒。所以一心痛而不吐蛔，一吐蛔而不心痛，此是二条大分别也。

乌梅丸方

乌梅三百个　细辛六两　干姜十两　黄连一斤　当归四两　附子六两炮

川椒四两去汗　桂枝六两　人参六两　黄柏六两

上十味，异捣筛，合治之，以苦酒渍乌梅一宿，去核，蒸之五升米下，饭熟捣成泥，和药令相得，内臼中，与蜜杵二千下，丸如梧子大，先食饮服十丸，日三服，稍加至二十丸。禁生冷滑臭等食。

【点评】蛔厥与脏厥相类，徐氏提出可以"烦"有无暂安鉴别之。对于甘草粉蜜汤证与乌梅丸证之区别，徐氏云"一心痛而不吐蛔，一吐蛔而不心痛，此是二条大分别也"则不敢苟同：蛔厥蛔上入膈，扰乱气机，厥而烦者，安得不痛？

张仲景金匮要略论注卷二十

携李徐彬忠可甫著　姪徐弘熙孔瞻父校

妇人妊娠病脉证治第二十 证三条　方九首

师曰：妇人得平脉，阴脉小弱，其人渴，不能食，无寒热，名妊娠，桂枝汤主之。_{方见下利。}于法六十日当有此证，设有医治逆者，却一月，加吐下者，则绝之。

注曰：平脉者，不见病脉，一如平人也。关前为阳，关后为阴，小弱者，脉形小不大，软弱无力而非细也。诸脉既平，而独下焦阴脉，微见不同，是中上焦无病，乃反见渴、不能食之证，则渴非上焦之热，不能食，亦非胃家之病矣。少阳有默默不欲食之证，今无寒热，亦无少阳表证可疑矣。是渴乃阴火上壅，不能食乃恶心阻食，阴脉小弱乃胎元蚀气，故曰名妊娠，孕也。_{因经已阻，故如此断。}药用桂枝汤者，此汤，表证得之，为解肌和营卫；内证得之，为化气调阴阳。今妊娠初得，上下本无病，因子室有凝，气溢上干①，故但以白芍一味，固其阴气，使不得上溢；以桂、甘、姜、枣扶上焦之阳，而和其胃气，但令上之阳气充，能御相侵之阴气足矣。未尝治病，正所以治病也。否则，以渴为邪热而解之，以不能食为脾不健而燥之，岂不谬哉。于法六十日当有此证者，谓胎已成而气干上，治之当以胎气为主

---

① 气溢上干：原作"气血不和"，据陆本改。

₂₂₆

也。设有因医治逆，逆者，误也。却一月，其期未满六十日，则胎未成，又加吐利，而因医治误，则脾胃实有受伤处，是当但以断绝病根为主，不得泥安胎之说，而狐疑致误也，故曰绝之。

论曰：《内经》谓手少阴脉动甚，谓之有子，言心脉主血，血聚则气盛也。又谓阴搏阳别，谓之有子，言阴得胎气而强，脉则搏击而别于阳脉也。今反以脉小弱为妊娠，可知孕只两月，能蚀下焦之气，而不能作盛势也。过此则不然可知，故《千金》云：初时寸脉微小，呼吸五至，三月尺脉数也。

【点评】指出此处用桂枝汤是为"化气调阴阳"，"未尝治病，正所以治病也"。论中还提醒：孕初期脉见小弱，"过此则不然"，并引《备急千金要方》以证之。

妇人宿有癥病，经断未及三月，而得漏下不止，胎动在脐上者，此为癥痼害。妊娠六月动者，前三月经水利时，胎也该是"动"字。下血者，后断三月衃[1]也。所以血不止者，其癥不去故也。当下其癥，桂枝茯苓丸主之。

注曰：妇人行经时遇冷，则余血留而为癥，癥者，谓有形可癥。然癥病，女人恒有之，或不在子宫，则仍行经而受孕，经断即是孕矣。未及三月，将三月也，既孕而仍见血，谓之漏下。今未及三月，而漏下不止，则养胎之血伤，故胎动。假使胎在脐下，则真欲落矣。今在脐上，是每月凑集之新血，因癥气相妨而为漏下，实非胎病，故曰癥痼害。痼者宿疾，难愈曰痼；害者，无端而累之曰害。至六月胎动，此宜动之时矣，但较前三月，经水利时，胎动下血，则已断血三月不行，乃复血不止，是前之漏下，新血去而癥反坚牢不去，故须下之为安。药用桂枝茯苓汤者，桂枝、芍药，一阳一阴；茯苓，丹皮，一气一血，调其寒温，扶其正气；桃仁以之破恶血，消癥癖，而不嫌

---

[1]　衃(pēi 呸)：紫黑色的瘀血。

伤胎血者，所谓有病则病当之也。且癥之初，必因寒，桂能化气而消其本寒；癥之成，必挟湿热为窠囊，苓渗湿气，丹清血热，芍药敛肝血而扶脾，使能统血，则养正即所以去邪耳。此方去癥之力不独桃仁。癥者阴气也，遇阳则消，故以桂枝扶阳，而桃仁愈有力矣。其余皆养血之药也。然消癥方甚多，一举两得，莫有若此方之巧矣。每服甚少而频，更巧，要知癥不碍胎，其结原微，故以渐磨之。

桂枝茯苓丸方

桂枝　茯苓　牡丹皮　桃仁去皮尖，熬　芍药各等分

上五味，末之，炼蜜和丸，如兔屎大，每日食前服一丸。不知，加至三丸。

【点评】对桂枝茯苓丸的方解颇为精妙。"要知，癥不碍胎，其结原微，故以渐磨之"，也是对胎癥并存的合理推断。

妇人怀娠六七月，脉弦发热，其胎愈胀，腹痛恶寒者，少腹如扇，所以然者，子脏开故也，当以附子汤温其脏。方未见。

注曰：怀妊至六月、七月，此胃与肺养胎之时也。脉弦者，卫气结则脉弦。发热者，内中寒亦能作热也。寒固主胀，故弦脉使人胃胀，六、七月胃肺养胎而气为寒所滞，故始胀尚可，至此则胎愈胀也。寒在内则腹痛恶寒，然恶寒有属表者，此连腹痛，则知寒伤内矣。少腹如扇，阵阵作冷，若或扇之也，此状其恶寒之特异者，且独在少腹，盖因子脏受寒不能阖，故少腹独甚。子脏者，子宫也。开者，不敛也。附子能入肾温下焦，故曰：宜以附子汤温其脏。原方失注，想不过《伤寒论》中，附子合参、苓、术、芍之附子汤耳。

师曰：妇人有漏下者，有半产①后因续下血都不绝者，有妊娠下血者，假令妊娠腹中痛，为胞阻②，胶艾汤主之。

---

① 半产：《脉经》作"中生"。半产，即小产。
② 胞阻：《脉经》作"胞漏"，即妊娠下血伴腹痛的病证。

注曰：此段概言妇人下血，宜以胶艾汤温补其血。而妊娠亦其一，但致病有不同。无端漏下者，此平日血虚而加客邪；半产后，续下血不绝，此因失血血虚，而正气难复；若妊娠下血，如前之因癥者，固有之，而兼腹中痛，则是因胞阻，阻者，阻其欲行之血，而气不相顺，非癥痼害也，故同以胶艾汤主之。盖芎、归、地、芍，此四物汤也，养阴补血，莫出其右。血妄行必挟风，而为痰浊，胶以驴皮为主，能去风以济水，煎成能澄浊；艾性温而善行，能导血归经；甘草以和之，使四物不偏于阴，三味之力也，而运用之巧，实在胶艾。

芎归胶艾汤方

芎劳　阿胶　甘草各二两　艾叶　当归各三两　芍药四两　干地黄六两

上七味，以水五升，清酒三升，合煮取三升，去滓，内胶，令消尽，温服一升，日三服。不差，更作。

【点评】指出胶艾汤方中含四物汤，"养阴补血"，配以胶、艾、草，使四物汤不偏于阴，能去风、澄浊、导血归经，以治妇人下血。

妇人怀妊，腹中疠痛，当归芍药散主之。

注曰：疠痛者，绵绵而痛，不若寒疝之绞痛，血气之刺痛也。乃正气不足，使阴得乘阳，而水气胜土，脾郁不伸，郁而求伸，土气不调，则痛绵绵矣。故以归芍养血，苓术扶脾，泽泻泻其有余之旧水，芎劳畅其欲遂之血气。不用黄芩，疠痛因虚，则稍挟寒也。然不用热药，原非大寒，正气充，则微寒自去耳。

当归芍药散方

当归三两　芍药一斤　茯苓四两　白术四两　泽泻半斤　芎劳三两或作半斤

上六味，杵为散，取方寸匕，酒和，日三服。

【点评】方解精当。

妊娠，呕吐不止，干姜人参半夏丸主之。

注曰：诸呕吐酸，皆属于火。此言胃气不清，暂作呕吐者也。若妊娠呕吐不止，则因寒而吐，上出为呕，不止则虚矣。故以半夏治呕，干姜治寒，人参补虚，而以生姜汁协半夏，以下其所逆之饮。

干姜人参半夏丸方

干姜—两　　人参—两　　半夏二两

上三味，末之，以生姜汁糊为丸，如梧子大，饮服十丸，日三服。

【点评】此处引《内经》之论，颇感牵强。

妊娠小便难，饮食如故，当归贝母苦参丸①主之。

注曰：从来小便难，伤寒热邪传里则有之，必先见表证；或化原郁热者有之，上必见渴；中气不化者有之，饮食必不调；中气下陷者有之，必先见脾胃证；下焦郁热有之，必不渴而饮食如故。今妊娠饮食如故，然小便难，必因便溺时得风冷，郁于下焦而为热，致耗膀胱之水，故以当归贝母苦参丸主之。苦参能入阴治大风，开结气，除伏热，故以为君；当归辛温，能入阴利气，善治冲带之病，故以为臣；其证虽不由肺，然膀胱者，气化之门，下窍难，则上必不利，故以贝母开肺气之郁为佐，全不用利水药，病不因水郁也。

归母苦参丸方②

当归四两　　贝母四两　　苦参四两

上三味，末之，炼蜜丸如小豆大，饮服三丸，加至十丸。

---

① 当归贝母苦参丸：《新编金匮要略》作"归母苦参丸"。
② 归母苦参丸方：《新编金匮要略》作"当归贝母苦参丸方"。赵本在"方"字后有小注"男子加滑石半两"。

【点评】详析此"妊娠小便难"的病机是下焦郁热，"病不因水郁"，故以当归贝母苦参丸开结气，除伏热，入阴利气，开肺气，"全不用利水药"。

妊娠有水气，身重，小便不利。洒淅恶寒，起即头眩，葵子茯苓散①主之。

葵子茯苓散方

葵子一斤　茯苓三两

上二味，杵为散，饮服方寸匕，日三服，小便利则愈。

注曰：有水气者，虽未大肿胀，经脉中之水道，已不利，而卫气挟水，不能调畅如平人也。水道不利，则周身之气为水滞，故重。水以通调而顺行，逆则小便不利矣。洒淅恶寒，卫气不行也。起即头眩，内有水气，不动则微阳尚留于目而视明，起则厥阳之火逆阴气而上蒙，则所见皆玄，故头眩。药用葵子、茯苓者，葵滑其窍，而苓利其水也，下窍利则上自不壅，况葵子淡滑属阳，亦能通上之经络气脉乎。然葵能滑胎而不忌，有病则病当之也。又肝主疏泄，葵子尤能通肝经之滞，使疏泄不失其职，故便无不利，而他如乳闭、乳肿，奏功尤速也。

【点评】从水与气的关系论述本方证的病机。

妇人妊娠，宜常服当归散主之。

注曰：宜常服者，虽无病亦宜服之也。盖生物者土也，而土之所以生物者，湿也，血为湿化，胎尤赖之。故以当归养血，芍药敛阴；肝主血，而以芎藭通肝气；脾统血，而以白术健脾土。其用黄芩者，安胎之法，唯以凉血利气为主。故凡砂仁、枳壳、苏梗，皆为安胎善物，不知气尤主于肺，黄芩能清肺，而利气之源，白术佐之，则湿无

―――――――――――

①　葵子茯苓散：《脉经》作"葵子茯苓汤"。

热而不滞，故白术佐黄芩，有安胎之能，是立方之意，以黄芩为主也。胎产之难，皆由热郁而燥，机关不利，养血健脾，君以黄芩，自无燥热之患。故曰常服易产，胎无疾苦，并主产后百病也。

当归散方

当归—斤　黄芩—斤　芍药—斤　芎䓖—斤　白术半斤

上五味，杵为散，酒服方寸匕，日再服。妊娠常服，即易产，胎无疾苦。产后百病悉主之。

妊娠养胎，白术散主之。

注曰：胎之为物，土以载之，血以养之，故以白术培土，芎䓖利肝。胎恶阴气上逆，故取椒性纯阳，以阴为归者，使其摄上焦气分之热而下达，亦除腹中偶感之寒而使平。然入阴不能养阴，故以牡蛎，气化纯雄性阴之物，使散阴分凝结之热气，而和其阴阳。予治迪可弟妇，未孕，即痰嗽见血，既孕而不减，人瘦，予以此方治之，因其腹痛加芍药。两大剂而痰少嗽止，人爽胎安。若心下毒痛，则是肝气之郁未畅，故倍芎䓖；至心烦吐痛，不能食饮，则不独肝郁，是有客寒逆甚而吐且痛，火壅在上则为烦矣，故加细辛去寒，半夏止逆，用醋汤，以和血而安其下也。不愈，用小麦汁养心液，而安其上也；又不愈，用大麦粥和其中也。病随愈，服之勿置，药性和平不偏，故曰养胎。白术散不用血药，调其气而血自和也。

白术散方①

白术　芎䓖　蜀椒三分，去汗　牡蛎

上四味，杵为散，酒服一钱匕，日三服，夜一服。但苦脱一"腹"字痛，加芍药；心下毒痛，倍加芎䓖；心烦吐痛，不能食饮，加细辛一两、半夏大者二十枚。服之后，更以醋浆水服之。若呕，以醋浆水服

---

①　白术散方：此后赵本有"见《外台》"小注；据《外台秘要》卷三十三《胎数伤及不长方三首》引《古今录验》疗妊娠养胎，白术散方"为"白术、芎䓖各四分，蜀椒三分汗，牡蛎二分……忌桃李雀肉等"，并附小注曰"裴伏张仲景方出第十一卷中"，可从。

之；复不解者，小麦汁服之；已后渴者，大麦粥服之。病虽愈，服之勿置。

【点评】认为养胎以健脾为重，但徐氏所说养胎之方"虽无病亦宜服之"则不可取。

妇人伤胎^①，怀身腹满，不得小便，从腰以下重，如有水气状，怀身七月，太阴当养不养，此心气实，当刺泻劳宫及关元。小便微利则愈。

注曰：伤胎者，胎气失养，实有所伤，而病流下焦，非偶感之客邪，在中上焦比矣。怀身固宜腹大，然大者自大，软者自软，因伤而腹满，则微有不同耳。不得小便，心火不下降也，因而从腰以下，气滞则重也。如有水气状，非水气也，然腹满、小便不利、腰以下重，皆水病中所有，何以别之？若脉沉、按之不起，洒淅头眩，则为真水矣。今皆不然，乃七月，手太阴当养胎，因心气有邪，则火盛烁金，金不得安其清肃，而气不化，则小便不利。上焦气馁，则下焦气滞，故重。总由心火上烁而不下降。故刺劳宫，心之穴也；并刺关元，利其所交之肾，则气不复再实矣。小便微利，则心火自降，而肺得其平，胎不失养，故愈。

论曰：按仲景《妊娠》篇凡十方，而丸散居七，汤居三。盖汤者，荡也。妊娠当以安胎为主，则攻补皆不宜骤，故缓以图之耳。若药品无大寒热，亦不取泥膈之药，盖安胎以养阴调气为急也。

【点评】从仲景所用剂型悟出妊娠期间的治疗"攻补皆不宜骤"，当以缓和为上。

---

① 伤胎：《脉经》《千金翼方》作"伤寒"。

张仲景金匮要略论注卷二十一

携李徐彬忠可甫著　姪徐嘉炎胜力父校

妇人产后病脉证治第二十一<small>论一首　脉证六条　方八首</small>

问曰：新产妇人有三病，一者病痉，二者病郁冒，三者大便难，何谓也？师曰：新产血虚、多汗出、喜中风，故令病痉；亡血复汗、寒多，故令郁冒；亡津液，胃燥，故大便难。

注曰：产妇与人同，杂病原无定，但从产上得之，则以三病为言，正言其病虽三，因则一也。一病痉，痉者，身热恶寒，足寒面赤，卒口噤，背反张也。《脉经》曰：痉家其脉伏坚，直上下。二者病郁冒，郁冒者，抑郁而昏冒也。三者大便难，难者，出之坚而非闭也。人不同而病同，故疑而问，不知新产血虚，血虚因多汗，而邪乘虚入，乃喜中风，喜者，易也。风入于血虚之体，无真气以御之，则风为主而痉，如枯木得风燥而翘矣。亡血复汗，则真气既耗，内寒自生，故曰寒多，寒留于阴阳两虚之体，则阴火郁而上冒，若或蒙之矣。<small>元阴既虚，清阳蒙绝，故郁冒。</small>血与汗，皆津液所生，血虚汗出，津液既亡，燥邪旋发，燥则热，热则干，干则大便难于出矣。

【**点评**】抓住三病之要：伤津血虚。

产妇郁冒，其脉微弱，不能食，大便反坚，但头汗出，所以然者，血虚而厥，厥而必冒。冒家欲解，必大汗出。以血虚下厥，孤阳上出，故头汗出。所以产妇喜汗出者，亡阴血虚，阳气独盛，故当汗出，阴阳乃复。大便坚，呕不能食，小柴胡汤主之。方见呕吐中。

注曰：此下言新产之病虽三，痉病尚少，唯郁冒与大便坚，每相兼而具，且详其病因与治法也。谓产妇郁冒，虚多而邪少，故其脉微弱，中气虚也；中虚则阴火为逆而呕，且不能食，然不能食，似乎胃弱易泄，而不知亡津胃燥，故大便反坚；内虚燥而身之阴阳不和，故身无汗，但头汗出数证，乃郁冒中兼有之证也。因复详病因，谓所以冒者何？血虚则阴不能维阳而下厥，厥者，尽也，寒也，下寒，则上郁如冒。冒家欲解，必大汗出，见当听其自汗，非汗下所宜也。其所以头汗者何？既血虚下厥，则下之阴气尽，而阳为孤阳，阳孤则上出而头汗矣。然既头汗，仍喜其汗出而解者何？盖阴不亡，则血未大虚，唯产妇之血，至过多而亡阴，则阳为孤阳，自阴较之，阳为独盛，所以喜其汗，损阳而就阴，则阴阳平，故曰乃复。然大便坚非热多，乃虚燥也，呕非寒，乃胆气逆也，不能食，非实邪，乃胃有虚热则不能食也，故以柴胡、参、甘、芩、半、姜、枣和之。

【点评】产后三病不可孤立看待，如"郁冒与大便坚，每相兼而具"。

病解能食，七八日更发热者，此为胃实，大承气汤主之。方见痉病。

注曰：此段言大虚之后有实证，即当以实治。故谓病解能食，则经络脏腑之气俱平，无产后本病可疑。至七八日，更发热不恶寒，又无表证可疑，明是食复之象，故曰胃实。大承气峻逐之，恐因循致虚也，属词比事，新产郁冒，大虚之后，药不嫌峻如此，况他病乎。

【点评】大虚之后，倘有实证，仍当以实治，且"药不嫌峻"。窃以为须酌情而定。

产后腹中疞痛，当归生姜羊肉汤主之；并治腹中寒疝，虚劳不足。方见寒疝。

注曰：疠痛者，缓缓痛也，概属客寒相阻，故以当归通血分之滞，生姜行气分之寒。然胎前责实，故当归芍药①散内，加茯苓、泽泻泻其水湿。此之产后，大概责虚，故君之以羊肉，所谓形不足者，补之以味也。盖羊肉补气，疠痛属气弱，故宜之。此方攻补兼施，故并治寒疝、虚损。

【点评】徐氏认为，妇人腹痛"胎前责实"，产后"大概责虚"。当然，这是大略，不可一概而论。

产后腹痛，烦满不得卧，枳实芍药散主之。

注曰：痛概由气阻，腹痛则脾虚气弱而阻也。脾虚而正气不敛则满，气阻而壅火在上则烦，壅极而阳明逆，不得从其道，则不得卧。故以枳实通气，所谓通则不痛也；芍药补脾，敛气以消满也，气顺不痛，则不烦而卧矣。然通气敛血，则气血自调，故又主痈脓。以麦粥下之，和肝气以养心脾也。小麦为肝家之谷。

枳实芍药散方

枳实烧令黑，勿太过　芍药等分

上二味，杵为散，服方寸匕，日三服，并主痈脓，以麦粥下之。

【点评】此方芍药当是取其活血和血止痛之功，云"芍药补脾，敛气以消满"似感不妥，腹满一般不用芍药。

师曰：产妇腹痛，法当以枳实芍药散，假令不愈者，此为腹中有瘀②血着脐下，宜下瘀血汤主之；亦主经水不利。

注曰：此言产妇腹痛。果是脾虚气阻，枳实芍药散逐恶气、敛正气，决无不愈。有不愈，即不可责虚，必是有瘀血。然产后之血，不

---

① 芍药：原作"白芍"，据原方名改。
② 瘀：赵本作"干"。

能瘀于上，故曰脐下。既有瘀血，即当专攻血，不得复狃"虚寒"二字，掣肘其药力。故直以大黄、桃仁、䗪虫峻攻之，谓病去即是补耳。唯专去瘀血，故亦主经水不利，既曰新血，又曰如豚肝，骤结之血也。

下瘀血汤方

大黄_{三两}　桃仁_{二十枚}　䗪虫_{二十枚，去足}

上三味，末之，炼蜜和为丸，以酒一升，煮取八合，顿服之，新血下如豚肝。

【点评】虽是产后，如有实证，亦当攻之，"病去即是补"。

产后七八日，无太阳证，少腹坚痛，此恶露不尽。不大便，烦躁发热，切脉微实，再倍发热，日晡时烦躁者，不食，食则谵语，至夜即愈，宜大承气主之。热在里，结在膀胱也。

注曰：此条言产后恶露不尽，有血瘀而病，实不在血，因腹内有热，致血结膀胱，其辨尤在"至夜即愈"四字。谓产后七八日，即本虚稍可矣，无太阳证，则非头痛、发热、恶寒之表证矣。乃少腹坚痛，非恶露不尽而何？然而不大便，则为肠胃中燥热；烦躁发热，则为实热上攻；脉微实，则又非虚比；更倍发热，日晡烦躁，则为脾胃郁热证；更食则谵语，胃热尤确。诸皆热结肠胃之证，而非恶露不尽本证也。况至夜即愈，病果在阴，则宜夜重，而夜反愈，岂非实热内结乎。故以大承气主之，意在通其热结，以承接其元气，则恶露自行。不必如前之单下瘀血，恐单去血而热不除，则并血亦未必能去也。故复总言之曰：热在里。即《伤寒论》表里之里，谓当攻里也。曰结在膀胱，是言血偶因热而结，非血自结之病，故不当攻血也。

【点评】认为产后瘀阻胞宫兼阳明热结，主以大承气汤，可"通其热结，以承接其元气，则恶露自行"，不必"单下瘀血"，与太阳蓄血证不同。

产后该有"中"字风，续续数十日不解，头微疼，恶寒，时时有热，心下闷，干呕，汗出，虽久，阳旦证续在耳，可与阳旦汤。即桂枝汤加黄芩①。

注曰：此段言产后中风，淹延不愈，而表里杂见者，仍当去其风也。谓中风之轻者，数十日不解，似乎不可责表，然头疼、恶寒、汗出、时有热，皆表证也。心下闷、干呕，太阳之邪欲内入，而内不受。考《伤寒论》有阳旦汤，乃桂枝汤加黄芩，以治太阳中风而挟热者。今久风而热不已，则阳旦证仍在，阳旦汤何不可与，而因循以致误也。

【点评】后世对阳旦汤有不同观点：①即桂枝汤；②桂枝加黄芩汤；③桂枝汤加附子。一般认为以桂枝汤为宜。

产后中风，发热，面正赤，喘而头痛，竹叶汤主之。

注曰：中风发热头痛，表邪也。然面正赤，此非小可淡红，所谓面若妆朱，乃真阳上浮也。加之以喘，气高不下也。明是产后大虚，元阳不能自固，而又杂以表邪，自宜攻补兼施。故以桂、甘、防、葛、桔梗、姜、枣，清其在上之邪，竹叶清其胆腑之热，而以参、附培元气，返其欲脱之阳。然以竹叶名汤，要知本寒标热，胆居中道，清其交接之缘，则标本俱安，竹叶实为功之首耳。颈项强，则下虚尤甚，故加大附。呕则逆而有水，故加半夏。

竹叶汤方

竹叶一把　葛根三两　防风一两　桔梗一两　桂枝一两　人参一两　甘草一两　附子一枚炮　大枣十五枚　生姜五两

上十味，以水一斗，煮取二升半，分温三服，温覆使汗出。颈项强，用大附子一枚，破之如豆大该是"入"字，前药扬去沫。呕者，加半夏半升洗。

---

① 即桂枝汤加黄芩：赵本作"即桂枝汤，方见下利中"。

【点评】指明此为产后元阳大虚，"而又杂以表邪"的"本寒标热"之证，治宜攻补兼施。

妇人乳，中虚烦乱呕逆，安中益气，竹皮大丸主之。

注曰：乳者，乳子之妇也。肝气原不足。中虚者，中气大虚也。脾土复困弱，于是火上壅则烦，气上越则呕，烦而乱，则烦之甚也，呕而逆，则呕之甚也。病本全由中虚，然而药止用竹茹、桂、甘、石膏、白薇者，盖中虚而至为呕为烦，则胆腑受邪，烦呕为主病。故以竹茹之除烦止呕者为君，胸中阳气不用，故以桂甘扶阳，而化其逆气者为臣，以石膏凉上焦气分之虚热为佐，以白薇去表间之浮热为使，要知烦乱呕逆，而无腹痛下利等证，虽虚无寒可疑也。妙在加桂于凉剂中，尤妙在生甘草独多，意谓散蕴蓄之邪，复清阳之气，中即自安，气即自益，故无一补剂，而反注其立汤之本意，曰安中益气，竹皮大丸，神哉！喘加柏实，柏每西向，得西方之气最深，故能益金，润肝木而宁心，则肺不受烁，喘自平也。好古谓肝家气分药，盖柏为阴木，能益肝阴，而辑其横溢之气，润肝之功多也。有热倍白薇，盖薇能去浮热，故《小品》于桂枝加龙骨牡蛎汤云：汗多热浮者，去桂，加白薇、附子各三分，名曰二加龙骨汤，则薇之能去浮热可知也。

竹皮大丸方

生竹茹二分　　石膏一分　　桂枝一分　　甘草七分　　白薇一分

上五味，末之，枣肉和丸，弹子大，以饮服一丸，日三夜二服。有热倍白薇，烦喘者加柏实一分。

【点评】徐氏对"安中益气"的理解别具己见。

产后下利虚极，白头翁加甘草阿胶汤主之。

注曰：仲景治热利下重，取白头翁汤。盖白头翁纯苦能坚肾，故为驱下焦风热结气君药。臣以黄连，清心火也；秦皮清肝热也；柏皮清肾热也。四味皆苦寒，故热痢下重者宜之。若产后下痢，其湿热应与人同，而白头翁汤在所宜矣。假令虚极，不可无补，但非他味参术所宜，恶其壅而燥也，亦非苓泽淡渗可治，恐伤液也。唯甘草之甘凉清中，即所以补中，阿胶之滋润去风，即所以和血。以此治病，即以此为大补。方知凡治痢者，湿热非苦寒不除，故类聚四味之苦寒不为过。若和血安中，只一味甘草及阿胶而有余，治痢好用参术者，政由未悉此理耳。

白头翁加甘草阿胶汤方

白头翁二两　　甘草二两　　阿胶二两　　秦皮三两　　黄连三两　　柏皮三两

上六味，以水七升，煮取二升半，内胶令消尽，分温三服。

【点评】说明治疗产后热痢兼虚者，用白头翁汤加甘草、阿胶，而不加参术之理。

附方

千金三物黄芩汤　治妇人在草蓐，自发露得风。四肢苦烦热，头痛者，与小柴胡汤，头不痛但烦者，此汤主之。

黄芩一两①　　苦参二两　　干地黄四两

上三味，以水六升，煮取二升，温服一升，多吐下虫。

注曰：此言产妇有暂感微风，或在半表里，或在下焦，风湿合或生虫，皆能见四肢烦热证，但以头之痛不痛为别耳。故谓在草蓐，是未离产所也，自发露得风，是揭盖衣被，稍有不慎而暂感也。产后阴虚，四肢在亡血之后，阳气独盛，又得微风，则苦烦热。然表多，则上入而头痛，当以上焦为重，故主小柴胡和解。若从下受之，而湿热结于下，则必生虫而头不痛。故以黄芩清热为君，苦参去风杀虫为臣，而以地黄补其元阴为佐。曰多吐下虫，谓虫得苦参必不安，其上

---

①　一两：校本作"二两"。

出下出，政未可知也。

千金内补当归建中汤　治妇人产后虚羸不足，腹中刺痛不止，吸吸少气，或苦少腹中急摩痛引腰背，不能食饮。产后一月，日得服四、五剂为善，令人强壮宜。

当归四两　桂枝三两　芍药六两　生姜三两　甘草二两　大枣十二枚

上六味，以水一斗，煮取三升，分温三服，一日令尽，若大虚，加饴糖六两，汤成内之，于火上暖令饴消。若去血过多，崩伤内衄不止，加地黄六两、阿胶二两，合八味，汤成内阿胶。若无当归，以芎劳代之；若无生姜，以干姜代之。

注曰：桂枝汤，为中风家和荣卫、调阴阳圣方。加饴糖为建中，已为邪盛正虚者，巧定一先本后标之法。今产后虚羸不足，先因阴虚，后并阳虚，补阴则寒凝，补阳则气壅。后天以中气为主，故治法亦出于建中，但加当归即偏于内，故曰内补当归建中汤。谓腹中刺痛不止，血少也，吸吸少气，阳弱也。故将桂枝、生姜、当归之辛温，以行其荣卫之气；甘草、白芍，以养其脾阴之血；而以饴糖、大枣，峻补中气，则元气自复，而羸者丰，痛者止也。然桂枝于阴阳内外，无所不通，尤当归善入阴，治带下之疾，故又主少腹急摩痛引腰背，不能饮食者，盖带下病去，而中气自强也。曰产后一月，日得服四、五剂为善，谓宜急于此调之，庶无后时之叹。然药味和平，可以治疾，可以调补，故又曰令人强壮宜。若云大虚，加饴糖，而不用人参，盖人参补元气，与中气不相安者有之。饴糖乃补中气，而听元气之自生，故因此一味而曰建中。正为产后先血虚，人参偏于气，未免使阳骤胜，骤胜则愈伤阴也。若去血过多，崩伤内衄，方加干地黄、阿胶，所伤偏于阴，故特多加阴药，非产后必宜用地黄、阿胶也。

论曰：近来肾气丸、十全大补汤，俱用肉桂，盖杂温暖于滋阴药中，故无碍。至桂枝汤，因作伤寒首方，又因有春夏禁用桂枝之说，后人除有汗、发热、恶寒一证，他证即不用，甚至春夏，则更守禁不敢用矣。不知古人用桂枝，取其宣通气血，为诸药向导，即肾气丸，古亦用枝，其意不止于温下也。他如《金匮》论虚损十方，而七方用桂枝。胎前用桂枝汤安胎，又桂苓汤①去癥；产后中风面赤，桂枝附子并用；产后乳子，烦乱呕逆，用竹皮大丸内加桂枝，治热烦，此于建中加当归，为内补。然则桂枝，岂非通用之药，若肉桂，则性热下达，非下焦虚寒者，不可用，而人反以为通用，宜其用之而多误矣。予自究心《金匮》以后，其用桂枝取效，变换出奇，不可方物，聊一拈出，以破时人之惑。

---

① 桂苓汤：方名应为"桂枝茯苓丸"。

张仲景金匮要略论注卷二十二

携李徐彬忠可甫著　　姪徐燿朗仙父校

妇人杂病脉证并治第二十二

论一首　脉证合十四条　方十四首

妇人中风，七八日续来寒热，发作有时，经水适断，此为热入血室①。其血必结，故使如疟状，发作有时，小柴胡汤主之。方见呕吐中。

注曰：妇人热入血室有四。入血室必谵语，此则不谵语，而但如疟状者，谓伤寒男女皆有之，而妇人有独异者，故首曰妇人中风，即伤寒中所主桂枝汤之风证也。七八日则表邪已解矣，复有寒热，故曰续来，然不长②热，故曰有时。问其经水，则已来而适断，明是余热未尽，乘虚入之，则余血必有结者，故寒热有时。然非太阳传入少阳之比，因结血之热，致有此病，故曰使如疟状，虽非传入少阳之比，其药仍用小柴胡者，盖血室之气，肝主之，肝与胆为表里，胆因肝受邪，而病如疟，非他药所宜，故亦主和其半表里。谓上焦气和，而骤结之血将自行，若峻攻之，如抵挡汤证，则亦犯少阳之禁也。

【点评】热入血室类少阳证，"然非太阳传入少阳之比"，尽

---

①　血室：狭义指子宫；广义包括子宫、肝、冲任脉等。
②　长：常也。

管如此，治疗"非他药所宜"，仍"主和其半表里"。

妇人伤寒发热，经水适来，昼日明了，暮则谵语，如见鬼状者，此为热入血室，治之无犯胃气及上二焦，必自愈。

注曰：此言热入血室，不必血结，而初即搏邪为患者。曰伤寒，即所谓无汗恶寒者也。曰发热，此病之初也。曰经水适来，来则经水初行之时也。邪盛经气亦盛，适相值，寒邪必伤荣，故邪与血搏，血属阴主夜，故昼则热，虽发而明了，暮则入阴分，邪挟阴气而为谵语，如见鬼状者，谵之甚也。此为热入血室者，言血室虽在内，而表邪实未尝犯胃及上二焦之内，故曰此者，只此而非表邪入里也。治法亦惟和表邪，而略兼清血室之热足矣。误以为客邪入内而攻之，则所伤实多，故曰：无犯胃气及上二焦，必自愈。必云者，内原无病可攻，故虽不治，而必愈也。

妇人中风，发热恶寒，经水适来，得七八日，热除脉迟，身凉和，胸胁满，如结胸状，谵语者，此为热入血室也，当刺期门①，随其实而取之。

注曰：此言经与病值，不即为患，而病解后，反搏邪在胸胁作楚者，谓中风病。虽稍异于前之伤寒，然发热恶寒，经水适来，与前之邪盛经亦盛无二。后七八日，热除脉迟，身凉和，是经在病中，行而不碍也。却七八日后，反胸胁满，如结胸状，谵语，是入血室之热，不窜于经，而结于肝之腑，故脉之所过处为满，甚则如结胸状，阴火盛则谵语也。然满虽在胸胁，非少阳表邪，虽如结胸，非太阳表邪入里，虽谵语，非胃实，故曰此热入血室，亦见不可误攻胃及上二焦也。当刺期门，期门者，肝之分也，此肝实之病，泻其实则愈，故曰随其实而取之。

阳明病，下血谵语者，此为热入血室，但头汗出，当刺期门，随

---

① 期门：足厥阴肝经的募穴，位于乳中线上，当第六肋间隙。

其实而泻之，濈然①汗出者愈。

注曰：此言阳明病，亦有热入血室者，但下血、头汗出不同耳。阳明病，即头痛、鼻干、不眠是也。假如转入阳明之腑，则必有汗、谵语等，为可下之证，何缘而动血，乃下血谵语，故知为热入血室。然阳明宜通身有汗，此血中有热而血耗，耗则下虚搏邪，身为燥阴所把②，故无汗，唯头则阴不能入，而阳仍通，故汗。此病亦由肝实，不当责阳明，故亦刺期门，而曰随其实而泻之。濈然者，通身微微似汗也，汗则肝不强而阴阳平，故愈。

论曰：热入血室，仲景专就妇人言之，以有血室而行经，妇人所独也。然男子两肾间，七节下，亦有血海穴，假令平日血弱之人感风寒，亦或能袭之，凡见有阳明证，而变下血谵语，中风已愈，而如疟，伤寒初起，而夜如见鬼，中风已愈，而胁满谵语，不当以此意通之乎。

【点评】提出热入血室不必拘于妇人，男子亦或有之。

妇人咽中如有炙脔③，半夏厚朴汤主之。

注曰：此条即后所谓寒伤经络，凝坚在上也。炙脔，譬如干肉也，《千金》所谓咽中帖帖，如有炙肉，吐之不出，吞之不下，状如有炙脔。数语甚明切。此病不因肠胃，故不碍饮食二便；不因表邪，故无骨痛寒热。乃气为积寒所伤，不与血和，血中之气溢，而浮于咽中，得水湿之气，而凝结难移。妇人血分受寒，多积冷结气，最易得此病，而男子间有之。药用半夏厚朴汤，乃二陈汤去陈皮、甘草，加厚朴、紫苏、生姜也。半夏降逆气，厚朴兼散结，故主之。姜、苓宣至高之滞，而下其湿；苏叶味辛气香，色紫性温，能入阴和血，而兼归气于血。故诸失血，以赤小豆和丸服，能使血不妄行，夏天暑伤心

---

① 濈(jí极)然：汗出的样子。濈，水外流之意。
② 把：疑为"犯"字。
③ 炙脔：《脉经》作"炙脔状"。炙脔，即烤肉块。

阴，能下暑郁，而炙裔者用之，则气与血和，不复上浮也。_{吐血症，气不与血和而妄出，或上气，亦宜用之。}

论曰：余治王小乙，咽中每噎塞，嗽不出，余以半夏厚朴汤，投之即愈。后每复发，细问之，云夜中灯下，每见晕如团五色，背脊内间酸，其人又壮盛，知下初因受寒，阴气不足，而肝反郁热，甚则结寒微动，挟肾气上冲，咽喉塞噎也。即于此方，加大剂枸杞、菊花、丹皮、肉桂，晕乃渐除，而咽中亦愈。故曰男子间有之，信不诬也。

半夏厚朴汤方

半夏_{一升}　厚朴_{三两}　茯苓_{四两}　生姜_{五两}　干苏叶_{二两}　_{即四七汤加}
_{生姜}

上五味，以水一斗，煮取四升，分温四服，日三夜一服。

【点评】指出此证不仅见于妇人，而且"男子间有之"，与肝、肾相关。

妇人脏_{原本"脏"字与"肠"通}燥，悲伤欲哭①，象如神灵所作，数欠伸，甘麦大枣汤主之②。

注曰：此条即后所谓或有忧惨，悲伤多嚏也。脏，五脏也。燥，谓妇人血室，先受积冷，而郁久为热，则脏为之燥。《灵枢》曰：一阴主关，关之阖折，则肝气绝而喜悲。则知燥气乘肝，为悲伤欲哭，像如神灵所作，病从血来，故见阴象也。_{《千金》论脏虚脏燥，俱概指阴分言，总是阴分燥，则乘肺乘肝，皆能作悲。《济阴纲目》单指脉，未是，更将此条专入治前，尤非。}《灵枢》曰：胃病善伸，数欠，颜黑③。则知燥气侵胃为欠伸。然使肝气津润，君火不亢，则脏阴之燥，不敢乘肝侵胃，今令悲伤欠伸，其肝阴之热可知，心分之热亦可知，故以甘麦大枣汤主之。谓小

---

① 悲伤欲哭：《新编金匮方论》作"喜悲伤欲哭"。
② 数欠伸，甘麦大枣汤主之：《脉经》作"数欠，甘草小麦汤主之"。
③ 《灵枢》曰……颜黑：见于《灵枢·经脉第十》："胃足阳明之脉……善呻，数欠，颜黑"。

麦能和肝阴之客热，而养心液，且有消烦利溲止汗之功，故以为君；麦为肝家之谷，故亦能滋肝。甘草泻心火而和胃，故以为臣；大枣调胃，而利其上壅之燥，故以为佐；盖病本于血，心为血主，肝之子也，心火泻而土气和，则胃气下达，肺脏润，肝气调，燥止而病自除也。补脾气者，火为土之母，心得所养，则火能生土也。

甘麦大枣汤方

甘草三两　小麦一升　大枣十枚

上三味，以水六升，煮取三升，分温三服。亦补脾气。

【点评】以五行、脏腑相关理论阐述脏躁的病机及治疗，重在心、肝、胃。

妇人吐涎沫，医反下之，心下即痞，当先治其吐涎沫，小青龙汤主之；涎沫止，乃治痞，泻心汤主之[1]。方俱见前。

注曰：此条即后所谓凝坚在上，呕吐涎唾也。妇人下焦素有积冷，而凝于上之内为饮，又得客寒，故吐涎沫，是积寒为本，而客邪为标也。然邪高在肺，宜从伤寒心下有水气者论治。但彼无积寒，故干呕，此有凝寒，故有涎沫耳。医者下之，是胃未受邪，而诛责无过，故曰反。药伤其胃，客气动膈，故心下即痞。究竟下虽作痞，而上之客寒水气未服，当先治其本，故主小青龙，则水气与客寒俱去，而涎沫止。思客寒吐涎沫，男子亦有之，但妇人则当防其积寒上凝耳。然药用小青龙，病在标，则舍本治标也，内有干姜、细辛，于水寒亦相宜也。痞不过误下之阴邪，客于心下，故以大黄、芩、连，峻泻心下痞郁之邪，可一服而愈也。

妇人之病，因虚、积冷、结气，为诸经水断绝。至有历年，血寒积结，胞门寒伤，经络凝坚。在上呕吐涎唾，久成肺痈，形体损

---

① 妇人吐涎沫……泻心汤主之：《备急千金要方》作"妇人霍乱呕逆，吐涎沫，医反下之，心下即痞，当先治其吐涎沫，小青龙汤主之。涎沫止，次治其痞，甘草泻心汤主之"。

分①；在中盘结，绕脐寒疝，或两胁疼痛，与脏相连；或结热中，痛在关元，脉数无疮，肌若鱼鳞，时着男子，非止女身；在下未此字疑误多，经候不匀，令阴掣痛，少腹恶寒，或引腰脊，下根气街，气冲急痛，膝胫疼烦，奄忽眩冒②，状如厥癫③，或有忧惨，悲伤多嗔④，此皆带下，非有鬼神。久则羸瘦，脉虚多寒，三十六病，千变万端，审脉阴阳，虚实紧弦，行其针药，治危得安，其虽同病，脉各异源，子当辨记，勿谓不然。

注曰：此段叙妇人诸病之由，所以异于男子，全从经起，舍此则与男子等也。及其变为各病，因禀之强弱，时之虚实，上下寒热之偏胜，而见证不同。其治之，或从标，或从本，即前后所述诸病可推，此则言其大概也。妇人之病，至胞门数句，为一篇纲领，因虚、积冷、结气六字，尤为纲中之纲。谓人不虚，则邪不能乘之。因虚，故偶感之冷，不化而积，气热则行，冷则凝，冷气凝滞，久则结，结者不散也。血遇冷气而不行，则经水断绝，然有微甚上下不同，故曰诸。至有历年血寒者，气冷则血寒也。胞门即子宫所通阴中之门也，为经水孔道，冷则瘀积，而碍其月水之来矣。寒伤经络，至损分数句为一段。谓冷积关元，始时尚微，阳衰之后，荣卫相干，结寒气注；经络受伤，相缘上入，而凝坚在上，客邪并之，呕吐涎唾；久则气壅而上焦热，热则肺伤而痈。初时止气受寒结，至此渐及形体，故曰形体损分。此为病之变而在上者也。在中四句为一段。谓上焦之元气或盛，而无客邪并之，则寒邪不能上侵，盘结在中。脐主中焦，故绕脐寒疝。寒疝，寒痛也。然两胁者，肝所主，肝之经为厥阴，起于下，治于胁，故每与脏相连，而痛者有之，不必尽然或有也。或结热中，至女身数句为一段。谓人之禀赋不同，中气弱者，为寒所侵而疝矣。

---

① 形体损分：指病后形体消瘦，与未病前不同。
② 奄忽眩冒：突然晕厥。
③ 厥癫：指昏厥、癫狂一类疾病。
④ 多嗔：时常发怒。

若其人中气素热，下邪并之，即为热中病，而关元之寒，客热不能消之，故痛仍在。然胃热故脉数，不由荣分之热，故无疮。虽无疮而客热所至，荣气作燥，故肌若鱼鳞。鱼鳞者，肌粗不滑之状也。时着男子，非止女身，谓冷气收敛，不能及人，热中则气热，男女交合，感其热，而男子亦然，非止女身肌粗矣。此上两段，言病之变，而在中，本为寒，或为热者也。在下四句为一段。谓关元以下，寒冷或多，则冷低而经不全妨，但期候不调匀。冷近于阴，故阴痛掣，抽痛也，于是少腹阳气少，则恶寒矣。此言病之变，而在下者也。或引腰脊四句为一段。谓病侵下之经络，则骨节之间，上下无定，自腰脊、气冲膝胫，无往不疼者有之，此言病之于骨节者也。奄忽四句为一段，谓邪入既深，神气受之，则阴火炽，而元首之阳衰，为眩为冒；阳气亏而神明无主，为厥为癫；脏气既燥，稍或有忧惨相干，则悲伤多嚏。此言病之变于神气间者也。然厥癫悲伤，似乎有鬼神者，不知前此皆带脉以下为病，而非鬼神。带下者，犹言带之下，非如今人所谓白带也。其病之初发，各因形体之寒热为寒热，久则元气耗，而肌肉削，故羸瘦；久则经脉虚而阳气少，故多寒。三十六病者，十二癥、九痛、七寒、五伤、三痼也，详首卷。审脉阴阳，虚实紧弦二句，此总结全篇之治法，谓变虽万端，总不出乎阴阳虚实，而独以紧弦为言者，盖经阻之始，大概属寒，故气结则为弦，寒甚则为紧耳。示人以二脉为主，而参之兼脉也。针药者，各有相宜也，然病形虽同，脉有各异，所异之部，即为病源，故脉各异源。此段为妇科辨证论治之最要语，故令辨记，且戒之耳。

【点评】指出虚、积冷、结气为妇人病的"纲中之纲"。"及其变为各病"，往往"因禀之强弱，时之虚实，上下寒热之偏胜，而见证不同"。

问曰：妇人年五十所，病下利，数十日不止，暮即发热，少腹里急，腹满，手掌烦热，唇口干燥，何也？师曰：此病属带下。何以故？曾经半产，瘀血在少腹不去，何以知之？其证唇口干燥，故知之。当以温经汤主之。

注曰：此段言历年血寒积结胞门而甚焉者也。故就妇人之年暮，经水断绝者而亦必据证断之，以立法也。谓妇人年五十，其天癸已绝，应不从经血起见矣。然而病证下利，数十日不止，知非偶感矣。暮即发热，病属阴矣。少腹里急，明乎病属下焦矣。因而腹满，是虽脾病，而根于下焦矣。手掌烦热，掌属心，心主血，血郁则热烦也。唇口必得脾家荣气而津润，荣气郁，则阴火从之，故干燥非渴也，渴则为胸中热，胸无热，而但阴分有郁火，故不渴而干燥也。然皆非相因的对之证，故疑而问。仲景乃略其下利发热腹满，而断之为带下，且决其曾经半产，瘀血在少腹不去。谓下利而发热，阴虚者有之；因而少腹里急，下多亡阴者有之；腹满，脾虚者有之；手掌烦热，阴虚者亦有之。若唇口，乃荣气所主，下利之病不应见此。然而有是证，又合之少腹里急，手掌烦热，明是血瘀而火郁，所以心得之而掌热，脾得之唇口燥，故曰：其证唇口干燥，故知之。药用温经汤者，其证因半产之虚，而积冷气结，血乃瘀而不去，故以归、芍、芎调血；吴茱、桂枝以温其血分之气而行其瘀；肺为气主，麦冬、阿胶以补其本；土以统血，参、甘以补其虚；丹皮以去标热丹皮亦能行血；然下利已久，脾气有伤，故以姜、半正脾气，名曰温经汤，治其本也。唯温经，故凡血分虚寒而不调者，皆主之。

温经汤方

吴茱萸三两　当归二两　芎䓖二两　芍药二两　人参二两　桂枝二两　阿胶二两　牡丹皮二两　生姜二两　甘草二两　半夏一升　麦门冬一升去心

上十二味，以水一斗，煮取三升，分温三服。亦主妇人少腹寒，久不受胎，兼治崩中去血，或月水来过多，及至期不来。

【点评】结合上条所云，"就妇人之年暮，经水断绝者"而据证立法，合理地阐释了温经汤调血、温气、行瘀、补虚的方义。

带下经水不利，少腹满痛，经一月再见者，土瓜根散主之。

注曰：带下，即前所谓此皆带下，非专指赤白带也。盖古人列妇人因经致病，凡三十六种，皆谓之带下病，故此节冠以带下二字，后不复重出耳。不利者，不能如期也。因寒而瘀，故少腹满痛。然既有瘀而不利，则前经行未畅者，不及待后月正期，乃一月而再见也。药主土瓜根散者，土瓜即草部王瓜也，性苦寒，善驱热行瘀，䗪虫兼活血，芍药敛阴中正气，桂枝行经络之滞，而积冷自散。因有瘀滞，故以土瓜为主，必合桂枝，所谓寒因热用也。此比去瘀血汤，乃渐化之也，得力在桂枝。

土瓜根散方阴㿉肿亦主之

土瓜根三分　芍药三分　桂枝三分　䗪虫三分

上四味，杵为散，酒服方寸匕，日三服。

【点评】紧扣"积冷"之因论方剂之功用。

寸口脉弦而大，弦则为减，大则为芤，减则为寒，芤则为虚。寒虚相搏，此名曰革，妇人则半产漏下，旋覆花汤主之。

注曰：此段言弦大之脉，并见于寸口，是病气上浮，见于阳部，乃正气亏而病气胜也，故脉先见弦。弦则卫气结，又见大，大则虚而不能敛，故释之曰：弦则为减。谓正气已减，然正气何缘而减，以寒邪乘之，乃气结而减也，故曰：减则为寒。又释之曰：大则为芤。谓有边无中，芤如按葱也，然脉何缘而中空，以元虚不实，乃中弱而空也，故曰：芤则为虚。虚寒相搏，病始于下，而脉见寸口阳部，是外实内虚如鼓，故名曰革。妇人妊娠及行经，必阴阳相维而后无病，今阳浮阴弱，不能养胎，故半产或下血而为漏下，此因虚而寒气结也，结则气不摄血而漏下矣。故以旋覆开结气，而通其虚中之滞，加葱行其气也，加绛少许，即新染绛色绢也，以此为血分引经耳。

论曰：半产漏下，血虚可知，不用补血药者，盖虚而兼寒，是有邪矣。故以开结为主，结开而漏止，其血自生，不必补也。若有邪而补，则邪盛而漏愈盛，未得益，先得损矣。

旋覆花汤方

旋覆花<small>三两</small>　葱<small>十四茎</small>　新绛<small>少许</small>

上三味，以水三升，煮取一升，顿服之。

【点评】指出"此因虚而寒气结也"，"是有邪矣"，"故以开结为主"，"而通其虚中之滞"，"不必补也"。否则"未得益，先得损"。邪去正方得安。

妇人陷经，漏下黑不解，胶姜汤主之。<small>臣亿等校诸本无胶姜汤方，想是妊娠中胶艾汤。</small>

注曰：妇人之经，虽从下出，实由心胃之气主之，故升降有期。今日漏下，是无期也，所漏者黑，是下有因寒而滞之物，故曰陷经，陷者有降无升，久则为黑色。故以胶艾汤主之，乃四物加甘、胶、艾。四物通调肝血，加甘、胶峻补之，病本于寒，故以艾温而行之也。

论曰：丹溪谓妇人之经，淡为有水，紫为热，黑为热极，故兼水化。假令其人，素从热病来者容有之，然而仲景之言，道其常也。

【点评】关于胶姜汤有数说：①胶艾汤；②胶艾汤加干姜；③由阿胶、生姜组成；④由阿胶、干姜组成；⑤由阿胶、炮姜组成；⑥由胶、艾、姜组成。未有定论。条文所述之证，总以养血温经止漏为宜，方药可酌情而定。

妇人少腹满如敦状，小便微难而不渴，生<small>恐是"经"①字后者</small>，此为水与血俱结在血室也，大黄甘遂汤主之。

注曰：少腹满，前之小腹满也。如敦状，如人敦而不起，则气从后注，今溺满在前，而血瘀在后，故曰：如敦状。小便微难，是溺亦

---

① 经：扫本、校本作"病"。

微有病而不甚也。不渴，知非上焦之气热不化，更在生病后，则知余邪未清，故使血室不净，血室在膀胱之后，病在彼，故气如后注而敦者然，明是溺与血俱病，故曰：此为水与血俱结在血室。大黄以逐其瘀血，甘遂以去其停水，古人治有形之病，以急去为主，故用药不嫌峻耳。若阿胶，则养正而不滞，故加之，且以驱血中伏风也。

大黄甘遂汤方

大黄四两　甘遂二两　阿胶二两

上三味，以水三升，煮取一升，顿服之，其血当下。

【点评】"敦"，后世一般释为古代食器，上下稍锐，中部肥大。"敦状"是形容少腹胀满的样子。

妇人经水不利下，抵当汤主之。亦治男子膀胱满急，有瘀血者。

注曰：不利下者，明知有血欲行，而不肯利下，既非若久闭不至，亦非若行而不畅。如一月再见者，是有形之物碍之。故以大黄、桃仁、水蛭、虻虫峻逐之。

抵当汤方①

水蛭三十个，熬　虻虫三十个，熬，去翅足　桃仁二十个，去皮尖　大黄三两，酒浸

上四味，为末，水五升，煮取三升，去滓，温服一升。

【点评】"既非若久闭不至，亦非若行而不畅"，语焉不详。

妇人经水闭不利，脏坚癖不止②，中有干血，下白物，矾石丸主之。

注曰：此言闭则经阻不行矣。然其子脏寒郁，更坚癖而下不止，乃中有干血，故所下者，但白物而非血也。以矾石丸主之者，其经阻

---

① 抵当汤方：组成原作"水蛭三十熬　虻虫三十熬　桃仁二十　大黄三两"，据赵本改。
② 脏坚癖不止：指胞宫内瘀血坚结不散。

之由，虽在子脏，实大肠之湿热侵之，使子脏得热，而有干血，与着脐下之瘀血不同。故不用前之下瘀血汤，但以矾石却水去湿为君，杏仁利大肠之气为佐，而内之大肠，谓大肠之湿热去，而子脏之干血自行，则白物止而经不闭也。

矾石丸方

矾石三分烧　杏仁一分

上二味，末之，炼蜜丸，枣核大，内藏中，剧者再内之。

【点评】从条文原意看，此方当纳入前阴，而非大肠。但从医理而言，去大肠之湿热，而行子脏之干血的思路，亦不无可参之处。

妇人六十二种风，腹中血气刺痛，红蓝花酒主之。

注曰：六十二种风，此言凡妇人病挟风者，无不治之。其六十二之名，详考方书，皆不能悉。血气刺痛，是言因血虚，或腹中受风寒之邪，如经前后、胎前后、产前后皆是，以别于寒疝者而言，故以"血气"二字殊言之。痛而言刺，盖血气之痛，其状如刺，亦不同于寒疝也。红蓝花一味之力能概之者，色红与血同类，性味辛温而微苦，能入心肝冲任，而行血和血，血和则风自减也。得酒则力更大，故凡风证血证皆宜之。

红蓝花酒方

红蓝花一两

上一味，以酒一大升，煎减半，顿服一半，未止再服。

【点评】此方以行血和血为主，"血和则风自减"，也即后世所谓"治风先治血，血行风自灭"之意。

妇人腹中诸疾痛，当归芍药散主之。方见妊娠。

注曰：此言妇人之病，大概由血，故言诸疾痛，皆以术、苓、泽、归、芍、芎主之，谓即有因寒者，亦不过稍为加减，非真以此方概腹中诸痛也。

【点评】指出当归芍药散有其适应证，"非真以此方概腹中诸痛"。

妇人腹中痛，小建中汤主之。方见虚劳中。

注曰：此言妇人之病，既概由血，则虚者多。从何补起？唯有建中之法为妙。谓后天以脾胃为本，胃和而饮食如常，则自能生血，而痛止也。小建中即桂枝汤加饴糖也，言外见当扶脾以统血，不当全恃四物之类耳。前产后附《千金》内补当归建中汤，正此意也。

【点评】言补妇人之血虚当从建中着眼，脾胃健"则自能生血"。

问曰：妇人病，饮食如故，烦热不得卧，而反倚息者，何也？师曰：此名转胞不得溺也。以胞系了戾，故致此病，但利小便则愈，宜肾气丸主之。

注曰：不见寒热，而饮食如故，则表里俱无邪矣。然烦热不得卧，而反倚息，病形颇急，故疑而问。不知下气上逆，膈受之，则内热而烦，阳明之气下行，逆则不得卧，逆则气高，高则气极，故反倚息，不能循呼吸之常，乃倚息而如喘也。其所以气逆之故，盖小便因气化而出，下有热滞不得出，久则气乱而胞转，转则愈不得溺，故曰以胞系了戾致此病。了戾者，其系扭转也。然既无表里，自当利其小便，则胞中之气，有药使之仍出故道，乃气直而系不得扭也。然不用八正等，而以肾气丸主之者，谓胞系了戾，初因气涩而溺满，满则气乱而转，气涩之由，则因热聚，热聚之由，因元虚。故以六味补其下元，导之使出，又以桂枝化其气，附子健其气行之势，所谓补正以逐邪也。若一味淡渗，则元气削而馁，馁则反不能出矣。

肾气丸方

干地黄_{八两}　薯蓣_{四两}　山茱_{四两}　泽泻_{三两}　牡丹皮_{三两}　茯苓_{三两}
桂枝_{一两}　附子_{一两①，炮}

上八味末之，炼蜜和丸，梧子大，酒下十五丸，加至二十五丸，日再服。

【点评】强调扶正以行气，气行则小便出而转胞得解。不可"一味淡渗"，否则"元气削而馁"，则小便反不能出。

蛇床子散，温阴中坐药。

注曰：坐，谓内入阴中，如生产，谓坐草之坐也。

蛇床一味，末之，以白粉②少许，和合相得，如枣大，绵裹内之，自然温。

少阴脉滑而数者，阴中即生疮，阴中蚀疮烂者，狼牙汤洗之。

注曰：少阴脉即左尺脉也。数为热，然尚有虚而假热者，滑则为实邪矣。邪热结于阴，故阴中即生疮，至于疮热内蚀，以致糜烂，则热势浸淫为甚矣。故以狼牙草汤洗之，狼牙苦能清热，辛能散邪，毒能杀虫也。

狼牙汤方

狼牙_{三两}

上一味，以水四升，煮取半升，以绵缠箸③如茧，浸汤沥阴中，日四遍。

胃气下泄，阴吹而正喧_{恐是"结"字}，此谷气之实也，膏发煎导之。_{方见黄疸中。}

注曰：下泄与下陷不同，下陷为虚，下泄者，气从阴门而泄出，

---

① 一两：此前原有"各"字，为衍文，故删。
② 白粉：一说米粉，一说铅粉。此处当以前者为是。
③ 箸(zhù 住)：筷子。

故曰阴吹。吹者，气出而不能止也，然必有不宜结而结者，于是有不宜泄而泄，故曰正结，谓大便之气燥而闭也。此有热邪，因谷气不运而来，故曰：此谷气之实也。既有实邪，非升提药可愈，故须猪膏之滋阴，发煎之养血，补其阴而润其气，大肠之气润，而此通则彼塞矣。

【点评】"必有不宜结而结者，于是有不宜泄而泄"者，颇有其理。

小儿疳虫蚀齿方

雄黄　葶苈

上二味，末之，取腊日猪脂镕，以槐枝绵裹头四五枚①，点②药烙③之。

注曰：是方疑有误。此篇为妇人杂方，而独附小儿一方，恐亦是母因小儿而病也。大约雄黄取其去风杀虫，肺为气主，壅湿为热，故以葶苈泄肺气，而拔其邪之源耳。

① 枚：原作"枝"，据赵本改。
② 点：原作"醮"，据赵本改。
③ 烙：原作"炤"，据赵本改。

张仲景金匮要略论注卷二十三

携李徐彬忠可甫著　姪徐然抚辰父校

杂疗方第二十三 论一首　脉证一条　方二十二首

退五脏虚热，四时加减柴胡饮子方。

注曰：此当与《内经》所谓"凡伤于寒，皆为热病者"对看。盖伤寒邪自外来，外来之邪，为经络间病，为实邪，故此言五脏以别于表也，曰虚热以别于实邪也。谓五脏之间，为虚邪所袭，因而气滞不畅，则表里之间，虚邪作热。唯虚邪，故四时皆有之；唯虚邪，不若表邪传经之互异，故但随四时之气，补泻所宜，相为加减。不随病气加减，乃五脏虚热，原无邪也。柴胡为表里阴阳和解之剂，且性能升少阳生生之气，故以为君；白术补中以养正气，故以为臣；人身之中，宣发则正气流通，壅滞则气涌为热，故以桔梗开提上焦之气；陈皮利中焦之气，槟榔快腹中之气为使；生姜佐柴胡，宣之于外，佐槟榔，散之于内。名为退虚热，不全任补，亦不用寒剂，谓此热乃气分壅热，非阴虚发热，亦非外感表邪也。然冬月多加柴胡，此时少阳之气欲出于地，故多加柴胡以助之，则阳长，阳长则三阳自泰也。至春勾萌渐发，甲拆①求申，故加枳实以转动其机。减白术，恐土燥则木不荣也。夏月热伤元气，甘草功同人参，故独增此，以佐白术壮中气，但

---

① 甲拆：即甲宅、甲坼，指草木发芽时种子的外壳裂开。

长夏湿热，盛则气滞，药亦如春而加甘草，不减白术，但加枳实、生姜，取宣补并行，以助其发荣也。若秋之药与冬同，气至此时渐收，稍加陈皮以温中快脾，谓秋冬收藏之令，自不同于春夏耳。

加减柴胡饮子方

柴胡_{八分}　白术_{八分}　大腹槟榔_{四枚，并皮不用}　陈皮_{五分}　生姜_{五分}
桔梗_{七分}

以上冬三月，柴胡稍多。

柴胡　陈皮　大腹槟榔　生姜　桔梗　枳实

以上春三月，比冬减白术，增枳实。

柴胡　白术　大腹槟榔　陈皮　生姜　桔梗　枳实　甘草

以上夏三月，比春多甘草，仍用白术。

柴胡　白术　大腹槟榔　陈皮　生姜　桔梗

以上秋三月，同冬三月，唯陈皮略多。

上各㕮咀，分为三贴①，一贴以水三升，煮取二升，分温三服；如人行四五里进一服，如四体壅，添甘草少许，每贴分作三小贴，每小贴以水一升，煮取七合，温服，再合滓为一服。重煮，都成四服。

长服诃黎勒丸方②

注曰：诃黎性温，苦重酸轻，有下气消痰之功，故合五味、五倍用，则收涩；合橘皮、厚朴用，则下气；合人参用，则治嗽。此云长服，盖黎勒之下气，苦中带酸，利而兼涩，故本草既谓破胸膈结气，通利津液，又谓止泻痢，治久嗽，所以能消腹中百病，可长服也。

诃黎勒_{三两③}　陈皮_{三两}　厚朴_{三两}

上三味，末之，炼蜜丸如梧子大，酒饮服二十丸，加至三十丸。

---

① 贴：通"帖"。
② 方：此后赵本有小注"疑非仲景方"。
③ 两：此后赵本有"煨"字。

三物备急丸方

注曰：此方妙在干姜、巴、黄峻利，寒热俱行。有干姜以守中，则命蒂常存，且以通神明而复正性，故能治一切中恶猝死耳。

大黄一两　巴豆一两，去皮心熬，外研如泥　干姜一两

上药各须精新，先捣大黄、干姜为末，研巴豆内中，合治一千杵，用为散，蜜和丸亦佳，密器贮之，莫令歇①气。主心腹诸卒暴百病，若中恶客忤，心腹胀满，卒痛如锥刺，气急口噤，停尸卒死者，以暖水若酒服大豆许三四丸，或不可下，捧头起，灌令下咽，须臾当差，如未差，更与三丸，当腹中鸣，即吐下便差。若口噤，亦须折齿灌之。

治伤寒，令愈②不复，**紫石寒食散方**。

注曰：熟玩此方，可悟病后收摄余邪，调和阴阳之法。曰伤寒，是病邪从外来，有未尽清楚者也。欲使愈而不复发，既无邪之可驱，补之徒足动其气，故以诸石药之入阴，而固本清热者，以和其阴。以姜、附、桂枝之入阳，而运其本气者，以复其阳。以防风搜伏风，桔梗开提肺气，以文蛤散结热，鬼臼除毒恶气，其间钟乳补肺，余粮益脾，赤白石脂、紫石英补心而养肺。镇浮补养，虽有不同，其为和阴则一也。干姜壮中宫之阳，桂枝行上焦之阳，附子复下焦之阳，亦有不同，其为复阳则一也。合瓜蒌有调剂之力，合桔梗，有开发之妙。于是阴阳平而气血调，病何从复哉。然方名尚有寒食二字，方下无之，恐是将寒食调服，后或脱误耳，未详候参。思邈云：凡病服利汤得愈者，此后慎勿服补汤。盖得汤补，病势还复成，更重泻之，则其人重受弊也。数语正可与此方相参理会。

紫石英十分　白石英十分　赤石脂十分　钟乳煅十分　栝蒌根十分　防风十分　桔梗十分　文蛤十分　鬼臼十分③　太乙余粮十分烧　干姜　附

---

① 歇：通"泄"。
② 令愈：《千金翼方》作"已愈"。
③ 十分：此前原有"各"字，为衍文，故删。

子炮去皮　桂枝去皮各四分

上十三①味，杵为散，酒服方寸匕。

救卒死方

薤捣汁，灌鼻中。

又方

雄鸡冠，割取血，管吹内鼻中。

猪脂如鸡子大，苦酒一升，煮沸灌喉中。

鸡肝及血，涂面上，以灰围四旁，立起。

大豆二七粒，以鸡子白并酒和，尽以吞之。

注曰：凡人阳气一分不尽，则不死，故救猝死，唯以复其阳气为主。若鼻气通于天，天阳之所通也；口气通于地，地阳之所通也；面为诸阳之聚，属阳明中土，人阳之所通也。故或以薤，或以鸡冠血，二物皆能通天分之阳，故以灌鼻中。猪脂能通肤中之阳，苦酒为引；鸡子白能通肾中之阳，大豆为引，故以之灌喉。鸡属巽肝，为魂之主，涂面则内通于胃，以灰围四旁，则气更束而内入，相引入肝，故肝气通而愈。

救卒死而壮热者方

矾石半斤，以水一斗半煮消，以渍脚，令没踝。

救卒死而目闭者方

骑牛临面，捣薤汁灌耳中，吹皂角末鼻中，立效。

救卒死而张口②反折者方

灸手足两爪后十四壮，饮以五毒诸膏散。有巴豆者。

---

① 十三：原作"十"，据赵本改。

② 张口：《外台秘要》作"张目"。

救卒死而四肢不收，失便者方

马屎一升①，水三斗，煮取二斗②，以洗之③，又取牛洞稀粪④也一升，温酒⑤灌口中。灸心下一寸，脐上三寸，脐下四寸，各一百壮，差。

注曰：凡猝死，皆中恶鬼忤之类，然有既死，而现证各异，正可别其邪伤何脏，庶对治无误。如死矣而壮热，卫气起于下焦，非邪热搏肾而何？矾最能解肾阴之毒，故以之渍脚令没踝，尽太溪之界也。若目闭，是阴盛格阳在下，故以薤汁灌耳，通其心肾之气，达其肺胃之灵。若口张反折，有角弓反张之意，邪在经也，故先灸手足以达其外阳，复饮五毒膏以彻其内气。若四时不收而失便，是阴阳隔绝不通，故阳不开，阴不阖也。马屎能通阳，故洗之，牛洞能入脾，故合酒灌口中，以发其欲绝之气，而又灸上中下三焦，以回其阳也。

救小儿卒死而吐利，不知是何病方

狗屎一丸，绞取汁以灌之；无湿者，水煮干者，取汁。

注曰：吐利非即死病，吐利而猝死，又无他病可据，则知上吐下利，病在中矣。狗性热，善消物，粪乃已消之滓，病邪得之，如其消化类相感也。近有用狗粪以治噎膈，有用狗屎中骨末，以治腹痛，百药不效，而骨立欲死者，无不神验，可悟此理哉。

尸蹷⑥，脉动而无气，气闭不通，故静而死也，治方。脉证见上卷。

草蒲屑，内鼻孔中吹之，令人以桂屑着舌下。

又方

剔取左角发方寸，烧末，酒和，灌令入喉立起。

---

① 一升：原作"一斗"，据赵本改。
② 二斗：原作"二升"，据赵本改。
③ 之：《外台秘要》作"足"。
④ 粪：原脱，据赵本补。
⑤ 酒：此后《外台秘要》有"和"字。
⑥ 蹷：通"厥"。

注曰：尸厥者，如尸之静而不动也。然脉仍动，而但无气。即前寸口脉沉大而滑，卒厥证一条是也。《内经》曰：壅遏荣气，令无所避，是谓脉。动则荣气未绝，但卫分之气闭而不通，无气则静，故静而死。治法但取通气固矣，然不用皂荚等，而用草菖蒲屑。盖脉属心，脉动是心有气，故以菖蒲屑吹耳，以通心气；桂屑着舌下，以入血分而引阳外达，乃从阴引阳以开其闭也。若剔取左角发，左属血，发为血气之上出者，故合酒以升发其血中之气，则闭自通，亦取前方之意，总是引血分之气，通之于卫分也。

救卒死，客忤死，**还魂汤**主之方。

麻黄三两，去节用　杏仁去皮尖，十七个　甘草一两炙

上三味，以水八升，煮取三升，去滓，分令咽之，通治诸感忤。

又方

韭根一把　乌梅二七个　吴茱萸半升，炒

上三味，以水一斗煮之，以病人栉内中，三沸，栉浮者生，沉者死，煮取三升，去滓分饮之。

注曰：凡猝死及客忤死，总是正不胜邪，故阳气骤闭而死。肺朝百脉，为一身之宗，麻黄、杏仁，利肺通阳之君药，合炙草以调中，故为救猝死主方，名曰还魂汤，著其功也。若韭根，有薤白之功，乌梅有开关之力，吴茱能降浊阴，阴降而关开，则魂自还，故亦取之。然栉浮则生，沉则死，盖栉为本人日用之物，气之所及也，浮则其人阳气未绝，沉则久已有阴无阳，故主死。然仍分饮之，信栉无宁信药耳。

救自缢死，旦至暮，虽已冷，必可治；暮至旦，小难也，恐此当言忿气盛故也。然夏时夜短于昼，又热，犹应可治。又云：心下若微温者，一日以上，犹可治之方。

徐徐抱解，不得截绳，上下安被卧之，一人以脚踏其两臂，手少挽其发，当弦弦勿纵之；一人以手按据胸上，数动之；一人摩捋臂胫，屈伸之。若已僵，但渐渐强屈之，并按其腹，如此一炊顷气从口

出，呼吸眼开，而犹引按莫置，亦勿苦劳之，须臾，可少与桂汤及粥清，含与之，令濡喉，渐渐能咽吸，稍止①，若向令两人②以管吹其两耳，罙③好，此法最善，无不活者。

凡中暍死，不可使得冷，得冷便死，疗之方。

屈草带④，绕暍人脐，使三两人溺其中，令温。亦可用热泥和屈草，亦可扣瓦碗底，按及车缸⑤，以着暍人脐，令溺须得流去，此谓道路穷，卒无汤，当令溺其中，欲使多人溺，取令温，若汤，便可与之，不可泥及车缸，恐此物冷。暍既在夏月，得热泥土，暖车缸，亦可用也。

救溺死方

取灶中灰两石余，以埋人，从头至足，水出七孔，即活。

原注曰：上疗自缢溺暍之法，并出自张仲景为之，其意殊绝，殆非常情所及，本草所能关，实救人之大术矣。伤寒家数有暍病，非此遇热之暍。

治马坠及一切筋骨损方

大黄一两，切浸⑥汤成下　绯帛如手大烧灰　乱发如鸡子大烧灰　久用炊单布一尺，烧灰　败蒲一握三寸，即蒲席也　桃仁四十九个，去皮尖熬　甘草如中指节，炙判

上七味，以童子小便，量多少，煎汤成，内酒一大盏，次下大黄，去滓，分温三服。先判败蒲席半领，煎汤浴，衣被盖覆，斯须⑦通利数行，痛楚立差。利及浴水赤，勿怪，即瘀血也。

注曰：从高坠下，虽当救损伤筋骨为主，然顿跌之势，内外之

---

① 渐渐能咽吸，稍止：《新编金匮方论》作"渐渐能咽，乃稍止"。
② 若向令两人：《外台秘要》作"兼令两人各"。
③ 罙：赵本云：罙，莫兮切，深入也。
④ 草带：指草绳、草鞭类物。
⑤ 车缸：指车轴铁辖头。
⑥ 浸：原作"候"，据赵本改。
⑦ 须：原作"臾"，据赵本改。

血，必无不瘀，瘀不去，则气不行，气不行，则伤不愈。故以桃仁、大黄，逐瘀为主。绯帛，红花之余，乱发，血之余，合童便以消瘀血。败蒲亦能破血行气，故入煎，能疗腹中损伤瘀血。汤浴，能活周身血气。然筋骨瘀血，必有热气滞郁，故以炊单布受气最多而易消者，以散滞通气，从其类也。少加①炙甘草，补中以和诸药也。

---

① 少加：原作"加少"，倒置，故互乙。

张仲景金匮要略论注卷二十四

携李徐彬忠可甫著　　姪徐天和朗豫父校

禽兽鱼虫禁忌并治第二十四

论辨二首　合九十法　方二十一首

凡饮食滋味以养于生，食之有妨，反能为①害，自非服药炼液，焉能不饮食乎？切见时人，不闲调摄，疾疢竞起，若"若"恐是"无"字不因食而生，苟全其生，须知切忌者矣。所食之味，有与病相宜，有与身为害，若得宜则益体，害则成疾，以此致危，例皆难疗。凡煮药饮汁以解毒者，虽云救急，不可热饮，诸毒病，得热更甚，宜冷饮之。

注曰：凡气遇热则增，遇冷则减，毒气亦然，故曰：诸毒病，得热更甚。凡解毒药必甘寒之品，亦此故也。若干霍乱，饮热汤则死，盖毒由邪热炽盛，故得热更甚。每见猪屎及盐水，性寒皆能愈之，亦所谓饮冷，不独汤之凉也，不宜辛热药亦可知也。

肝病禁辛，心病禁咸，脾病禁酸，肺病禁苦，肾病禁甘。春不食肝，夏不食心，秋不食肺，冬不食肾，四季不食脾。辨②曰：春不食肝者，为肝气王，脾气败，若食肝，则又补肝，脾气败尤甚，不可

---

① 为：原作"有"，据赵本改。
② 辨：赵本作"辩"。

救，又肝王之时，不可以死气入肝，恐复①魂也，若非王时即虚，以肝补之佳，余脏准此。

注曰：肝病禁辛五句，恐助仇也。春不食肝五句，恐衰脏偏绝也。若死气入肝之说，甚有妙理。盖一脏当一脏之旺时，生气之所起也，以死肝合之，则死气借旺而复，是死气乘肝，伐生生之气。若非旺时，纵有死气，不乘旺，无生气相引，则死气不复也，适足以补之而已，故曰：以肝补之佳。

凡肝脏，自不可轻啖，自死者弥甚。

凡心皆为神识所舍，勿食之，使人来生复其报对矣。

凡肉及肝，落地不着尘土者，不可食之。

猪肉落水浮者，不可食。

猪肉及鱼，若狗不食，鸟不啄者，不可食。

猪肉不干，火炙不动，见水自动者，不可食之。

肉中有如朱②点者，不可食之。

六畜③肉，热血不断者，不可食之。

父母及身本命肉④，食之令人神魂不安。

食肥肉及热羹，不得饮冷水。

诸五脏及鱼，投地尘土不污者，不可食之。

秽饭，馁肉，臭鱼，食之皆伤人。

自死肉，口闭者，不可食之。

六畜自死，皆疫死，则有毒，不可食之。

兽自死，北首及伏地者，食之杀人。

食生肉，饱饮乳，变成白虫⑤。一作"血蛊"⑥。

---

① 复：赵本作"伤"。
② 朱：当为"米"。
③ 六畜：指牛、马、猪、羊、鸡、狗。
④ 本命肉：指与自身属相相同之肉。
⑤ 白虫：即寸白虫。
⑥ 蛊：原作"虫"，据赵本改。

疫死牛肉，食之令病洞下，亦致坚积，宜利药下之。

脯藏米瓮中，有毒，及经夏食之，发肾病。

治自死六畜肉中毒方

黄檗屑，捣服方寸匕。

治食郁肉漏脯中毒方 郁肉，密器盖之，隔宿者是也。漏脯，茅屋漏下，沾著者是也

烧犬屎，酒服方寸匕，每服人乳汁亦良。饮生韭汁三升，亦得。

治黍米中藏干脯，食之中毒方

大豆浓煮汁，饮数升即解，亦治狸肉漏脯等毒。

治食生肉中毒方

掘地深三尺，取其下土三升，以水五升，煮数沸，澄清汁，饮一升即愈。

治食六畜鸟兽肝中毒方

水浸豆豉，绞取汁，服数升愈。

马脚无夜眼①者，不可食之。

食酸马肉，不饮酒，则杀人。酸当做骏，出秦穆公岐下野人传，盖马肉无不酸者。

马肉不可热食，伤人心。

马鞍下肉，食之杀人。

白马黑头者，不可食之。

白马青蹄者，不可食之。

马肉、狍肉共食，饱醉卧，大忌。

驴、马肉，合猪肉食之，成霍乱。

马肝及毛不可妄食，中毒害人。

---

① 夜眼：马膝上所生皮肤角质块。

治马肝中毒未死方①

雄鼠粪二七粒，末之，水和服，日再服。<small>屎尖者是。</small>

又方

人垢②，取方寸匕，服之佳。

治食马肉中毒欲死方

香豉<small>二两</small>　　杏仁<small>三两</small>

上二味，蒸一食顷，熟，杵之服，日再服。

又方

煮芦根，饮之良。

疫死牛，或目赤，或黄，食之大忌。

牛肉共猪肉食之，必作寸白虫。

青牛肠，不可合犬肉食之。

牛肺从三月至五月，其中有虫如马尾，割去勿食，食则损人。

牛羊猪肉，皆不得以楮木、桑木蒸炙食之，令人腹内生虫。

啖蛇牛肉，杀人，何以知之？啖蛇者，毛发向后顺者是。

治啖蛇牛肉，食之欲死方

饮人乳汁一升，立愈。

又方

以泔洗头，饮一升，愈。

牛肚细切，以水一斗，煮取一升，暖饮之，大汗出者愈。

治食牛肉中毒方

甘草煮汁，饮之即愈。

羊肉，其有宿热者，不可食。

---

① 治马肝中毒未死方：《新编金匮方论》作"治马肝毒中人未死方"。

② 人垢：《备急千金要方》《外台秘要》均作"头垢"。

注曰：宿热者，谓旧有热病人也。羊肉补气，得补而热增，故不可食。

羊肉，不可共生鱼，酪食之，害人。

羊蹄甲中有珠子白者，名悬筋，食之令人癫。

白羊黑头，食其脑，作肠痈。

羊肝共生椒食之，破人五脏。

猪肉共羊肝和食之，令心闷。

猪肉以生胡荽同食，烂人脐。

猪脂不可合梅子食之。

猪肉和葵食之，少气。

鹿肉不可和蒲白作羹，食之发恶疮。

麋脂及梅李子，若妊妇食之，令子青盲，男子伤精。麇[1]肉不可合虾及生菜、梅、李果食之，皆病人。

痼疾人不可食熊肉，令终身不愈。

白犬自死，不出舌者，食之害人。

食狗鼠余[2]，令人发瘘疮。

治食犬肉不消[3]，心下坚或腹胀，口干大渴，心急发热，妄语如狂[4]，或洞下方

杏仁一升，合皮，熟，研用

以沸汤三升，和取汁，分三服，利下肉片，大验。

妇人妊娠，不可食兔肉、山羊肉及鳖、鸡、鸭，令子无声音。

兔肉不可合白鸡肉食之，令人面发黄。

兔肉着干姜食之，成霍乱。

凡鸟自死，口不闭，翅不合者，不可食之。

---

① 麇：原作"麋"，据赵本改。
② 狗鼠余：指狗鼠吃剩之食。
③ 治食犬肉不消：此前《新编金匮方论》有"治食犬肉不消成病方"。
④ 妄语如狂：《备急千金要方》作"狂言妄语"。

诸禽肉，肝青者，食之杀人。

鸡有六翮①四距②者，不可食之。

乌鸡白首者，不可食之。

鸡不可共葫蒜食之，滞气。一云鸡子。

山鸡不可合鸟兽肉食之。

雉肉久食之，令人瘦。

鸡鸭③不可合鳖肉食之。

妇人妊娠，食雀肉，令子淫乱无耻。

雀肉不可合李子食之。

燕肉勿食，入水为蛟龙所吞④。

鸟兽有中毒箭死者，其肉有毒，解之方

大豆煮汁及盐⑤汁，服之解。

鱼头正白，如连珠至脊上，食之杀人。

鱼头中无鳃者，不可食之，杀人。

鱼无肠胆者，不可食之，三年阴不起，女子绝生。

鱼头似有角者，不可食之。

鱼目合者，不可食之。

六甲日，勿食鳞甲之物。

鱼不可合鸡肉食之。

鱼不得和鸬鹚肉食之。

鲤鱼鲊不可合小豆藿食之，其子不可合猪肝食之，害人。

鲤鱼不可合犬肉食之。鲫鱼不可合猴雉肉食之。一云不可合猪肝食。

---

① 翮：尾羽或翼羽中那些大而硬的角质空心的羽轴。
② 距：鸡爪。
③ 鸡鸭：《新编金匮方论》作"鸭卵"。
④ 吞：赵本作"唉"。
⑤ 盐：应是"蓝"字。

鳀鱼①合鹿肉生食，令人筋甲缩。

青鱼鲊，不可合胡荽及生葵，并麦中食之。

鳅②鳝不可合白犬血食之。

龟肉不可合酒果子食之。

鳖目凹陷者，及厌③下有王字形者，不可食之。其肉不得合鸡鸭子食之。

龟、鳖肉不可合苋菜食之。

虾无须，及腹下通黑，煮之反白者，不可食之。

食脍，饮乳酪，令人腹中生虫，为瘕。

鲙食之，在心胸间不化，吐复不出，速下除之，久成癥病，治之方

橘皮—两　　大黄二两　　朴硝二两

上三味，以水一大升，煮至小升，顿服即消。

食鲙多不消，结为癥病，治之方

马鞭草

上一味，捣汁饮之，或以姜叶汁饮之一升，亦消。又可服吐药吐之。

食鱼后食毒，两种烦乱，治之方

橘皮浓煮汁，服之即解。

食鯸鲐④鱼中毒方

芦根煮汁，服之即解。

蟹目相向，足班目赤者，不可食之。

---

①　鳀鱼：是一种生活在温带海洋中上层的小型鱼类，分布于我国的渤海、黄海和东海。

②　鳅：即泥鳅。

③　厌：赵本作"壓"，腹下厴（鳖甲）。

④　鯸鲐鱼："鲐"原脱，据赵本补。鯸鲐，即河豚。

食蟹中毒，治之方

紫苏

煮汁，饮之三升。紫苏捣汁，饮之亦良。

又方

冬瓜汁，饮二升，食冬瓜亦可。

凡蟹未遇霜，多毒，其熟者，乃可食之。

蜘蛛落食中，有毒，勿食之。

凡蜂蝇虫蚁等，集食上，食之致瘘。

果实①菜谷禁忌并治第二十五 今并二十四内作一卷

果子生食，生疮。

果子落地经宿，虫蚁食之者，人大忌食之。

生米停留多日，有损处，食之伤人。

桃子多食令人热，仍不得入水浴，令人病淋漓 "漓"字下一本有"寒"字
热病。

杏酪不熟，伤人。

梅多食，坏人齿。

李不可多食，令人胪胀②。

林檎③不可多食，令人百脉弱。

橘柚多食，令人口爽④，不知五味。

梨不可多食，令人寒中，金疮、产妇，亦不宜食。

---

① 实：原作"食"，据赵本改。
② 胪胀：腹胀。
③ 林檎：又名花红、沙果，常见的水果。
④ 口爽：口中失味。

樱、桃、杏多食，伤筋骨。

安石榴不可多食，损人肺①。

胡桃不可多食，令人动痰饮。

生枣②多食，令人热渴气胀。寒热羸瘦者，弥不可食，伤人。

食诸果中毒③治之方

猪骨<small>烧过</small>

上一味，末之，水服方寸匕。亦治马肝、漏脯等毒。

木耳赤色，及仰生者，勿食。

菌仰卷及赤色者不可食。

食诸菌中毒，闷乱欲死，治之方

人粪汁饮一升，土浆饮一④二升，大豆煮汁饮之。服诸吐利药，并解。

食枫柱⑤菌而哭⑥不止，治之以前方。

误食野芋，烦毒欲死，治之以前方。<small>其野芋根，山东人名魁芋，人种芋三年不收，亦成野芋，并杀人。</small>

蜀椒闭口者有毒，误食之戟人咽喉，气病欲绝。或吐下白沫，身体痹冷，急治之方

肉桂，煎汁饮汁，多饮冷水一二升，或食蒜，饮地浆，或浓煮豉汁，饮之并解。

正月勿食生葱，令人面生游风。

二月勿食蓼⑦，伤人肾。

---

① 肺：原作"腹"，据赵本改。
② 生枣：此后《备急千金要方》有"味甘辛"三字。
③ 中毒：原脱，据赵本补。
④ 一：原脱，据赵本补。
⑤ 柱：原作"桂"，据赵本改。
⑥ 哭：《金匮要略直解》《医宗金鉴》均作"笑"。
⑦ 蓼：一种草本植物，叶味辛香，可用以调味。

三月勿食小蒜，伤人志性。

四月、八月勿食胡荽，伤人神。

五月勿食韭，令人乏气力。

五月五日，勿食一切生菜，发百病。

六月、七月勿食茱萸①，伤神气。

八月、九月勿食姜，伤人神②。

十月勿食椒，损人心，伤心脉。

十一月、十二月勿食薤③，令人多涕唾。

四季勿食生葵，令人饮食不化，发百病，但非食中，药中皆不可用，深宜慎之。

时病差未健，食生菜④，手足必肿⑤。

夜食生菜，不利人。

十月勿食被霜生菜，令人面无光⑥，目涩⑦心痛，腰疼，或发心疟，疟发时手足十指爪皆青，困萎。

葱韭初生芽者，食之伤人心气。

饮白酒食生韭，令人病增。

生葱不可共蜜食之，杀人，独颗蒜弥忌。

枣合生葱食之，令人病。

生葱和雄鸡、雉、白犬肉食之，令人七窍经年流血。

食糖、蜜后，四日内食生葱、蒜，令人心痛。

夜食诸姜蒜葱等，伤人心。

---

① 茱萸：当指食茱萸，有特殊香味，药食兼用，可作调味品，与吴茱萸不同。
② 伤人神：此后《备急千金要方》有"损寿"二字。
③ 薤：此前《备急千金要方》有"生"字。
④ 菜：此前《备急千金要方》有"青"字。
⑤ 肿：此前《备急千金要方》有"青"字。
⑥ 光：此后《备急千金要方》有"泽"字。
⑦ 涩：此后《备急千金要方》有"痛"字。

芜菁①根多食，令人气胀。

薤不可共牛肉作羹，食之成瘕病，韭亦然。

蓴②多病恐是"食"字，动痔疾。

野苣③不可同蜜食之，作内痔。

白苣④不可共酪同食，作䘌虫。

黄瓜食之，发热病。"之"字疑是"多"。

葵心不可食，伤人，叶尤冷，黄背赤茎者勿食之。

胡荽久食之，令人多忘。

病人不可食胡荽及黄花菜⑤。

芋不可多食，动病。

妊妇食姜，令子余指。

蓼多食，发心痛。

蓼和生鱼食之，令人⑥夺气，阴咳⑦疼痛。

芥菜不可共兔肉食之，成恶邪病。

小蒜多食⑧，伤人心力。

食躁或⑨躁方

豉，浓煮汁，饮之。

钩吻⑩与芹菜相似，误食之杀人，解之方

荠苨⑪八两

① 芜菁：蔬菜，根以及叶可供食用。
② 蓴：一种草本植物，花穗和嫩芽可食，根状茎入药。一说为莼菜。
③ 野苣：又名苦苣，即苦菜。
④ 白苣：即莴苣。
⑤ 菜：原作"茱"，据校本改。
⑥ 人：原作"子"，据赵本改。
⑦ 阴咳：当为"阴核"，指睾丸。
⑧ 多食：《备急千金要方》作"不可久食"。
⑨ 或：《新编金匮方论》作"式"。
⑩ 钩吻：马钱科植物，有毒。
⑪ 荠苨：沙参属植物，有清热化痰、解毒之功。

上一味，水六升，煮取二升，分温二服①。钩吻生地旁无他草，其茎有毛，以此别之。

菜中有水荳菪，叶圆而光，有毒，误食之，令人狂乱如中风，或吐血，治之方

甘草

煮汁，服之即解。

春秋二时，龙带精入芹菜中，人偶食之为病，发时手青②腹满，痛不可忍，名蛟龙病，治之方

硬糖<small>二三升</small>

上一味，日两度服，吐出如蜥蜴三五枚，差。

食苦瓠中毒，治之方

黎③穰煮汁，数服之，解。

扁豆，寒热者，不可食之。

久食小豆，令人枯燥。

食大豆屑，忌啖猪肉。

大麦久食，令人作癣④。

白黍米不可同饴蜜食，亦不可合葵食之。

荍⑤麦面，多食之，令人发落。

盐多食，伤人肺。

食冷物，冰人齿。

食热物，勿饮冷水。

饮酒，食生苍耳，令人心痛。

夏月大醉汗流，不得冷水洗着身，及使扇，即成病。

---

① 服：原作"升"，据赵本改。
② 青：原作"背"，据赵本改。
③ 黎：《辑义》作"黍"，可从。黍穰，即黍秆。
④ 癣：赵本作"**癥**"。
⑤ 荍(qiáo 桥)：同"荞"。

饮酒大忌灸腹背，令人肠结。

醉后勿饱食，发寒热。

饮酒食猪肉，卧秫稻穰中则发黄。

食饴多，饮酒大忌。

凡水及酒，焀①见人影动者，不可饮之。

醋合酪食之，令人血瘕。

食白米粥，勿食生苍耳，成走疰。

食甜粥已，食盐即吐。

犀角箸搅饮食，沫出，及浇地坟起者，食之杀人。

饮食中毒烦满，治之方

苦参三两　苦酒一升半

上二味，煮三沸，三上三下，服之吐食出，即差。或以水煮亦得。又犀角汤亦佳。

贪食、食多不消，心腹坚满痛，治之方

盐一升　水二升

上二味，煮令盐消，分三服，当吐，食出便差。

矾石生入腹，破人心肝，亦禁水。

商陆，以水服，杀人。

葶苈子，傅头疮，药成恐是"或"字入脑，杀人。

水银入人耳及六畜等，皆死。以金银着耳边，水银则吐。"吐"疑是"出"。

苦练②无子者，杀人。

凡诸毒，多是假毒以损元③，知时，宜煮甘草、荠苨汁饮之④，

---

① 焀：《新编金匮方论》作"照"。

② 苦练：即苦楝。

③ 损元：《医统正脉》本作"投，无"。

④ 凡诸毒，多是假毒以损元，知时，宜煮甘草、荠苨汁饮之：《新编金匮方论》作"凡诸毒，多是假毒以投，不知时，宜煮甘草、荠苨汁饮之"。

通除诸毒药。

注曰：此总结前诸毒之伤人。谓一线之毒，何能伤人，乃假些微毒气，渗入元气，元气反为毒气作使，至不可疗，所谓星星之火，势极燎原。亦唯以甘寒，如甘草、荠苨，培其本气为主，而兼与消解毒气，自无不愈，故为通治诸毒之药。见诸解毒药，不若此二味之精当，然亦可悟解毒之药，概取甘凉矣。

张仲景灵异记①

兰阳诸生冯应鳌，崇祯戊辰②，初夏病寒热几殆，夜梦神人金冠黄衣，以手抚其体，百节通畅③。问之曰：我汉长沙太守，南阳张仲景也。今活子，我有憾事，盍为我释之。南阳城东四里有祠，祠后七十七步有墓，岁久湮没，将穿井于其上封之。唯子觉而病良愈。是秋应鳌即千里走南阳城东，访先生祠墓。于仁济桥西谒三皇庙，旁列古名医，内有衣冠须眉，宛如梦中见者，拭尘视壁间题，果仲景也。因步庙后，求先生墓，已为明经祝丞蔬圃，语之故，骇愕不听。询之父老，云庙后有古冢碑记，为指挥郭云督修，唐府烧灰焚毁。应鳌遂记石庙中。而去后四年，园丁掘井圃中丈余，得石碣，果先生墓，与应鳌所记不爽尺寸。下有石洞幽窈，闻风雷声惧而封之。应鳌以寇盗充斥，不能行。又十年余，应鳌训叶，叶隶南阳入都谒先生墓，墓虽封，犹在洫④流畦壤间也。问其主，易祝而包而杨，杨又复归包。包孝廉慨然捐其地，郡丞汉阳张三异闻其事，而奇之，为募疏，请之监司⑤僚属，输金助工立专祠，重门殿庑，冠以高亭，题曰：汉长沙太守医圣张仲景祠墓。耆老陈诚又云：祠后高阜，相传为先生故宅，迄今以张名巷，巷之西有张真人祠，石额存焉。祀张仙或传之久而误也。祠墓成于顺治丙申年⑥，距戊辰已三十稔云。节录《桑芸张仲景祠墓记》及冯应鳌《医圣张仲景灵应记》。

仲景《伤寒论》世尚尊之，然后人借其方名以行己意，仲景之方

---

① 灵异记：原脱，据扫本、校本、陆本补。
② 崇祯戊辰：即明崇祯元年（1628）。
③ 畅：此处音、义通"畅"。
④ 洫：田间的水道。
⑤ 监司：清代督察府州县的高级官员通称为监司。
⑥ 顺治丙申年：即清代顺治十三年（1656）。

虽存实亡矣。至《金匮要略》为杂症妙谛，废置不道，而后之方书杂起，医统遂乱。余独嗜此而论注之，不知其然而然也。及余《一百十三方发明》及《金匮要略论注》梓工方竣，而我友俞右吉兄适以应鳌所传记事来，无端而契慕，废坠复彰，无端而异事，逢时凑集，岂有宿缘耶！抑偶然耶！特附梓以记异云。

后学徐彬跋

方名索引